龙江医派现代中医临床思路与方法丛书

总主编 姜德友 李建民

# 风湿病辨治思路与方法

主 编 李泽光

科学出版社

北 京

# 内 容 简 介

本书是"龙江医派现代中医临床思路与方法丛书"之一,旨在突出北方寒冷地区风湿病特点,发扬龙江医派学术思想,弘扬中医风湿病辨治的学术精髓,帮助临床医生建立中医思维,掌握中医风湿病辨病与辨证要点,把握疾病本质,对临床诊疗具有很强的指导性、实用性。

本书适用于广大中医药工作者、风湿病临床医师参考阅读。

**图书在版编目(CIP)数据**

风湿病辨治思路与方法 / 李泽光主编. —北京:科学出版社,2018.8
(龙江医派现代中医临床思路与方法丛书 / 姜德友,李建民总主编)
ISBN 978-7-03-058437-3

Ⅰ. ①风… Ⅱ. ①李… Ⅲ. ①风湿性疾病–辨证论治
Ⅳ. ①R259.932.1

中国版本图书馆 CIP 数据核字(2018)第 174695 号

责任编辑:鲍 燕 / 责任校对:张凤琴
责任印制:张欣秀 / 封面设计:北京图阅盛世文化传媒有限公司

**科学出版社** 出版
北京东黄城根北街 16 号
邮政编码:100717
http://www.sciencep.com
**北京虎彩文化传播有限公司** 印刷
科学出版社发行 各地新华书店经销
\*
2018 年 8 月第 一 版 开本:787×1092 1/16
2018 年 8 月第 一 次印刷 印张:15
字数:384 000
定价:**88.00 元**
(如有印装质量问题,我社负责调换)

# 《龙江医派现代中医临床思路与方法丛书》
## 总编委会

**总 主 编**

姜德友　李建民

**副总主编**

周亚滨　邹　伟　刘松江　张铁林　王丽芹

**编　　委**

（按姓氏笔画排序）

**学术秘书**

谢春郁　孙许涛　田　伟

# 总　序

　　龙江医派群贤毕至，少长咸集，探鸿蒙之秘，汇古今之验，受三坟五典，承金匮玉函，利济苍生，疗民之夭厄，独树北疆，引吭而高歌。

　　昔亘古洪荒，有肃慎油脂涂体，至渤海金元，医官设立，汇地产药材朝贡贸易，明清立法纪医馆林立，民国已成汇通、龙沙、松滨、呼兰、宁古塔、三大山六大支系；后高仲山负笈南渡，学成而还，问道于岐黄，沉潜力研，访学于各地，汇名家于一体，广纳龙江才俊，探讨交流，披荆斩棘，开班传学，筚路蓝缕。至于现代，西学东渐，人才辈出，中西汇通，互参互用，承前辈实践经验，融现代诊疗技艺，参地域气候特点，合北疆人群体质，拼搏进取，承前启后，自成一派，独树北疆。

　　《龙江医派丛书》集前辈之经验，付梓出版，用心良苦，《龙江医派现代中医临床思路与方法丛书》承先贤之技艺，汇古通今，蔚为大观。二者相辅相成，互为经纬，一者以名家个人经验为体系，集史实资料，有前辈幼承庭训、兼济苍生之道途，有铁肩担道、开派传学之事迹，又有临证心得、个人经验之荟萃；另者以临床分科为纲领，汇中西之论，有疾病认识源流、历代论述之归纳，有辨证识病、处方用药之思路，又有地产药材、龙江经验之心悟。二者相得益彰，发皇古义，探求新知，集龙江之学，传之于世。

　　丛书收罗宏博，取舍严谨，付梓出版，实为龙江中医之幸事。其间论述，溯本求源，博采众长，述前人之所未逮；提纲挈领，珠玉琳琅，成入室之津梁，临证思考跃然纸上，嘉惠后学功德无量。

　　忆往昔命途多舛，军阀迫害，日伪压迫，国医几近消亡，吾辈仗义执言，上书言志；中华人民共和国成立，国泰民安，大力扶持，蒸蒸日上；时至今朝，民族自豪，欣欣向荣，百花齐放，虽已年近期颐，逢此盛世，亦欢欣鼓舞，然中医之发展任重道远，望中医后学，补苴前贤，推陈出新，承前启后，再接再厉！

　　爱志数语，略表心忱，以为弁言！

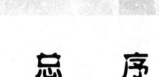

2017 年 9 月

# 总 前 言

中医药学源远流长，中华版图幅员辽阔，南北气候不同，地理环境有别，风俗习性各异，加之先贤探索发挥，观点异彩纷呈，各抒己见、百花齐放，逐渐形成了风格各异的诊疗特色和学术思想，共同开创了流派林立的学术盛况，中医学术流派的形成和发展是中医学的个体化治疗特点、师承学习的结果，是中医学理论和实践完善到一定程度的产物，同时也是中医学世代相传、得以维系的重要手段。

龙江医派作为我国北疆独树一帜的中医学术流派，受到北方寒地气候特点、多民族融合、饮食风俗习惯等多种因素的影响，加之北疆地产药材、少数民族医药观念与经验汇聚，结合中医三因制宜、辨证施治等理念，共同酝酿了学术思想鲜明、诊疗风格独特的北疆中医学术流派——龙江医派。针对外因寒燥、内伤痰热、气血不畅等病机，积累了以温润、清化、调畅气血为常法的诊疗经验和独具特色的中医预防养生方式，体现了中医学术流派的地域性、学术性、传承性、辐射性、群体性等诸多特点。

回首龙江医派的发展，由荆棘变通途，凝聚了无数人的汗水和努力，在前辈先贤筚路蓝缕、披荆斩棘，皓首穷经，沉潜力研等龙医精神的感召下，当代龙江中医人系统传承前辈学术经验，结合现代医学临床应用，立足黑土文化特色，荟萃龙江中医学术，付梓出版《龙江医派现代中医临床思路与方法丛书》，本集作为《龙江医派丛书》的姊妹篇，从现代医学疾病分科的角度，对龙江中医临床诊治的经验进行系统的总结与荟萃，覆盖内、外、妇、儿等各科常见疾病，并囊括针灸、推拿、护理等专业，共分 24 册。丛书遴选黑龙江省在相关领域具有较高学术影响力的专家担任主编，由临床一线的骨干医生进行编写，丛书广泛搜集并论述黑龙江省对于常见病、疑难病的治疗思路，吸纳国内当代中医名家的学术精华，系统整理中医在各科疾病治疗中的先进理念，承前辈经验，启后学医悟，博采众长，汇古通今。

在编撰过程中，丛书注重对学术经验的总结提炼，强调对龙江地域特色学术观点的应用，开阔思路，传递中医临床思维，重视对龙江地区常见病、多发病的诊疗思路，在对患者的辨证处方过程中，在对疾病的分型治疗等方面，着重体现北方人群体质特点与疾病的关系，在养生防病的论述中也突出北疆寒地养生防病特征，在用药经验中更是强调道地药材、独创中成药和中医特色诊疗技术的应用，着力体现龙江人群的体质特点和处方用药的独到之处。

中医药学博大精深，龙江医派前辈先贤拼搏进取的精神鼓舞着一代代龙江中医人前赴后继、砥砺前行，在丛书出版之际，向为龙江中医前辈经验传承和编撰本部丛书付出辛劳、作出贡献的各位同仁致以谢意，同时感谢科学出版社对本丛书出版的大力支持。

由于水平所限，时间仓促，虽几易其稿，然难免有疏漏之处，希望广大读者在阅读过程中多提宝贵意见，以便修订完善。

《龙江医派现代中医临床思路与方法丛书》总编委会

2017 年 9 月

# 前　言

中医药历史源远流长，理论博大精深，其学术思想和临床经验是几千年中国文化的精华。对中华民族的繁衍昌盛、防病保健做出了巨大贡献。中医风湿病学也在历代医家的长期探索研究、继承、创新、发展下形成了完整的理论体系，是中医学宝库中一朵绚丽的奇葩。

风湿病学是一门新兴的临床科学，在我国起步较晚，1982年中华医学会内科学分会在北京召开了第一次全国风湿病学学术会议，之后，中医、西医、中西医结合相继成立了风湿病专业委员会。同时风湿病学又是一门古老的临床科学，是因为风湿性疾病的发生发展有着十分悠久的历史。可以说风湿病的历史就是古今医学工作者对这类疾病不断深化的认识过程。

风湿性疾病的发病率较高，病因和发病机制大多数尚未明确，因其病程迁延、缠绵难愈、反复发作、易致残疾，被认为是"难治性顽疾"。风湿病学这种"跨系统""跨学科"的特点，对疾病的诊断、治疗提出了更高的要求。中医的辨证论治、病证结合、内外兼治等多种方法，取得了较好疗效。

我国地域辽阔，风湿病学科发展还很不平衡，地域性差距很大，本书根据地域特点不同，立足黑土文化，以挖掘整理、传播发扬龙江中医药诊疗技术为宗旨，并从疾病命名、病因病机、证候分类、治则方药、预防调护、中医特色等方面进行了详细的论述，丰富了龙江中医风湿病的理论内涵，同时强调理论联系实际，辨病与辨证相结合，着眼于临床，注重实用。

我国北方风湿性疾病患者众多，但至今还存在许多风湿病患者诊断延误或得不到及时、合理、规范治疗的情况。笔者认为临床上对于风湿性疾病，需早诊断、早治疗，以降低致残率，只要能减轻症状、减少痛苦、提高生活质量、降低致残率，无论是中医方法，还是西医方法都可以酌情采用，因为它们对的是同一患者，同一种疾病。如果将中医和西医的方法有机结合，取长补短则能取得更好效果，这也是我们编写本书的目的。

本书对临床较常见的25种风湿性疾病，如类风湿关节炎、干燥综合征、系统性红斑狼疮、强直性脊柱炎等，从中西医诊治思路的角度进行了总结整理，力求能重点突破、思路清晰、临床实用、内容新颖，体现"中医为主，西学中用"的思想，使读者一书在手，总揽全局，融会贯通，切实提高本书的实用性，也为研究者提供了便捷。

　　中医学是一门实践医学，几千年来其生生不息的关键在于临床疗效的客观性。本书的各位编委都是从事风湿病临床医疗工作多年的临床工作者，对风湿病症状从中医、西医两方面加以分析和认识，以启发临床思路，本书经过确切的临床验证，并将笔者治疗心得融入其中。在此编著者诚挚希望拙作能对从事中医风湿病的临床同道有所裨益。但由于风湿病学的发展迅速，新的学术观点和治疗方法层出不穷，同时我们的学识水平和临床经验有限，加之时间紧迫，书中仍存在不少瑕疵和不足，恳请各位同道及广大读者不吝赐教，衷心欢迎学术争鸣，切磋交流，希望读者提出宝贵的建议和意见。

《风湿病辨治思路与方法》编委会

2017 年 9 月

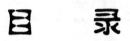

# 目　录

总序

总前言

前言

第一章　绪论 ……………………………………………………………………… 1

第二章　弥漫性结缔组织病 …………………………………………………… 16

　　第一节　类风湿关节炎 …………………………………………………… 16

　　第二节　成人斯蒂尔病 …………………………………………………… 29

　　第三节　干燥综合征 ……………………………………………………… 36

　　第四节　系统性红斑狼疮 ………………………………………………… 45

　　第五节　抗磷脂综合征 …………………………………………………… 58

　　第六节　硬皮病 …………………………………………………………… 64

　　第七节　多发性肌炎和皮肌炎 …………………………………………… 72

　　第八节　大动脉炎 ………………………………………………………… 81

　　第九节　贝赫切特病 ……………………………………………………… 88

　　第十节　混合性结缔组织病 ……………………………………………… 98

　　第十一节　风湿性多肌痛 ………………………………………………… 105

　　第十二节　结节性红斑 …………………………………………………… 113

第三章　与脊柱相关的关节炎 ………………………………………………… 119

　　第一节　强直性脊柱炎 …………………………………………………… 119

　　第二节　银屑病关节炎 …………………………………………………… 128

　　第三节　炎性肠病性关节炎 ……………………………………………… 134

　　第四节　反应性关节炎 …………………………………………………… 143

第四章　痛风 …………………………………………………………149

第五章　雷诺综合征 ……………………………………………………159

第六章　骨与软骨疾病 …………………………………………………166

　　第一节　骨关节炎 …………………………………………………166

　　第二节　骨质疏松症 ………………………………………………174

　　第三节　复发性多软骨炎 …………………………………………185

第七章　椎间盘病 ………………………………………………………192

　　第一节　颈椎病 ……………………………………………………192

　　第二节　腰椎间盘突出症 …………………………………………200

第八章　纤维肌痛综合征 ………………………………………………209

第九章　坐骨神经痛 ……………………………………………………217

参考书目 …………………………………………………………………226

# 第一章 绪 论

## 一、中医风湿病概念

风湿病是一组以侵犯关节、骨骼、肌肉、血管及有关软组织或结缔组织为主的疾病，其中多数为自身免疫性疾病。风湿病发病多较隐蔽而缓慢，病程较长，且大多具有遗传倾向。风湿病的发生发展有几千年的历史，但作为一个临床独立分支也仅有几十年的历史，随着基础医学的不断发展，人们对风湿病的认识发生了巨大变化，风湿病的范畴不断扩大和完善。中医学称风湿病为"痹病""痹证"等，其是由于人体正气不足，风寒湿热等外邪侵袭，出现以肢体关节肿胀、疼痛、重着、麻木、屈伸不利，甚则关节畸形，甚或累及脏腑为特征的一类病证的总称。

## 二、中医风湿病辨证论治思路

《素问·痹论》中"风寒湿三气杂至，合而为痹"代表了古人对风湿病外因的认识。而《素问·评热病论》指出"风雨寒热，不得虚，不能独伤人"，又曰"不与风寒湿气合，故不为痹"，说明内因是疾病发生演化的根本因素，是本；而风、寒、湿邪则是风湿病发生的外在因素，是标。因此分析风湿病之病因，应从内因、外因两方面考虑。

### （一）外感六淫之邪

六淫外邪是风湿病的外因。但因受邪次序有先后，感邪程度有偏重和轻重，发病后的症状则不尽相同，即所谓风气胜者为行痹，寒气胜者为痛痹，湿气胜者为着痹。风寒湿邪，闭阻经络、关节，使气血运行不畅，不通则痛，故而引起肢节疼痛。风邪善行数变，故行痹表现为关节游走疼痛。寒为阴邪，其性凝滞，主收引，寒气胜者，气血凝滞不通，发为痛痹，表现为关节冷痛。湿为阴邪，重浊黏滞，阻碍气血运行，故着痹表现为肢体重着，痛处不移。以上所说的三痹，只是三气杂至、一气偏胜的典型病证，如若三气之中两气偏盛，表现出的症状就复杂了。例如，风邪与寒邪两邪偏重的情况下，表现为风寒痹阻证候，关节不仅呈游走性疼痛，同时伴有关节冷痛、屈伸不利。再如，寒邪与湿邪两邪偏胜，则表现为寒湿痹阻证候，即关节肢体不仅冷痛，同时伴重着、肿胀。当然也可能出现风、寒、湿三气相当合而为病的情况，形成风寒湿痹阻证候，则具有关节冷痛、游走不定和沉重、肿胀等三邪致病的表现。

在风、寒、湿三气中，哪一种外邪对风湿病的作用更重要，历代学者的认识并不一致。清代陈念祖曾指出"深究其源，自当以寒与湿为主。盖风为阳邪，寒与湿为阴邪，阴主闭，闭则郁滞而为痛。是痹不外寒与湿，而寒与湿亦必假风以为帅，寒曰风寒，湿曰风湿，此三气杂合之谈也"（《时方妙用·痹》）。在三气之中，陈念祖特别强调了寒与湿，我们认为是正确的。但在寒与湿两者之中，更应强调的是湿邪。《说文解字》及《神农本草经》都提到过"痹，湿病也"。湿邪是风湿病的主要病因，在这一点上古今的认识是基本一致的。

论湿邪有寒、热之别。古人论痹主要是以寒湿为主，这可能与痹以关节冷痛为主要表现有关。实际上，不仅寒湿可引起关节痛，湿热同样可以阻滞经脉，引发气血不通而致痹痛。仲景对湿热之邪致痹即有一定认识，其所论及的"湿家身烦痛"，以及对发热的描述为"日晡所剧"等，颇似湿热痹证，亦似今日西医之"风湿热"症状。当然，湿热为痹的观点真正得以发挥，还是在清代温病学派出现之后。吴鞠通在《温病条辨·中焦》指出"湿聚热蒸，蕴于经络，寒战热炽，骨骱烦疼，舌色灰滞，面目萎黄，病名湿痹，宣痹汤主之"，是对湿热致痹的临床表现及治疗方法的具体描述和介绍，所以叶天士曾说："从来痹症，每以风寒湿之气杂感主治。召恙之不同，由于暑暍外加之湿热，水谷内蕴之湿热。外来之邪，著于经络，内受之邪，著于腑络"（《临证指南医案·痹》），明确指出了寒湿与湿热的不同。痹，湿热阻痹，或由素体阳气偏盛，内有蕴热，或外受风湿之邪入里化热，或为风寒湿痹经久不愈，蕴而化热，或湿热之邪直中入里，均可使湿热交阻，气血瘀滞经脉关节，而出现关节肌肉红肿灼痛，屈伸不利。热为阳邪，故可见发热；湿性黏滞，故病程缠绵难解。历节风、骨痹、皮痹、肌痹、脉痹、寒热痹均可见湿热痹症状，而西医所称之类风湿关节炎、风湿性关节炎、系统性红斑狼疮、痛风、皮肌炎等均有湿热痹阻的表现。

后人论风湿病，受《内经》"风寒湿三气杂至"影响，主寒者多而主热者少。随着人们对风湿病认识的不断深入，风湿病属寒者固多，而热者近年来日益增多，特别是风热之邪及火热毒邪致病者。热痹成因一般《内经》强调体质因素，如《素问·四时刺逆从论》云："厥阴有余病阴痹，不足病生热痹。"《素问·痹论》指出"阳气多，阴气少，病气胜，阳遭阴，故为痹热"。因生活环境和气候的变迁、饮食谱的变化，导致人体感受风寒湿邪入里化热，从而发生热痹。清代顾松园指出"邪郁病久，风变为火，寒变为热"。朱丹溪论痹证病因时，就提出过"风热"侵袭，而火热毒邪引发风湿病。《杂病源流犀烛·六淫门》对热毒致痹的表现描述得相当具体："或由风毒攻注皮肤骨髓之间，痛无定处，午静夜剧，筋脉拘挛，屈伸不得，则必解结疏坚，宜定痛散。或由痰注百节，痛无一定，久乃变成风毒，损骨入髓，反致不移其处。"自唐以后有些医家则强调外受热毒的作用。尤在泾《金匮要略心典》认为"毒者，邪气蕴蓄不解之谓"。《症因脉治》对热痹症状有过具体描述："热痹之证，肌肉热极，唇口燥，体上如走鼠样。"随着对现代疾病的病因及原理认识的深化，我们认识到部分风湿病属于现代医学代谢性疾病，与饮食有着密切的关系，饮食太过精美肥甘则易于内生热毒。毒热之邪自内而生，流入四肢关节而发为热痹。结合古人的认识，分析今日之风湿病，认为风湿病缠绵难愈，久之，脏腑受损，易生寒热之变，加之邪气蕴蓄难解，久而成毒，则生热毒之痹。

风热之邪外侵，病邪在表，则阻塞经脉，发热，畏寒，身痛肌酸，皮肤肿胀，甚则筋脉干涸失养，张口困难，五指难展，中医学谓之"皮痹"，西医学谓之"全身性硬化病"，可用此病机解释。若素体阳盛之人，风热入里化火，火极生毒，热毒交织，燔灼阴血，瘀阻脉络，伤于脏腑，蚀于筋骨，热毒伤及血络者，则血热外溢，凝于肌肤则见皮肤红斑，热毒阻滞经络关节则关节红肿热痛，内攻犯脏者，则五脏六腑受累，心、肝、肾、脑受损，可见于中医学之"骨痹""周痹"，西医学之"系统性红斑狼疮""类风湿关节炎""风湿热""皮肌炎""硬皮病""成人斯蒂尔病"等疾病中。

关于燥邪导致风湿病，古代医家少有论及，现代中医有"燥痹"之称。燥邪之由来，或外受，或内生。如风燥之邪由外而入，或风热之邪伤人后，燥热耗伤津液，津液干涸而经脉痹阻，其症可见关节疼痛、肿胀、僵硬，口干唇燥，口疮唇疡，目干泪少，苔干脉细；或肝肾虚损，气血生化之源不足，津液枯燥，经脉气血痹阻，症见口眼干燥，少泪少唾，少涕少汗，目红咽红，龈肿齿衄，干咳少痰，肌肉酸痛。以上两种病因所致的病证，中医学均谓之"燥痹"，与西医学之"干燥综合征"颇似。

（二）营卫气血失调

营行脉中，卫行脉外，阴阳相贯，气调血畅，濡养四肢百骸、脏腑经络。营卫和调，卫外御邪，营卫不和，邪气乘虚而入，故营卫失调是风湿病发病的重要原因之一。《素问·痹论》指出"逆其气则病，从其气则愈"。正如《类证治裁·痹证》所云："诸痹，良由营卫先虚，腠理不密，风寒湿乘虚内袭，正气为邪气所阻，不能宣行，因而留滞，气血凝涩，久而成痹。"营卫之气在表，故风湿病初起，表现有寒热症状和肢节疼痛时，多认为是邪伤营卫所致。若受风寒之邪，营卫闭阻，可表现为恶风恶寒，关节游走疼痛，遇寒增剧。如若湿热之邪外伤营卫，则表现为发热，烦而不安，溲黄，关节红肿、灼热、重着而伸屈不利。此即西医风湿病中的风湿性关节炎、类风湿关节炎、皮肌炎、系统性红斑狼疮、成人斯蒂尔病等的早期症状。

历节是风湿病中的一个主要疾病。历节的成因复杂，张仲景在论述历节病时指出"营卫不通，卫不独行，营卫俱微，三焦无所御，四属断绝，身体羸瘦，独足肿大，黄汗出，胫冷，假令发热，便为历节也"（《金匮要略》）。足见营卫失调在风湿病发病中的重要作用。

皮痹也是风湿病中的一个病种。风寒湿邪袭于皮表，发生皮寒，皮肤冷痛，皮肤发硬或麻木，或皮肤瘾疹，中医学称此为"皮痹"，相当于西医学的"硬皮病"。隋代巢元方《诸病源候论·风病诸候·风不仁候》云："风不仁者，由荣气虚，卫气实，风寒入于肌肉，使血气行不宣流，其状搔之皮肤，如隔衣是也。"硬皮病表现很复杂，有系统性与局限性之分，后者局限于皮肤某一部位，前者除皮损外，尚有内脏损害。中医学认为本病初起营卫不和，气血失调，进而皮痹不已传入内脏，故病久者难已。

营卫与气血在生理功能上相互依赖，营卫之气具有濡养、调节、卫外固表、抵御外邪的功能，只有在气血调和，正常循行的前提下，营卫功能才能充分发挥出来。所以气血失调也是风湿病发病的内在原因之一。《金匮要略·中风历节病脉证并治》曰："少阴脉浮而弱，弱则血不足，浮则为风，风血相搏，则疼痛如掣。"中医学认为"不通则痛"，肢体关节痛的原因尽管有虚实寒热之不同，但气血凝涩不通则是疼痛的直接病理机制。《类证治裁·痹证》中云："诸痹……良由营卫先虚，腠理不密，风寒湿乘虚内袭，正气为邪气所阻，不能宣行，因而留滞，气血凝涩，久而成痹。"

风湿病日久，可见到气血不足或气血不调之证。气血不调有虚实之分。气血不足当属虚证，气滞血瘀应为实证。气血不足，或因素体气血两虚，或大病之后风寒湿热之邪乘虚而入，流注筋骨血脉，搏结于关节；或痹病日久，气血衰少，正虚邪恋，肌肤失充，筋骨失养诸症，可见于脾痹、脉痹、骨痹等病之中。

## （三）脏腑阴阳内伤

脏腑内伤，是风湿病发生、发展的重要原因，也是风湿病经久不愈、内传入里的结果。五脏各有所主。肺主皮毛，肺虚则皮腠失密，卫外不固；病邪循经入脏，致肺失宣降，气血郁闭，而成肺痹。西医风湿病中之风湿性心脏病、类风湿关节炎伴发的肺炎及胸膜炎、皮肌炎、硬皮病、干燥综合征、系统性红斑狼疮等，均可见肺痹表现。心主血脉，若脉痹不已，复感于邪，内舍于心，则可形成心痹。西医的类风湿关节炎等合并心脏损害时，均可见心痹表现。脾主肌肉，脾虚则水谷精微化生不足，肌肉不丰；脾气受损，复感寒湿之邪，中气壅塞不通而致脾痹，即"筋痹不已，复感于邪，内舍于肝"，肝痹主要出现于多种西医学风湿病的并发症。

肝主筋，肝虚则筋爪不荣，筋骨不韧；肾主骨，肾虚则骨髓失充，骨质不坚。肾主骨，生髓。因风湿病之主要病位在骨及关节，故多种风湿病后期的主要病理形式为肾气受损，而成肾痹。西医学的类风湿关节炎、强直性脊柱炎、骨质疏松等，均可以见到骨痹表现。

《内经》认为"五脏皆有所合。病久而不去者，内舍其合也"。风湿病初起表现在筋脉皮骨，病久而不愈则可内传入脏，故古有脏腑痹之说。病邪入里一旦形成脏腑痹，则更伤五脏。五脏伤则肢体关节之症随之加重，形成病理上的恶性循环。临床上风湿病有寒与热的不同表现，是因为人体禀赋不同，阴阳各有偏盛偏衰，再加所感受的邪气有偏盛，阴阳失调对风湿病的发病及转归有决定性的作用。《素问·痹论》中说："其寒者，阳气少，阴气多，与病相益，故寒也；其热者，阳气多，阴气少。病气胜，阳遭阴，故为痹热。"另外肾主骨，肝主筋，故风湿病久延不愈多可伤及肝肾。

## （四）痰浊瘀血内生

痰浊与瘀血既是机体在病邪作用下的病理产物，也可以作为病因作用于人体。风湿病多为慢性进行过程，则病邪由表入里，由轻而重，导致脏腑功能失调，五脏气机紊乱，升降无序，则气血痰浊交阻，痰瘀乃成。痰瘀既成，则胶着于骨骺，闭阻经络，遂致关节肿大、变形、疼痛加剧，皮下结节，肢体僵硬，麻木不仁，其证多顽固难已。

痰瘀作为病因，或偏于痰重，或偏于瘀重，或痰瘀并重，临床表现亦不尽相同。痰瘀痹阻是风湿病中的一个重要证候。该证候多出现于中医风湿病之中晚期，故清代董西园论痹之病因曾谓"痹非三气，患在痰瘀"（《医级·杂病》），西医学的类风湿关节炎、系统性红斑狼疮、皮肌炎、硬皮病、结节性多动脉炎、强直性脊柱炎等均可见之。

## （五）病后、产后发病

风湿病之前有大病、久病史，或妇女产后，导致正虚，成为风湿病的发病原因。无论患何疾病，其本身即是机体内外环境平衡失调的反映。病瘥之后，多具有以下基本特点：一为阴阳未和，二为正气亏虚，三为正虚邪恋。三者均使机体防御、抗病、调节能力下降，而易感邪致风湿病。

《傅青主女科》曰："产后百节开张，血脉流散，气弱则经络间血多阻滞，累日不散则筋牵脉引，骨节不利，故腰背不能转侧，手足不能动履。"产后主要表现为气血亏虚。因产后而得者，古代医籍多称之"产后身痛"。当然正虚还可由饮食失调、外伤等引起。以上诸多因素往往相互影响，难以绝然分开。

综上所述，风湿病之发生是内因与外因互相作用的结果，由于人体禀赋阴阳有偏盛偏衰之异，故感邪后有寒化、热化之别，因而有寒与热的不同表现，风湿病日久，复感外邪，内舍脏腑，则脏腑内伤而出现各种脏腑证候，脏腑内伤，是风湿病发生、发展的重要原因，同时也是风湿病经久不愈、内伤入里的结果。

由于风湿病病因繁多，病机复杂，致其临床表现多种多样，其中不少还属疑难重证，且病位的传变有多方面表现。其基本规律是由表及里、由实转虚，表里虚实相间则为常见。

## 三、中医风湿病辨证思路

风湿病是人体正气不足或脏腑功能失调，风寒湿热燥等外邪乘虚侵袭造成的一类疾病。它包括了中医传统的各种痹证、痹病、风湿，以及因风寒湿等邪引起的其他肢体、关节的病变。从临床实用性出发，可从病因、部位、脏腑、肢体、临床表现、证候六个角度进行分类。

### （一）按病因分类

这种分类方法是根据疾病的病因来进行分类或命名的传统方法，如"风寒湿三气杂至，合而为痹。其风气胜者为行痹，寒气胜者为痛痹，湿气胜者为着痹也"，又曰："热者、阳气多，阴气少……为痹热"。《金匮要略·痉湿暍病脉证》云："太阳病，关节疼痛而烦，脉沉细者，此名风湿。"名老中医路志正提出了"燥痹"这一概念，完善了风湿病的病因学内容。因此从病因角度来说，现代一般将风湿病分为风痹、寒痹、湿痹、热痹、燥痹五种临床类型。

**1. 风痹**

风痹又称行痹，以感受风邪为主，侵犯人体肌肤、关节、经络，以痛处不固定，游走窜痛为特点，多发生于上肢、肩背等处，且有汗出、恶风等症。

**2. 寒痹**

寒痹又称痛痹，以感受寒邪为主，其表现以肢体关节疼痛为著，因阳气不足，感受寒邪为主。寒痹部位固定，遇寒加重，得热痛减。寒性收引，可使气机收敛，腠理、经络、筋脉收缩而挛急，故可出现恶寒，无汗，经脉挛急作痛、屈伸不利，脉紧。

**3. 湿痹**

湿痹亦称着痹，以感受湿邪为著，湿邪侵犯人体肢体、关节、肌肉之间，临床表现以重着麻木、肿胀疼痛、病程缠绵为特征。脾主湿，而湿性黏滞，易阻遏气机，故一般湿痹多兼有脾湿不运或湿困脾土及气机不畅等症状。

**4. 热痹**

感受热邪、湿热、风热之邪，或风寒湿邪入里化热，以肌肉关节红肿热痛为主，伴有身热、汗出、舌苔黄腻、脉象滑数等特点。又因火热易扰心神，且易伤津耗气，故可出现结节、红斑、口渴、便干、汗出、烦躁不安等症状。

**5. 燥痹**

燥痹是以感受燥邪为主，或由于阳热之邪化燥伤阴，引起肌肉筋骨关节失于濡养而致的一类痹证。"燥痹"之表现，因"燥胜则干"，以阴血津液不足，筋骨关节失于濡养，出现肌肉瘦削、关节不利、口鼻干燥、目干而涩等症为主要特点。

上述风、寒、湿、热、燥诸痹，皆为单一邪气治病。但在临床上，外邪治病多兼夹而至，故临证又以风寒湿痹和风湿热痹为多见。

**6. 风寒湿痹**

风寒湿痹以风、寒、湿三气杂至，临床应辨清三者之中，孰轻孰重。以风、湿为主者，称为"风湿痹"；以寒、湿为主者，称为"寒湿痹"；若风、寒、湿三气皆重，则称为"风寒湿痹"。

**7. 风湿热痹**

风湿热痹以风、湿、热三气杂至，以游走性关节疼痛，局部灼热红肿，痛不可触，可有皮下结节或红斑，舌质红，苔黄腻，脉滑数或浮数。

此外由于患者体质与病情的变化，寒热错杂兼夹者也不少且临床表现复杂。

**（二）按部位分类**

根据病变部位分类，也是风湿病分类的一种传统分类方法。早在《内经》即有五脏痹、五体痹之称。《内经》认为人有五体：皮、肉、脉、筋、骨；五体合五脏：肺、脾、心、肝、肾。五体皆可患痹，并可深入脏腑，影响脏腑功能。正如《医级·杂病·痹》中所言："痹之为病随所着而命名。"五体痹和五脏痹的理论形成对风湿病的分类影响深远，并为风湿病的进一步研究打下了良好的基础。

五体痹按发病部位的深浅可分为皮痹、肉痹、脉痹、筋痹、骨痹，正如《素问·痹论》曰："以冬遇此者为骨痹，以春遇此者为筋痹，以夏遇此者为脉痹，以至阴遇此者为肌痹，以秋遇此者为皮痹。"

**1. 骨痹**

骨痹是指风寒湿热之邪深入于骨，阴阳不和，骨失所养而引起。其临床表现以骨节沉重，关节冷痛、活动不利，腰脊痿软为主。骨痹为风湿痹证发展到较深阶段的痹证，并可日久累及于肾，出现肾痹症状。

**2. 筋痹**

筋痹是指风寒湿热之邪滞留于筋脉，使筋脉失养，导致筋脉拘挛、屈伸不利、关节疼痛等症。《素问·长刺节论》曰："病在筋，筋挛节痛，不可以行，名曰筋痹。"

**3. 脉痹**

脉痹是指风寒湿热等外邪侵袭于脉络，引起脉络瘀阻，脉道不通。其临床表现为皮肤暗紫、紫斑，麻木不仁、肢体疼痛。

**4. 肌痹**

肌痹是指风寒湿邪滞留于肌腠之间，肌肉失于濡养，从而引起肌肉疼痛酸楚，麻木不仁，渐至肢体软弱无力，关节活动不利等症状。

**5. 皮痹**

皮痹是指风寒湿燥等邪气侵袭皮腠而引起的痹证。其主要特征为皮肤麻木不仁，或肤紧发硬，兼有关节不利。

**（三）按脏腑分类**

五脏痹是痹证发展深入到脏腑以致影响脏腑功能而致，多由五体痹发展而然。正如《素问·痹论》所说："五脏皆有合，病久而不去者，内舍于其合也。"中医学强调脏腑与形体是相互联系，相互影响的。五体之痹，可深入到其相应脏腑。而五脏之痹，也可受其所主之形体的影响。五脏之痹为五体之痹的必然结果。

**1. 肝痹**

肝痹为筋痹不已，复感于邪，内舍于肝，导致肝之气血不足，疏泄失职的病证。除肢体屈伸不利、关节疼痛外，还可出现腹胀、夜卧则凉等症状。

**2. 心痹**

心痹为脉痹不已，复感于邪，内舍于心，以心脉痹阻为主要症状的病证。其临床表现为心中悸动不安，气短而喘，血脉凝滞，肢节疼痛，脉结代或细弱等。临床上心痹是常见的五体痹之一，因心为五脏六腑之大主，故不仅脉痹，其他痹证随着病情发展，亦可影响到心脏而引起心痹。

**3. 脾痹**

脾痹为肉痹不已，复感于邪，内舍于脾，失其健运的病证，为病邪深入伤及中气，除疼痛外，加重脾胃本身病变，出现腹胀乏力、呕恶等症。

**4. 肺痹**

肺痹为皮痹不已，复感于邪，内舍于肺，引起以肺气闭阻为主症的病证。其主要表现除了关节肿痛、皮肤麻木等以外，还会出现胸闷气短、咳嗽喘满的症状。

**5. 肾痹**

肾痹乃骨痹不已，复感于邪，内舍于肾，引起肾气虚衰，腰脊失养，水道不通的病证。《素问·痹论》曰："肾痹者，善胀，尻以代踵，脊以代头。"肾痹是风湿病发展的后期阶段。由于肾之阴阳气衰，筋骨失养腰脊不举，且水液代谢失常，故肾痹表现为严重的关节变形，四肢疼痛，屈伸不利，或有面色黧黑、水肿尿少等症。

（四）按肢体分类

肢体痹包括的范围很广，病种很多，而临床最常见的是"颈肩腰腿痛"。

**1. 颈痹**

颈痹是由于劳损外伤或年老体弱、肝肾不足等，复感外邪，造成颈部筋骨肌肉经脉气血运行不畅，气血凝滞，不通不荣，出现颈部疼痛、酸胀不适、僵硬、活动不利等，甚则肩背疼痛或一侧、两侧上肢麻木疼痛，或头晕目眩，或下肢无力、肌肉萎缩、步态不稳等表现的一类病证。

**2. 肩痹**

肩痹多由于年老体弱，肩部筋肉失养，或过度劳累，肩部筋劳损，加之不慎感受风寒湿之邪而发病，以肩部慢性钝痛、活动受限为主症，又有五十肩、老年肩、冻结肩、肩凝症、漏肩风等称谓。

**3. 腰痹**

腰痹是指腰部一侧或两侧疼痛为主要症状的病证，多由肾亏体虚、外邪杂至或跌仆闪挫损伤等引起。《内经》曰："腰者，肾之府，转摇不能，肾将惫矣"，说明本病证与肾关系密切。腰痹的基本病理特点为肾虚不足，经脉痹阻。肾虚是发病的关键，外邪与损伤常常是发病的诱因。腰痹严重时，可连及腰脊、腰髋、腰腿。

**4. 膝痹**

膝痹指膝部筋脉、肌肉及骨节疼痛重着或肿大、屈伸不利为主症的病证。《张氏医通》曰："膝痛无有不因肝肾虚者，虚则风寒湿气袭之"，精辟地道明了膝痹的内因与外因。膝痹严重者，日久不愈，骨节肿大，筋缩肉卷，可形成"鹤膝风"。

**5. 足痹**

足痹是因肾肝脾亏虚，外邪侵袭或跌仆积劳损伤等，致足部关节筋骨、肌肉失养，经脉气血凝滞不通而引起的以足部疼痛、重着、肿胀、麻木、功能受限为特征的病证。

**6. 经筋痹**

经筋是十二经脉在肢体外周的连属部分，十二经筋皆可患痹，总称"十二经筋痹"。

**（五）按临床表现分类**

根据风湿病的临床表现来进行分类，是前人常用的一种分类方法，至今仍指导着中医的临床实践。如《内经》中的行痹、痛痹、周痹、着痹、众痹，《金匮要略》中的历节，后世的白虎历节、鹤膝风、通风、漏肩风、顽痹，以及今世的尪痹，均是根据其临床表现而进行命名的。

**1. 行痹**

其症状为疼痛游走不定，"风气胜者为行痹"。因风为阳邪，其性善行而数变，因此称"行痹"，即前述之"风痹"。

**2. 痛痹**

其症状为疼痛剧烈，"寒气胜者为痛痹"。因寒性凝滞，可导致经络阻滞，气血不通，不通则痛，即前述之"寒痹"。

**3. 着痹**

其症状为肢体重着为主，"湿气胜者为着痹"。因湿性黏滞，易阻碍气机运行，故其病重着麻木，缠绵难去，即前述之"湿痹"。

**4. 尪痹**

尪痹之"尪"，出自于《金匮要略·中风历节病脉证并治》中"身体尪羸"一句，言其关节肿大，身体胫曲之意。"尪痹"一词由当代名老中医焦树德首倡，并得到中医痹病学界的认可，主指类风湿关节炎。其主要病因为寒湿邪重，深入伤肾，久致肾肝脾皆虚，风寒湿邪深入脏腑筋骨，以致精髓生化乏源，筋骨肌肉失养，痰浊瘀血凝滞，既而出现关节肿大、僵直、畸形，肢体屈伸不利等症状。

**5. 周痹**

其症状为全身肢节疼痛。"周痹"疼痛多发，上下走窜，而非左右对称。正如《素问·周痹》所谓："周痹者，在于血脉之中，随脉以上，随脉以下，不能左右，各当其所。"

**6. 顽痹**

顽痹指顽缠难治，病情复杂，疗效不显，经久难治，多因风寒湿热之邪，留滞于筋骨关节之中，以致深入脏腑，正虚邪恋，反复发作。其临床表现以关节肿胀变形，筋脉拘挛，关节僵直，屈伸不利，肌肉消瘦为主，严重者可见关节萎废不用。

**7. 产后痹**

产后痹是妇人在产褥期或产后百日内，由于正气虚弱之时外感风寒湿邪而引起的四肢关节肌肉疼痛，筋脉拘挛的一种病证。除见风湿病共有表现外，还有产后多虚、多瘀的表现。

**8. 痛风**

中医之痛风，因其症以痛为主，且痛无常处，故名痛风。正如《丹溪心法》曰："以四肢上或身上一处肿痛，或移动他处，色红不圆块，参差肿起，按之滚热，便是痛风。"痛风与上述之历节、行痹及痛痹有共同之处，皆因风寒湿邪或风热邪毒，入于血分，致血脉不通，关节闭阻。其症状可见关节痛甚，走窜四肢，难以转侧，肢节或红或肿，甚则肿痛如掣，昼静夜剧。

**9. 历节**

因其表现为周身关节疼痛，故称为历节。正如《金匮要略》将疼痛遍历关节者，称为历节病。《丹溪心法》将遍历关节疼痛，昼轻夜重，如虎咬之状者，名为白虎历节风。该病名的含义，一是指其疼痛的范围，周身关节皆痛；二是指其疼痛的程度，令人彻痛难忍。此病为风湿痹痛之甚者，可由风寒暑湿热毒，入于血脉，留注于筋骨关节之间，导致气血不通，筋骨肌肉失养。其临床特点为关节肿痛，游走不定，疼痛难忍，甚则肿大变形，屈伸不利。

**10. 大偻**

"大偻"是对应于强直性脊柱炎的中医病名，系以腰、骶、髋疼痛、强直不舒，继则沿脊柱由下而上渐及胸椎、颈椎，或见强直如柱、俯仰不能，或见腰弯脊突、颈重肩随、活动不利、形体羸弱为主要特征。

**11. 漏肩风**

此病名是反映其病位和病变表现的特点，以肩部疼痛凝滞不爽为主症。可由风寒湿邪侵袭肩臂，经络痹阻不通而致。其临床表现以肩部疼痛，活动不利，上举后旋受限为主。

**12. 鹤膝风与鼓槌风**

鹤膝风与鼓槌风两者皆以关节变形之形状为名。鹤膝风肘膝肿痛，臂骨细小，以其像鹤膝之形，故名鹤膝风；鼓槌风是仅有两膝肿大，不能屈伸，故名鼓槌风。两者均为风湿痹证发展到一定阶段的病变，皆因三阴亏损，而致邪气滞留不解，关节肿痛，肌肉消瘦。其表现正如其病名，关节肿痛明显，肌肉消瘦枯萎，臂胫股部细小，或仅膝关节肿大，屈伸不利，或有身热头痛等症。

（六）按证候分类

证候是对病机变化的概括，它反映了疾病的本质，对临床诊疗有决定性的作用。因此按证候分类，对临床分类有很大指导意义。就其常见证候而言，不外乎正虚证、邪实证、虚实夹杂证。正如《医宗金鉴·杂病心法要诀·痹病总括》曰："痹虚，谓气虚之人病诸痹者也……痹实，谓气血实之人病诸痹也。"

**1. 正虚证**

偏于热证者，包括燥伤阴津、虚热内扰、气阴两虚、肝肾阴虚、阴阳两虚等；偏于寒证者，包括营卫不和、气虚失荣、血虚失濡、气血两虚、阳虚寒凝等。

**2. 邪实证**

偏于热证者，包括风热闭阻、湿热闭阻、风湿热闭阻、热毒闭阻、寒热错杂；偏于寒证者，包括风湿闭阻、风寒闭阻、寒凝闭阻、寒湿闭阻、风寒湿闭阻。

**3. 虚实夹杂证**

虚实夹杂证即正虚与邪实证候两者共存，病情复杂。

**4. 瘀血痹证**

偏于寒证者则寒凝血瘀、湿阴血瘀、瘀痰胶结、气滞血瘀、气虚血瘀、阳虚血瘀；偏于热证者则瘀热痹阻、痰热互结、血瘀阴虚。

## 四、中医风湿病治疗方法

历代医家对风湿病不断研究和认识，在治疗方法和用药上积累了丰富的经验。尤其近年来，文献报道中应用于治疗风湿病的方法很多，概括起来，可分为内治、外治、综合疗法和中西医结合疗法等。

### （一）治疗原则

风湿病的治疗原则，是在以中医的整体观念为指导，运用辨证论治的思想，在对风湿病的综合分析和判断的基础上提出来的临证治疗法则，包括扶正祛邪、标本缓急、三因制宜、正治反治、宣散疏通、同病异治与异病同治等。

**1. 扶正祛邪**

扶正，就是运用补益正气的药物或其他方法以扶助正气、增强体质、提高机体抵抗能力，力求达到祛除病邪、恢复健康的目的。祛邪，就是运用宣散祛邪的药物或其他治疗方法以祛除病邪，从而达到邪祛正安的目的。疾病的过程，就是正气和邪气矛盾双方的斗争过程。运用扶正祛邪的法则，必须根据邪正盛衰的情况，分清主次先后，分别采取以扶正为主兼顾祛邪，或以祛邪为主兼顾扶正，或祛邪扶正同用的方法。这时需根据临床具体证候，灵活掌握。

有些风湿病往往反复发作。一般而言，在发作期以祛邪为主，静止期以扶正为主。扶正不可峻补，祛邪不可过缓。

**2. 标本缓急**

任何疾病的发生、发展过程都存在着主要矛盾和次要矛盾。"本"在疾病中属于主要矛盾和矛盾的主要方面，起着主导的决定作用；"标"在疾病中属于疾病的次要矛盾和矛盾的次要方面，处于次要的从属地位。因此，标本是一个相对的概念。如从邪正关系来看，正气为本，邪气为标；从病因与症状来看，病因为本，症状为标；原发病是本，继发病是标等。由于标本所指不同，因此在临床上，分清标本，可以决定治疗方法的先后缓急，有了"治病求本"和"急则治标，缓则治本"等治疗原则。

《证治汇补·痹证》云："治当辨其所感，注于何邪，分其表里，须从偏胜者为主，风宜疏散，寒宜温经，湿宜清燥，审虚实标本治之。"拔其本，诸证尽除矣。一般情况下，风湿病缓而不急者，皆从本论。但如病之时日已久，气血已虚，正气不足，复感外邪而出现急性发作期症状，可根据"急则治标"的原则，先予祛其邪，待其发作期症状缓解后，再予补气养血等扶正法以治本。标本同治之法也是风湿病中常用的一个治疗法则。

**3. 三因制宜**

疾病的发生、发展、转归与自然环境和人体的体质情况密切相关。因此，临床治疗可根据不同季节、不同地区和不同体质的特点，具体分析，区别对待。

根据不同季节气候的特点来考虑治疗用药的原则称为"因时制宜"。如春夏之季，气候温热，阳气升发，人体腠理疏松开泄，易于汗出，这时虽感风寒湿痹，但在应用祛风散寒之药时，药量不宜过大，以防阳气耗散或汗多伤阴；秋冬季节，气候寒凉，阴盛阳衰，人体腠理致密，阳气敛藏于内，可根据病情，适当加大温热、宣通之品的用量，以增强祛风、散寒、利湿、通络等作用。

根据不同地区的地理环境特点，来考虑治疗用药的原则，即是"因地制宜"。不同地区，由于地势高低、气候条件及生活习惯的不同，人的生理活动和病变的特点也不尽相同，所以治疗用药也有所变化。正如《素问·六元正纪大论》所云："用热远热，用凉远凉，用温远温，用寒远寒。"

根据患者的年龄、性别、体质、生活习惯等不同特点，来考虑治疗用药的原则，称为"因人制宜"。在同一季节、同一地理环境，虽感受同一种致病邪气，但其发病情况往往也因人而异。

#### 4. 正治反治

"正治"就是根据疾病临床症状和体征，辨别其病变本质的寒热虚实，然后分别采取"寒者热之""热者寒之"等不同的治疗方法。因其属于与疾病证候相逆的一种治疗方法，所以"正治"也称为"逆治"。临床上大多数疾病的表象与疾病的性质相符，如虚病见虚象，实病见实象，寒病见寒象，热病见热象，因此正治法是临床上最常见的一种治疗方法。所谓正治，通过用药物的温清补泻之偏，从而达到补偏救弊、阴阳调和的目的。如热者清之，热痹用清热法；寒者温之，寒痹用散寒温阳法；虚者补之，气血不足、肝肾亏虚者用补气养血、滋补肝肾法等。

"反治"是指疾病的证候本质与临床表现不相一致的病证，其本质属顺从疾病的假象的一种治疗方法，也称为"从治"。究其实质，仍是治病求本。如出现"寒包火"或"阳气闭郁"，也能出现病证不一致的现象。"反治"的具体临床应用有"热因热用""寒因寒用""通因通用""塞因塞用"等。总之，临床上要知常达变，灵活运用正治法与反治法。

#### 5. 宣散疏通

宣散疏通，即为宣散邪气，疏通经络，此为风湿病最常用的治疗法则。风湿病最基本的病机即为"气血闭塞不通""不通则痛"。通过宣散，从而使邪气散除，营卫通畅，经络顺畅，风湿病方能痊愈。在治疗中，必须根据"不通"的具体病因病机，选用不同的宣通方法。如行痹者宜辛散祛风；痛痹者宜辛温散寒通络；着痹者宜燥湿通络；热痹者宜清热通络；气虚者宜益气通络；血虚者宜养血通络；阴虚者宜滋阴通络；阳虚者宜温阳通络。在运用宣散疏通法则时还须结合病邪之痹阻部位、深浅及病程的长久等情况，如病初邪阻肌表经络，病位尚浅，以宣散疏通为主；病久邪气侵入筋骨，病位深者，以搜风通络为主；初病多实，慎用补药；久病多虚，慎用攻伐药。

#### 6. 同病异治与异病同治

同病异治与异病同治，是根据中医辨证论治的基本理论而制订的治疗法则。同一种疾病在其病程变化中可出现多种证候，治疗时则根据其证候的不同，选用不同的治疗方法，即为同病异治。而不同种类疾病，在其病程变化中也可出现相同的证候，采取相同的治疗方法，称异病同治。

### （二）治疗方法

治疗原则与具体的治疗方法不同。治疗原则是对临床病证的总体治疗原则。治法则是针对某一具体病证所采用的具体方法，是在治疗原则的指导下采用的方法，任何一种具体的治疗方法，都从属于某种治疗原则。如各种病证的本质都是正邪斗争，从而表现为阴阳消长的变化，故扶正祛邪是其总的治疗原则。

由于正气虚弱为本病的内在因素，因此，养气血、健脾胃、和营卫、补肝肾等法为本病常用的扶正之法；而风、寒、湿、热之邪通常为导致本病的外在因素，故祛风、散寒、清热、除湿等常为风湿病常用的祛邪之法。由于邪气有偏盛，部位有深浅，体质有强弱，阴阳有盛衰，以及邪入人体后其从化各异，故其临床表现可有表里俱病、寒热错杂、营卫失和、虚实并见等不同证候，临床上要抓住其主要症状而治之。常用的治法如下。

**1. 祛风散寒法**

本法是指用具有疏散风邪与温经散寒的方药，治疗由于风寒之邪侵袭关节经络所致的风寒痹阻证。代表方剂有小活络丹、五积散等。常用药物有羌活、独活、桂枝、防风等。

**2. 散寒通痹法**

本法是指用辛温散寒的药物，治疗由于寒邪外袭，或素体阳虚，寒邪乘虚而入所致的痛痹。代表方剂有乌头汤、桂枝附子汤、麻黄附子细辛汤等。常用药物如附子、桂枝、乌头、巴戟天、淫羊藿等。

**3. 除湿通痹法**

本法是指用具有祛湿作用的方药，治疗由于湿邪所致的着痹。代表方剂有薏苡仁汤、麻杏甘石汤等。常用药物如薏苡仁、苍术、白术、威灵仙、萆薢、木瓜等。

**4. 清热通痹法**

本法是指用具有清热燥湿、清热凉血、利湿等作用的方药，治疗以热邪为主的热痹。代表方剂有二妙散、三妙散、白虎加桂枝汤等。常用药物有知母、生石膏、黄柏、薏苡仁、生地黄、赤芍、牡丹皮等。

**5. 散风宣痹法**

本法是指用疏散风邪的药物，治疗由于风邪外袭，邪留肌表、脉络所致的行痹。代表方剂如防风汤、蠲痹汤等。常用药物如防风、羌活、独活等。

**6. 温化寒湿法**

本法是指用具有散寒除湿的方药，治疗由寒湿之邪所致的寒湿痹阻证。代表方剂有乌头汤、麻黄加术汤等。常用药物有麻黄、桂枝、白术、独活、秦艽等。

**7. 清热祛湿法**

本法是指用具有清热祛湿作用的方药，治疗由于湿热之邪流注关节经络、阻滞气血所致的湿热痹阻证。代表方剂有加味二妙散、宣痹汤等。常用药物有防己、秦艽、萆薢等。

**8. 清热解毒泻火法**

本法是指用具有清热解毒作用的方药，治疗热毒化火深入筋骨所致的热毒痹阻证。代表方剂有白虎汤、清热解毒丸等。常用药物有水牛角、羚羊角、生石膏、黄芩、黄连、黄柏、金银花、栀子、苦参、蒲公英、白花蛇舌草等。

**9. 祛风散寒祛湿法**

本法是指用具有祛风、散寒、除湿等作用的方药，治疗因风寒湿邪侵袭关节肌肉而致的风寒湿痹阻证。代表方剂有蠲痹汤、五痹汤等。常用药物有独活、羌活、威灵仙、防风、茯苓、泽泻等。

**10. 养血祛风法**

本法是指用具有养血、祛风的方药，治疗血虚受风所致的肌肤手足麻木、肢体拘挛等。代表方剂有大秦艽汤。常用药物有秦艽、当归、川芎、熟地黄、鸡血藤、威灵仙、防风等。

**11. 凉血散风法**

本法是指用具有凉血与散风作用的方药，治疗邪热入营血所致的斑疹、夜不能寐等。代表方剂有清营汤。常用药物有水牛角、牡丹皮、生地黄、连翘、玄参等。

**12. 活血祛瘀法**

本法是指用具有活血化瘀作用的方药来行血、散瘀、通络以治疗风湿病兼有血瘀的治法。代表方剂有活络效灵丹、桃红四物汤等。常用药物有桃红、乳香、没药、红花、地龙、当归、赤芍等。

**13. 通经活络法**

本法是指用具有通经活络作用的方药，治疗风湿病的通用方法。常用药物有海风藤、青风藤、忍冬藤、桑枝、伸筋草、海桐皮、透骨草、穿山龙等。另外，根据不同的部位可分别选用不同的药物，如上肢可用羌活、桂枝、桑枝、片姜黄；下肢可用独活、木瓜、牛膝、萆薢；颈项可用蔓荆子、葛根；腰背部可用桑寄生、续断、狗脊；全身可用威灵仙、鸡血藤等。

**14. 行气活血法**

本法是指用具有疏通气机、活血化瘀作用的方药，治疗各种气滞血瘀所滞的痹阻证。代表方剂有七厘散、血府逐瘀汤等。常用药物有枳壳、红花、醋香附、延胡索、青木香等。

**15. 燥湿化痰法**

本法是指用具有燥湿化痰与通络作用的方药，治疗病程日久，脏腑功能失调，脾胃失运，湿聚成痰、留注关节、痹阻经络而致的痹阻证。代表方剂有二陈汤、小活络丹等。常用药物有苍术、白术、半夏、茯苓、白芥子、丝瓜络、陈皮、五加皮、地龙等。

**16. 化痰通络法**

本法是指用具有燥湿化痰通络作用的方药，治疗风湿病日久不愈，痰浊凝结，阻滞经络关节所致的痹阻证。代表方剂有导痰汤、温胆汤等。常用药物有胆南星、半夏、白芥子、茯苓、陈皮、地龙、枳壳等。

**17. 化痰祛瘀法**

本法是指用具有化痰祛瘀、搜风通络作用的方药，治疗风湿病慢性活动期，或中、晚期类风湿关节炎或骨关节炎或颈椎病等。代表方剂有桃红饮加味。常用药物有当归、桃红、制南星、白芥子、红花、僵蚕、地龙等。

**18. 软坚散结法**

本法是指用具有软坚、散结、活血、行气等作用的方药，治疗痰瘀互结，关节僵硬，或皮下瘀血，郁结成块，硬结不散的痹阻证。代表方剂有小金丹、大黄䗪虫丸等。常用药物有大黄、土鳖虫、牡蛎、乳香、没药、血竭等。

**19. 化痰散结法**

本法是指用具有化痰与散结作用的方药，治疗由痰湿流注关节、肌肉、经络所致的痹阻证。代表方剂有二陈汤、导痰汤等。常用药物有茯苓、陈皮、半夏、白芥子、白附子、僵蚕、皂角刺等。

**20. 温阳化痰法**

本法是指用具有温补阳气、化痰通络作用的方药，治疗阳虚痰浊痹阻的痹证。代表方剂有阳和汤。常用药物有鹿角胶、肉桂、炮姜、白芥子、麻黄等。

**21. 渗淡利湿法**

本法是指用具有渗淡利湿作用的方药，治疗风湿病见肢体关节肿胀、疼痛、沉重的痹阻证。代表方剂有茵陈五苓散等。常用药物有茵陈、泽泻、白术、茯苓、猪苓等。

**22. 解肌止痛法**

本法适用于营卫不和所致的肌肉酸痛、颈背强而不适等痹阻证。代表方剂有葛根汤、葛根解肌汤等。常用药物有葛根、柴胡、白芍、桂枝等。

### 23. 行气止痛法

本法是指用具有理气、通络作用的方药，治疗风湿病兼有气滞所引起的痹阻证。代表方剂有柴胡疏肝散等。常用药物有香附、柴胡、延胡索、青皮、川芎等。

### 24. 益气法

本法是指用具有补气效果的方药，治疗风湿病兼气虚的方法。代表方剂有补中益气汤、四君子汤等。常用药物有黄芪、白术、党参、山药、人参等。

### 25. 养血法

本法是指用具有补血效果的方药，治疗风湿病兼血虚的方法。代表方剂有四物汤、当归补血汤等。常用药物有鸡血藤、当归、白芍、生地黄、熟地黄、何首乌等。

### 26. 滋阴法

本法是指用具有滋阴效果的方药，治疗风湿病兼阴虚的方法。代表方剂有麦门冬汤、六味地黄汤、二至丸等。常用药物有麦冬、地黄、石斛、山萸肉、枸杞子、女贞子、墨旱莲、玄参等。

### 27. 温阳法

本法是指用具有温补阳气的方药，治疗风湿病兼阳虚的方法。代表方剂有附子汤、白术附子汤、真武汤等。常用药物有附子、巴戟天、干姜、川乌、草乌等。

### 28. 通阳法

本法是指用具有宣通阳气的方药，治疗风湿病兼有阳气闭阻的方法。代表方剂有瓜蒌薤白桂枝汤。常用药物有薤白、桂枝、瓜蒌等。

### 29. 通下法

本法是指用具有通下作用的方药，治疗风湿病兼脏腑不通证的方法。代表方剂有大承气汤、小承气汤等。常用药物有大黄、芒硝、枳壳、瓜蒌等。

### 30. 补益脾胃法

本法是指用具有补益脾胃作用的方药，治疗风湿病兼脾胃虚弱的证候。着痹患者也常用本法以治其本。代表方剂有养胃汤、六君子汤等。常用药物有黄芪、白术、党参、玉竹、山药、麦冬、生地黄等。

### 31. 益气养血法

本法是指用具有益气养血作用的方药，治疗风湿病日久，正虚邪恋所致的气血两虚证。代表方剂有八珍汤、黄芪桂枝五物汤等。常用药物有黄芪、当归、党参、白芍、鸡血藤、龙眼肉、枸杞子、红枣等。

### 32. 补气活血法

本法是指用具有补气、活血化瘀作用的方药，治疗风湿病气虚血瘀证。代表方剂有补阳还五汤加减。常用药物有黄芪、当归、川芎、地龙、桃仁、红花等。

### 33. 益气滋阴法

本法是指用具有益气滋阴作用的方药，治疗风湿病日久耗气伤阴所致的气阴两虚之痹证。代表方剂有生脉散加减。常用药物有人参、知母、麦冬、五味子等。

### 34. 滋阴清热法

本法是指用具有滋阴清热作用的方药，治疗风湿病日久，阴虚内热或长期过用温燥药物而致的阴虚内热证。代表方剂有鳖甲散加减。常用药物有鳖甲、当归、地骨皮、石斛、桑寄生、知母等。

**35. 滋补肝肾法**

本法是指用具有滋肾阴、养肝血作用的方药，治疗风湿病久病，肝肾亏虚或长期服用温燥药物，耗伤肝肾之阴所致筋骨失于濡养的肝肾亏虚证候。代表方剂有六味地黄汤加味。常用药物有熟地黄、当归、白芍、山萸肉、枸杞子、杜仲等。

**36. 温补肾阳法**

本法是指用具有温补肝肾、强壮筋骨作用的方药，治疗风湿病肝肾阳虚证。代表方剂有右归丸、金匮肾气丸、真武汤等。常用药物有补骨脂、骨碎补、地黄、狗脊、肉苁蓉、桑寄生等。

**37. 益气固表法**

本法是指用具有益气固表作用的方药，治疗表虚自汗之痹阻证。代表方剂有玉屏风散。常用药物有防风、黄芪、茯苓、白术、人参、西洋参等。

**38. 温阳益气法**

本法是指用具有温经散寒与益气助阳作用的方药，治疗风湿病日久伤阳，表卫不固，经络失于温煦的阳虚证。代表方剂有真武汤加减。常用药物有附子、炮姜、桂枝、黄芪等。

**39. 疏肝活络法**

本法是指用具有疏肝理气、活血通络作用的方药，治疗肝失疏泄，久病延及脏腑的痹证。代表方剂有逍遥散加味。常用药物有柴胡、当归、白芍、陈皮、鸡血藤、旋覆花等。

**40. 搜风剔络法**

本法是指用具有搜风剔络作用的方药，治疗风湿病日久，肢体、关节等凝塞不通所致的痹证。常用药物有蜈蚣、全蝎、地龙、土鳖虫、僵蚕、蕲蛇、乌梢蛇等。

**41. 缓急止痛法**

本法为风湿病中急则治标的权变之意。"不通则痛""痛则不通"，凡痛势较剧者，皆可用本法。常用药物有细辛、全蝎、蜈蚣、蕲蛇、延胡索、地龙、马钱子等。

**42. 寒温并用法**

本法是指用寒温辛苦之方药，治疗风寒湿邪虽已化热但尚未祛除的寒热错杂证。代表方剂有桂枝芍药知母汤等。常用药物有桂枝、白芍、知母、麻黄、防风、附子、白术等。

**43. 温阳化痰法**

本法是指用具有温阳补气、化痰通络作用的方药，治疗阳虚痰浊痹阻证。代表方剂有阳和汤。常用药物有熟地黄、鹿角胶、炮姜、麻黄、肉桂等。

**44. 外治法**

外治法主要有针刺法、温针疗法、穴位注射法、敷贴疗法、熏洗疗法、药浴疗法、火疗法、药棒拍打疗法、气功疗法、按摩疗法、中药离子导入法、蜂疗等。

这些疗法各有所长，临床医师应根据患者病情正确地选用某种疗法，发挥中医优势，提高中医药治疗风湿病的疗效。

（李泽光）

# 第二章　弥漫性结缔组织病

## 第一节　类风湿关节炎

类风湿关节炎是以全身对称性多关节炎表现为主的一种自身免疫性疾病，特征主要以关节的进行性破坏，关节滑膜慢性炎症为主。临床上主要表现以关节的疼痛、晨僵、肿胀、畸形甚至残疾为主，大约90%的患者有手指近端指间关节破坏的表现，严重者可累及心、肺、肾等多个脏器、多个系统。

中医学中并没有与类风湿关节炎相对应的名称，而是通过总结历代医家对疾病发病特点的描述，将其归属"痹证"范畴，同时许多医家在文献中又称其为尪痹、顽痹、风湿、历节、骨槌风等，并根据其病因病机和临床表现的特点，又将其归属于"尪痹"的范畴。

### 一、临床诊断要点与鉴别诊断

（一）诊断标准

**1. 1987 年美国风湿病学会（American College of Rheumatology，ACR）修订的分类标准**
（1）关节及其周围僵硬感至少持续 1h。
（2）3 个或 3 个以上关节区的关节炎（双侧近端指间关节、掌指关节、腕关节、肘关节、膝关节、踝关节和跖趾关节）。
（3）腕关节、掌指关节或近端指间关节至少 1 个关节肿胀。
（4）对称性关节炎（双侧近端指间关节、掌指关节及跖趾关节受累，不一定绝对对称）。
（5）皮下类风湿结节。
（6）类风湿因子（RF）阳性（效价≥1∶32）。
（7）手 X 线片改变，腕及手指的后前位相上有典型的类风湿关节炎放射学改变：必须包括骨质侵蚀或受累关节及其邻近部位有明确的骨质脱钙。

上述 7 项中满足 4 项或 4 项以上即可诊断为类风湿关节炎，其中前 4 项病程至少持续 6 周。本病的病理基础为关节滑膜炎，故多表现为关节持续性肿胀，以近端手指关节的梭形肿胀为主要特征。

**2. 2009 年欧洲抗风湿病联盟（EULAR）/ACR 提出的新的类风湿关节炎分类标准和评**

分系统（表 2-1）

按以下标准评分达 6 分或以上，并有一个关节的明确的临床滑膜炎（关节肿胀），且滑膜炎无法用其他原因解释，则可确诊为类风湿关节炎。

表 2-1 2009 年 EULAR/ACR 类风湿关节炎分类标准和评分系统

| 关节受累情况 | | |
|---|---|---|
| 受累关节情况 | 受累关节数 | 得分（0~5分） |
| 中大关节 | 1 | 0 |
| | 2~10 | 1 |
| 小关节 | 1~3 | 2 |
| | 4~10 | 3 |
| | >10 | 5 |
| 血清学 | | 得分（0~3分） |
| RF 或抗 CCP 抗体均阴性 | | 0 |
| RF 或抗 CCP 抗体至少 1 项低滴度阳性 | | 2 |
| RF 或抗 CCP 抗体至少 1 项高滴度（＞正常上限 3 倍）阳性 | | 3 |
| 滑膜炎持续时间 | | 得分（0~1分） |
| ＜6 周 | | 0 |
| ≥6 周 | | 1 |
| 急性时相反应物 | | 得分（0~1分） |
| CRP 或 ESR 均正常 | | 0 |
| CRP 或 ESR 增高 | | 1 |

注：CCP，环瓜氨酸肽；CRP，C 反应蛋白；ESR，红细胞沉降率。

（二）鉴别诊断

**1. 骨关节炎**

骨关节炎又称骨质增生、退行性关节病，好发于中老年人，是指关节软骨的完整性被破坏及关节边缘软骨下骨板发生病变，导致出现关节症状和体征的一组异质性疾病。该病病变主要累及髋、膝等负重大关节。特征性病理改变为软骨变性，一般轻度的滑膜炎为继发性。通常起病隐匿，病程时间长，主要表现为活动时关节疼痛加重、关节僵硬及病变后期出现的关节骨性肥大和关节功能障碍等。部分患者在近端指关节可出现布夏尔结节，而在远端指间关节可出现特征性赫伯登结节。骨关节炎患者很少出现对称性近端指间关节、腕关节受累症状，一般无游走性关节疼痛，关节晨僵时间比类风湿关节炎时间短或无晨僵，无类风湿结节。此外，在骨关节炎患者的检查中，RF 阴性或低滴度阳性，红细胞沉降率（ESR）多为正常或轻度增快。关节 X 线显示边缘增生或骨赘形成，晚期可因软骨的破坏出现关节间隙狭窄。

**2. 强直性脊柱炎**

强直性脊柱炎（AS）是一种以中轴关节慢性炎症为主的风湿性疾病，也可累及内脏及其他组织，多呈慢性进展性。AS 的患病率在各地区报道不一，我国患病率初步调查为 0.3%左右。本病男女之比为（2~3）:1，女性发病较缓慢且病情较轻。发病年龄通常在 13~31 岁，高峰为 20～30 岁，40 岁以后及 8 岁以前发病者少见。AS 的发病机制未明，但从流行病学调查发现，遗传和环境因素在本病的发病中发挥重要作用。病变主要侵犯脊柱，但周围关节也会受累，尤其是以髋关节、膝关节、踝关节为首发部位，呈非对称性，多有反复发作与缓解，很少表现为持续性和破坏性。本病发病多见于青壮年男性，常有明显家族倾向性，外周关节受累主要表现为非对称的下肢大关节炎，极少累及手关节。大关节多于小关节，且常有附着点炎表现，骶髂关节破坏性病变为典型表现，X 线片显示脊柱出现"竹节样"病变。病变早期常为腰骶痛或不适感、晨僵等症状，活动后减轻，后期逐渐发展为脊柱强直。关节外症状可出现结膜炎、葡萄膜炎等。其中大部分患者检查 HLA-B27 可呈阳性，HLA-B27 阳性率根据种族和地区不同差别很大，如欧洲的白种人为 4%～13%，我国为 2%～7%，但 AS 患者的 HLA-B27 阳性率在我国患者高达 90%左右。活动期可有 C 反应蛋白（CRP）、ESR 和免疫球蛋白升高，但 RF 呈阴性。

**3. 银屑病关节炎**

银屑病关节炎（psoriatic arthritis，PsA）是一种与银屑病相关的炎性关节病，具有银屑病皮疹并伴有关节和周围软组织疼痛、肿大、压痛、僵硬和运动障碍，部分患者可有骶髂关节炎和（或）脊柱炎。其病程迁延、易复发，晚期可因关节强直导致残疾。约 75%PsA 患者皮疹出现在关节炎之前，同时出现者约 15%，皮疹出现在关节炎后者约 10%。本病可发生于任何年龄，高峰年龄为 30～50 岁，无性别差异，但脊柱受累以男性较多。美国的 PsA 患病率为 0.1%，银屑病患者 5%～7%可发生关节炎。我国 PsA 患病率约为 1.23‰。本病大部分患者皮疹出现在关节炎之前，小部分可同时出现，病程久且易反复，晚期也可以出现关节僵直及畸形。银屑病关节炎患者中约有一半表现为对称性关节炎，这与类风湿关节炎极为相似，容易混淆。但本病主要累及远端指节关节，并表现为该关节的附着端炎和手指炎，同时也可出现脊柱炎和骶髂关节炎，而骶髂关节受累多为非对称性。检查 X 线可见指（趾）关节受累，呈"笔帽-笔尖样"征典型改变，长骨骨干"绒毛状"骨膜炎、骶髂关节炎改变、脊柱骨桥形成等，一般血清 RF 多为阴性。

**4. 系统性红斑狼疮**

系统性红斑狼疮（SLE）是身体免疫异常而导致的一种多器官、多系统受损，以体内有多种自身抗体为特征的自身免疫性疾病，SLE 多见于青年育龄女性，男女之比为 1∶（7～10）。据美国统计其发病率为（6.4～7.6）/10 万，而上海地区的发病率平均为 70.41/10 万，女性为 113.33/10 万。SLE 的发病原因至今尚不明确，一般认为与遗传因素、环境因素、体内雌激素水平等因素有关。其临床表现复杂多样，可侵犯全身各脏器。部分患者的首发症状可表现为手指关节肿胀疼痛，通常为非侵蚀性，而以关节外的其他系统症状较为突出，如面部蝶形红斑或盘状红斑、口腔溃疡、紫外线过敏、脱发等，并且部分患者的 RF 检查为阳性，因此很容易被误诊为类风湿关节炎。可出现系统损害，血液系统损害如溶血性贫血或白细胞减少和（或）血小板减少、血红蛋白下降；肾脏损害如狼疮肾炎出现尿蛋白、管型等。实验室检查血清中抗核抗体（ANA）、抗双链 DNA 抗体等多种自身抗体显示阳性，总补体 C3、C4 检测异常。多数呈隐匿起病，开始仅累及 1～2 个系统，表现为轻度的关节炎、皮疹、隐匿性肾炎、血小板减少性紫癜等，部分患者长期稳定在亚临床状态或轻型狼疮，部分患者可由轻型突然变为重症狼疮，更多的则由轻型逐渐出现多系统损害，也有一些患者发病时就累及多个系统，甚至表现为狼疮危象。SLE 的自然病程多表现为病情的加重与缓解交替。

### 5. 痛风

痛风是体内嘌呤合成代谢障碍、尿酸产生过多或因排泄减少而导致的一组疾病，常有家族遗传史。本病发病以男性居多，多见于 40 岁以上的中年男性，女性好发于围绝经期后。临床特点为高尿酸血症、反复发作的特征性急性关节炎，发病前常有诱因，如进食高嘌呤饮食如海鲜、动物内脏等。本病多在清晨或午夜突然起病，疼痛剧烈，数小时内受累关节出现红、肿、热、痛和功能障碍，尤以单侧拇趾及第一跖趾关节最为常见，依次为踝关节、膝关节、腕关节、指关节、肘关节，疼痛可自行缓解，间歇期可无症状。病程日久可见痛风石形成，常见于耳轮、指间关节、掌指关节、跖趾关节等处，常为多关节受累，而且多见于远端关节，严重时患处皮肤发亮、变薄，破溃后有豆腐渣样的白色物质流出。病变还会累及肾脏，出现痛风性肾病，早期表现仅有间歇性蛋白尿，随病情发展可呈持续性，同时多伴有夜尿增多、高血压、水肿、血尿素氮和肌酐升高。小部分患者肾中可有尿酸结石，呈泥沙样。

## 二、中医辨病诊断

（1）临床表现为肢体关节肌肉疼痛，麻木不仁或活动不利，或疼痛部位游走不定，甚则关节剧痛、肿大、僵硬、变形。

（2）发病及病情的轻重与劳累、季节变化、气候的潮湿、寒冷等天气变化有关，某些疾病的发生、加重或反复可与饮食不当有关联。

（3）任何年龄段均可发病，但是不同年龄的发病与疾病的类型有一定的关系。

## 三、审析病因病机

### 1. 正气不足

《灵枢·五变》云："粗理而因不坚者善病痹。"正气不足包括人体精、气、血、津液等物质的不足和脏腑功能的低下。如体内营阴不足，卫气失营气之濡养，则正常卫外防御功能失职，或因气血阴阳不足致表卫不固，腠理疏松，风寒湿热等外邪乘虚侵袭而入，痹阻经脉气血而发为本病。肝脾肾的亏虚是本病发病的重要因素。肝藏血主筋；脾为气血化生之源，主四肢肌肉；肾藏精主骨生髓，精气血不足，不能充分濡养筋骨肌肉，导致关节肿大，逐渐变形、强直或肌肉萎缩，最终导致肢体废而不用。

### 2. 六淫杂感

《素问·痹论》云："风寒湿三气杂至，合而为痹。"痹证的发生与六淫邪气息息相关。由于居处潮湿、涉水冒雨、气候剧变、寒热交替等原因，风寒湿邪乘虚侵袭人体，流注经络，阻滞关节，使气血运行受阻，不通则痛而成本病。若外感风寒湿邪，或风湿热邪入里郁而化热，流注关节，致局部红肿灼热而成热痹。病程迁延日久，复感风寒湿邪，若邪胜正虚，则病可由表入里，病邪由经络而入脏腑，形成脏腑痹，其中心痹较多见。

### 3. 痰瘀交结

脾脏喜燥恶湿，湿气侵袭，最易伤脾，致脾脏运化失健，津液失于输布，水湿痰饮内停于脏腑机体，而生肿胀之病。脾脏为生痰之源，主运化水湿，脾虚不能运化水湿，水道不通，水液停滞于体内，形成痰饮。"初病湿热在经，久则瘀热入络"。清代王清任在《医林改错》中提出"痹由瘀血致病"的论点。病久不愈，或治疗失当，久服祛风燥湿、清热燥湿或温散寒湿等药，耗伤气血，损劫阴津，痰随气升降流行，内至脏腑，外至筋骨皮肉，阻滞经络，影响气血运行，而形成瘀血，瘀血停留在关节筋骨，而成痹证，致使气滞血瘀，痰浊阻络，痰瘀交结，阻痹经络，进而出现关节肿大，甚者强直畸形、屈伸不利等症状，从而形成正虚邪恋、迁延难愈之顽疾。

总之，本病的基本病变为筋骨、经络、肌肤甚至脏腑气血痹阻，失于濡养。初起病位多在肢体皮肉经络，病久则深入筋骨，甚则客于脏腑。病情初起常以邪实为主，但也有本虚标实并见；久病则正虚邪恋，或湿热停滞、痰瘀互阻，虚实夹杂或寒热夹杂，湿邪黏滞久羁者，邪实为主也不少见。

## 四、明确辨证要点

### （一）辨邪气的偏盛

**1. 风邪偏盛**

风邪为阳邪，具有善动不居的特点，风邪作为百病之长，变化多端，经常能引起其他疾病的发生，而且风邪善于走窜，居无定所，所致疾病变化多端。因此可见游走性关节疼痛，痛无定处。

**2. 寒邪偏盛**

寒邪具有寒冷、收引、凝滞的特点。寒主收引，寒主凝滞，寒主通。寒邪侵袭，不通则痛，痛有定处，痛势较剧，遇寒加重，得温则痛减。

**3. 湿邪偏盛**

湿邪为阴邪，具有重着、黏滞、趋下的特点，湿邪侵袭上部，上蒙清窍，可致头部如有物包裹之感。湿邪阻滞机体经络关节，致使阳气不得外达，气无以化湿，胶着难解，症见肌肉酸痛，关节重着、漫肿，肌肤麻木不仁等，起病缓慢，病程长，易反复发作，或缠绵不愈。

**4. 热邪偏盛**

热为阳邪，热邪盛行，则可见皮肤色红灼热，关节肿胀疼痛。

另外，痰湿较重者，关节疼痛反复难消，肿胀局限，或见皮下结节；瘀血较重者则见关节僵硬、肿大，关节疼痛固定不移，夜间较甚，或舌有瘀斑。

### （二）辨别虚实

邪气盛，正气虚，人即容易生病。痹证实证多为新发，起病急，病程短，外感风、寒、湿、热之邪，以邪气盛、正气不虚为基本病理特点；痹证病程日久，多为虚证，正气不足，耗伤气血，损伤脏腑，致肝脾肾不足；病程迁延日久不愈，多为痰瘀互结，肝肾亏虚之虚实夹杂证，平素体质弱者多为虚证，因先天禀赋不足、后天失调和疾病耗损所致。

## 五、确立治疗方略

痹症的治疗以祛邪通络、补益肝肾、调补气血为基本原则，分别治以祛风、散寒、除湿、清热、化痰、行瘀、补益等方法。

**1. 祛风散寒除湿**

痹证发生以外感风、寒、湿为主。风寒湿痹者多有肢体关节肿胀、疼痛、僵硬、酸楚、活动屈伸不利等症状。痹证的治疗应着重祛除风寒湿邪，行痹治宜疏风为主，辅以散寒除湿，佐以活血通络；痛痹治宜散寒为主，辅以疏风祛湿，佐以温肾助阳；着痹治宜祛湿为主，辅以疏风散寒，佐以健脾益气。

### 2. 清热利湿

素体阳气偏盛，内有蕴热，风寒湿邪从阳化热；或因风寒湿邪阻痹经络，经久不愈，邪气滞留经络郁而化热，均可发展为热痹。治疗热痹以清热利湿，疏风通络为原则。如热痹热盛者，治宜清热利湿，宣痹通络；热痹湿盛者，治宜宣痹，清热通络；热痹阴虚者，治宜养阴清热，利湿宣痹。

### 3. 温补阳气

清代何梦瑶《医碥·杂症·气》说："阳气者，温暖之气也。"阳气在人体中起着主导作用，若阳气不足，产热过少，表现为畏寒喜暖，四肢不温，脏腑生理功能减弱，精血津液代谢减少等。很多医家在治疗顽痹、久痹时采用温阳法，他们认为阳虚气弱，气血运行不畅，则生瘀血，即所谓"得温而行，得寒而凝"；或平素体内有瘀血痰浊，又因阳虚气弱而凝聚，气血不能濡养经脉则出现晨僵；痰瘀久积不化则关节僵直、变形、活动受限。

### 4. 补益肝肾

肾主骨生髓，肝藏血、主筋，肝肾亏虚，精血不足，一方面筋骨血脉失养而导致"身体魁羸"等肢体畸形和关节活动受限；另一方面容易受到风寒湿等邪气的侵袭而为痹，久之内舍于肝肾而导致筋骨同病，骨损筋挛，病程日久，肝肾受损，机体无力祛邪气外出，使得邪气由表及里，深入经络、血脉、筋骨，故而晚期痹证多伴有肝肾亏虚之证，治疗应加滋补肝肾之品。

### 5. 补益脾胃

脾主四肢肌肉，脾虚可致四肢肌肉失于濡养，易受风寒湿邪侵袭，使正气愈虚，驱邪无力，病情缠绵反复。湿邪是痹证的重要致病因素，而脾主运化，"诸湿肿满，皆属于脾"，故脾虚则湿痰内生，流注关节，甚而化毒，从而出现一系列关节症状。因此，补益脾胃是治疗风湿病的重要治法，路志正认为痹证多有脾胃虚弱，治疗痹证应注重顾护脾胃，药食并进，强健脾胃，培土胜湿，从本着手。有人认为夏季健脾可祛湿治痹，秋季健脾可防治筋痹与肝痹，冬季健脾则有助于防治骨痹和肾痹。

### 6. 祛瘀化痰

痹证大多为慢性进行性发展，久痹不已，外感或内生之风湿热邪客于经络骨节，痹阻气血，或者因留邪与气血相搏，津液不能随经运行，凝聚成痰，血脉涩滞不通，久滞成瘀，痰瘀既成，则胶着于骨骱，痹阻气血、经络，遂致关节肿大变形，疼痛加剧，肢体僵硬、麻木等。赵锡武对于痹证属久病血郁不行者，治以活血行血为主。痹证晚期以痰瘀阻络为主，当以活血化瘀通络治之。

痹证为全身性疾病，若病久入深，会引起多个脏腑发生病变，因而治疗宜早。具体治疗时，不仅要注重扶正祛邪，标本兼顾，又要注重标本缓急的治疗原则。常规而言，偏风胜者，以祛风化湿为主；偏湿胜者，以除湿为主，兼用祛风散寒。而热痹证，则以清热为主，实者治以清泻络热，虚者治以养阴清热，并佐以祛风化湿。

另外痹证的治疗，治寒宜结合温阳补火，即所谓"阳气并则阴凝散"；治湿宜结合健脾益气，即所谓"脾气旺能胜湿，手足无顽麻"；久痹正虚者，应重视扶正、补肝肾、益气养血等法；顽痹宜活血化瘀，祛痰通络，治以祛风、散寒、除湿、清热、活血祛瘀、通经活络、养血和营等法。同时痹证的治疗还应重视养血活血，即所谓"治风先治血，血行风自灭"。焦树德将尪痹分为肾虚寒盛证、肾虚标热轻证、肾虚标热重证，主张治疗以补肾祛寒为主，同时辅以祛湿、散风、化瘀、强壮筋骨、通利关节等法，标本兼施。路志正主张从脾胃论治风湿病，重视"脾胃为后天之本"理论，顾护调理胃气，总结了"持中央，运四旁，怡情志，调升降，顾润燥，纳化常"的系统调理脾胃的学术思想。朱良春擅长运用虫类药如土鳖虫、僵蚕、蜈蚣、全蝎等搜剔通络，治疗顽久痹证，合用更能起到协同增效的作用。

## 六、辨证论治

**1. 风湿痹阻证**

（1）抓主症：肢体关节疼痛、重着，肿胀，痛处游走不定。

（2）察次症：关节屈伸不利，或活动受限。

（3）审舌脉：舌质淡红，苔白腻，脉濡或滑。

（4）择治法：治以祛风除湿，通络止痛。

（5）选方用药思路：此型多见于类风湿关节炎病程的早期，多由外感风湿之邪痹阻关节肌肉而致，好发于冬季和春、秋季节更替之时。病位较浅，多在肌表经络之间，经治后易趋康复。风湿之邪易侵袭客于筋骨，阻于经脉，则出现肢体关节重着、疼痛，痛处固定，选用羌活胜湿汤加减：羌活 5g，炙甘草 10g，独活 20g，川芎 15g，蔓荆子 15g，藁本 10g，防风 15g；或选用白术附子汤加减：桂枝 15g，附子 10g，甘草 15g，生姜 15g，大枣 10g。

（6）据兼症化裁：关节肿甚者加生薏苡仁 30～50g，萆薢 15g，防己 15g；痛剧者加制附片 10g，细辛 3g；以上肢关节肩肘疼痛为主者加片姜黄 15～30g，桂枝 15g；以下肢关节膝踝疼痛为主者加牛膝 15g；关节疼痛较重，下肢肿甚，伴有头眩短气、温温欲吐者加桂枝 15g，芍药 15g，知母 15g，生姜 15g，防风 15g，白术 15g。

**2. 寒湿痹阻证**

（1）抓主症：肢体关节冷痛、重着，局部肿胀，局部畏寒，得寒痛剧，得热痛减。

（2）察次症：关节拘急，屈伸不利，皮色不红。

（3）审舌脉：舌胖，舌质淡暗，苔白腻或白滑，脉弦缓或沉紧。

（4）择治法：治以温经散寒，祛湿通络。

（5）选方用药思路：此型亦多见于类风湿关节炎病程的早期，多由外感寒湿之邪或素体体质较弱，寒湿之邪痹阻关节肌肉而致。寒邪兼夹湿者，痹阻气血，留滞经络，应选用乌头汤合防己黄芪汤加减。制川乌（或制附子）10g，麻黄 10～15g，黄芪 15～30g，桂枝 15g，防己 15g，芍药 15g，甘草 15g，蜂蜜 15g，白术 15～30g。

（6）据兼症化裁：关节肿胀甚者加白芥子 15g；关节痛甚者加细辛 3g，乌梢蛇 15g，蜂房 5g；关节僵硬者加莪术 10g，三棱 10g；关节疼痛剧烈，致转身困难，汗出短气，小便不利或全身轻度浮肿者加桂枝 15g，附子 10g，甘草 5g。

**3. 湿热痹阻证**

（1）抓主症：关节肌肉局部肿痛、重着，触之灼热或有热感。

（2）察次症：口渴不欲饮，烦闷不安，或有发热。

（3）审舌脉：舌质红，苔黄腻，脉濡数或滑数。

（4）择治法：治以清热除湿，宣痹通络。

（5）选方用药思路：此型多见于疾病活动期，起病急，病情重，多为风寒湿邪侵袭机体，郁久而入里化热，或直接感受湿热（毒）之邪导致气血壅滞不通，痹阻脉络所致。湿热痹阻证是类风湿关节炎的主要证型之一，湿热之邪阻滞经脉，引起气血不通，治疗时宜清热除湿，宜选用四妙丸合宣痹汤加减。黄柏10g，苍术15～30g，生薏苡仁15～30g，防己15g，桂枝15g，威灵仙20g，杏仁5g，赤小豆20g，滑石15g，牛膝15g。

（6）据兼症化裁：发热者加石膏30～50g；关节发热甚者加蒲公英15g，白花蛇舌草15g；关节痛甚者加海桐皮15g，片姜黄30g，延胡索15g；关节肿甚者加土茯苓30g，猪苓15g；身热、汗出，又感风寒而见下肢肿胀者加麻黄15g，石膏30g，甘草10g，生姜15g，大枣12个（擘）。

**4. 痰瘀痹阻证**

（1）抓主症：关节疼痛肿大，痛处固定，刺痛为主，关节周围或皮下出现结节。

（2）察次症：晨僵，屈伸不利。

（3）审舌脉：舌暗紫，苔白厚或厚腻，脉沉细涩或沉滑。

（4）择治法：治以活血行瘀，化痰通络。

（5）选方用药思路：病程日久，痰瘀互结，留滞肌肤筋骨，致经脉运行不通，痰瘀流注皮肤，则见皮肤失养，肤色晦暗、结节，应选用二陈汤合桃红四物汤。半夏15g，陈皮15g，茯苓15g，桃仁15g，红花15g，熟地黄15g，赤芍15g，当归15g，川芎15g，甘草10g。

（6）据兼症化裁：血热者去熟地黄加生地黄15g；血虚者去赤芍加白芍15g；热痰者加黄芩15g，胆南星15g；寒痰者加干姜15g，细辛3g；皮下结节者加连翘15g，白芥子15g，胆南星15g；痰瘀互结留恋者加炮山甲15g；腰膝酸软、耳鸣耳聋者加生地黄15g，山茱萸15g，生山药15g，茯苓15g，泽泻15g，牡丹皮15g，桂枝15g，附子5g。

**5. 气阴两虚证**

（1）抓主症：关节肿大，肌肉瘦削，口眼干燥，唇干。

（2）察次症：倦怠无力。

（3）审舌脉：舌红少津有裂纹，或舌胖大，有齿痕，苔薄白，脉沉细弱或沉细。

（4）择治法：治以益气养阴，活血通脉。

（5）选方用药思路：本证多由久病缠绵，耗气伤津所致，应选用四神煎加减。黄芪30g，石斛15g，川牛膝15～30g，金银花15g，远志15g。

（6）据兼症化裁：气虚明显，神疲倦怠，气短乏力，肌肉酸楚疼痛，活动后加重，易汗出者加用党参15g，白术15g，生山药15g等；阴虚明显者，眼鼻干燥，口干不欲饮，加百合15g，石斛15g，墨旱莲15g，女贞子15g等；阴虚致瘀，皮肤结节或有瘀斑者，加当归15g，鸡血藤30g；病程日久，腰膝酸软、耳鸣耳聋、手足心热，舌红、少苔、脉细数者加知母15g，黄柏15g，生地黄15g，山茱萸15g，生山药15g，茯苓15g，泽泻15g，牡丹皮15g。

**6. 肝肾不足证**

（1）抓主症：关节肌肉疼痛，关节肿大或僵硬变形，关节屈伸不利。

（2）察次症：腰膝酸软无力，关节发凉或局部发热。

（3）审舌脉：舌红，苔薄白，脉沉弱。

（4）择治法：治以补益肝肾，强壮筋骨。

（5）选方用药思路：病程后期常有气血耗伤，肝肾虚损，筋骨失养表现，呈现正虚邪恋，虚实混杂，缠绵难愈之态，久痛入络，久痛多虚，久痛多瘀，日久必伤及肾脏，应选用独活寄生汤加减。独活20～30g，桑寄生15g，牛膝15～30g，杜仲15～30g，细辛5g，人参15g，茯苓15～30g，甘草15g，肉桂5g，川芎15g，白芍15g，当归15g，生地黄15g。

（6）据兼症化裁：五心烦热、口干咽痛、潮热盗汗、关节变形、腰膝酸软、遗精者加熟地黄 15g，山萸肉 15g，菟丝子 15g；阴虚化热，潮热，心烦易怒者加知母 15g，黄柏 15g；肝阴不足，肌肤麻木不仁，关节筋脉拘急，屈伸不利者加白芍 30g，玄参 15g，麦冬 30～50g；肾阳虚，关节冷痛，足跟疼痛，畏寒喜暖者加附子 10g，鹿角胶 15g；瘀血阻滞，舌质暗红，皮肤干燥者加桂枝 15g，茯苓 30g，桃仁 15g，白芍药 15g，牡丹皮 15g；病程日久，周身浮肿，关节肿胀明显加茯苓 15～30g，白术 15～30g，白芍 15g，附子 5～10g，生姜 15g。

**7. 瘀血阻络证**

（1）抓主症：关节疼痛，或疼痛夜甚，或刺痛，痛处不移。

（2）察次症：肌肤干燥甚或肌肤甲错。

（3）审舌脉：舌质暗，舌边尖有瘀点，苔薄白，脉细涩。

（4）择治法：治以活血化瘀，舒筋通络。

（5）选方用药思路：病程较长，久病必瘀，常夜间疼痛较甚，口干，但欲漱水不欲咽，舌质暗红，皮肤干燥者选方宜身痛逐瘀汤加减。当归 15g，川芎 15g，地龙 15g，桃仁 15g，红花 15g，香附 20g，炙乳香 15g，炙没药 15g，牛膝 15～30g，甘草 5～10g。

（6）据兼症化裁：瘀血兼有寒邪者加用桂枝 15g，细辛 5g；湿邪侵犯经络，阻碍气血运行而致瘀，瘀血兼有湿邪者加用苍术 15g，茯苓 30g；热邪伤津耗液，使血液黏稠而瘀，瘀血兼有热邪者加石膏 15～30g；久病不愈耗伤正气，气虚则运血无力而致瘀，瘀血兼有气虚者加黄芪 15～50g，人参 15g；经脉失于温通，血行凝涩，阴血虚致血脉不充，血行不畅而致瘀血，瘀血兼有阳虚者加附子 5～15g；关节疼痛外出现癥瘕积聚，脐以上动悸不安者加桂枝 15g，茯苓 15g，桃仁 15g，白芍药 15g，牡丹皮 15g；瘀血兼有麻木者加鸡血藤 30g；瘀血兼有口干者加知母 10～15g，石斛 15g。

# 七、中成药选用

（1）骨痛活血胶囊（黑龙江中医药大学附属第一医院院内制剂）：瘀血阻络证，组成：当归、川芎、延胡索、丹参、杜仲、地龙、红花、白芍；每次 5～8 粒，每日 3 次口服。

（2）脊痛消胶囊（黑龙江中医药大学附属第一医院院内制剂）：瘀血阻络证，组成：当归、川芎、白芍、杜仲、地龙、三棱、莪术、防己、五灵脂、车前子；每次 5～8 粒，每日 3 次口服。

（3）寒湿痹颗粒（片）：寒湿痹阻证，组成：附子、制川乌、黄芪、桂枝、麻黄、白术、当归、白芍、威灵仙、木瓜；每次 5g，每日 3 次口服。

（4）湿热痹颗粒（片）：湿热痹阻证，组成：苍术、牛膝、地龙、防风、防己、萆薢、黄柏、连翘、忍冬藤、桑枝、威灵仙、薏苡仁；每次 5g，每日 3 次口服。

（5）瘀血痹片：瘀血阻络证，组成：乳香、威灵仙、红花、丹参、没药、牛膝、川芎、当归、姜黄、香附、黄芪；每次 5 片，每日 3 次口服。

（6）四妙丸：湿热痹阻证，组成：苍术、牛膝、薏苡仁、黄柏；每次 6g，每日 2 次。

（7）盘龙七片：瘀血阻络证，组成：盘龙七、青蛙七、白毛七、老鼠七、竹根七、羊角七、红花、五加皮、牛膝；每次 3～4 片，每日 3 次口服。

（8）小活络丸：寒湿痹阻证，组成：天南星、制川乌、制草乌、地龙、乳香、没药；每次 1 丸，每日 2 次口服。

（9）大活络丸：肝肾不足证，组成：白花蛇、乌梢蛇、威灵仙、天麻、何首乌、龟甲、乌药等；每次 1 丸，每日 1～2 次口服。

（10）尪痹冲剂：肝肾不足证，组成：生地黄、熟地黄、续断、附子、独活、骨碎补、桂枝、淫羊藿、防风、威灵仙、白芍、狗脊、知母、伸筋草、红花；每次 6g，每日 3 次口服。

（11）益肾蠲痹丸：肝肾不足证，组成：骨碎补、熟地黄、当归、徐长卿、土鳖虫、僵蚕、蜈蚣、全蝎、蜂房、地龙、乌梢蛇等；每次 8g，每日 3 次口服。

## 八、单方验方

（1）雷公藤制剂：每次 10～20mg，每日 3 次，口服 3 个月为 1 个疗程。本药有一定肝肾毒性和生殖毒性，服药期间需定期复查血常规和肝肾功能，如果患者有生育要求，需慎用本药。

（2）白芍总苷胶囊：又名帕夫林，每次 0.6g，每日 3 次，口服 3 个月为 1 个疗程，常见不良反应为大便次数增多。

（3）青风藤制剂：其有效成分为青藤碱，分为常释片、缓释片和控释片。常释片：每次 1～4 片，每日 3 次；缓释片：每次 12 片，每日 2 次；控释片：每次 1 片，每日 1 次。2 个月为 1 个疗程。

（4）川芎嗪注射液：40～80mg，加入 250ml 5%葡萄糖注射液或生理盐水中静脉滴注，每日 1 次，10 天为 1 个疗程。

（5）丹参粉针：0.4～0.8g，加入 250ml 5%葡萄糖注射液或生理盐水中静脉滴注，每日 1 次，10 天为 1 个疗程。

## 九、中医特色技术

### 1. 外用法

（1）全身肌肉关节症状明显者，如多关节疼痛、多关节肿胀及屈伸不利，可用药物全身熏蒸、泡洗疗法。肢体关节局部症状明显者，如单个关节晨僵、肿胀、疼痛、畏寒，可用药物局部熏蒸、泡洗疗法或穴位贴敷、热熨等疗法。关节疼痛部位固定的患者可以局部使用疼痛贴缓解症状从而减轻患者痛苦。

（2）肢体关节红肿热痛者，可选用生石膏、苍术、黄柏、苦参、忍冬藤、青风藤、土茯苓、茵陈、连翘等药物。肢体关节畏风、怕凉者，可选用生川乌、生草乌、桂枝、麻黄、细辛、蜀椒、生黄芪、威灵仙、海桐皮等药物。以上两型常需配合活血化瘀，通络止痛之品，如桃仁、红花、乳香、没药、川芎、当归、赤芍、透骨草、伸筋草、桑枝等外用。肢体关节肿大变形者，可选用白芥子、胆南星、山慈菇、僵蚕、白芷、夏枯草等药物。肢体关节屈伸不利，活动受限可以选用白芍、当归、伸筋草等药。

### 2. 针灸

（1）毫针疗法：取大杼、肝俞、肾俞、膀胱俞、委中、昆仑、外关、风市、血海、太溪、三阴交等穴位。

（2）灸法：取大椎、大杼、膈俞、脾俞、肾俞，并在相应腧穴上行艾炷灸 2 壮，隔两天灸 1 次，28 天为一个疗程，6 个疗程过后进行疗效观察。

（3）火针疗法：著名针灸专家贺普仁言："火针运用于临床，无论寒热虚实，病灶轻重远近，无所不宜。盖寒病得火而散，犹如烈日消冰，有寒随温解之义。"采用火针疗法，取天应穴、夹脊穴、四肢小关节局部腧穴治疗类风湿关节炎，宜于三伏天针刺。

（4）温针灸法：取风池、曲池、外关、八邪、足三里、三阴交、解溪、丘墟，同时在曲池、外关、风市、足三里、三阴交的针体上加艾绒点燃进行温针灸，留针 20min，每天 2 次。

### 3. 按摩

上肢：患者取坐姿，用擦法在手臂内外侧施治，从腕至肩，上下往返，约 5min，再用拿法从肩至腕施治，重点在肩、肘、腕部，配合指揉肩髃、肩贞、肩髎、曲池、尺泽、手三里、合谷、阳池、大陵约 5min，用捻揉法于腕部及各掌指和指间关节，同时配合适度的摇法，然后再捻肩、肘关节，搓动上肢往复 4～5 次。

下肢：患者仰卧位，用擦法施于大腿前部及内外侧，向下至小腿外侧，沿足三里、阳陵泉穴向下至踝部，同时配合髋关节的外展、外旋运动，按揉内外膝眼，在膝关节周围做擦法，约 5min；在踝关节周围及足背用擦法治疗，同时配合踝关节屈伸及内外翻活动，然后推拿委中穴，沿小腿向下至跟腱 4～5 次，治疗 1 个疗程。患者取卧位，用擦法施于臀部，向下至小腿后侧，约 3min，同时配合髋后伸、外展及膝关节的伸展活动，然后按环跳、承扶、委中、承山穴约 1min。

### 4. 其他

随着科技的进步，为了达到更好的治疗效果，普遍使用仪器增强药物的吸收，以提高治疗疗效。姜泉等将自拟清热活血中药方（芒硝、莪术、白芥子、白芷等药物），用离子导入疗法治疗类风湿关节炎患者，起效时间最快为 12h，最慢为 17 天，平均 5 天，应用此法对减轻关节肿胀效果明显。风湿科采用半导体激光治疗本病，以缓解关节症状，减轻患者痛苦。

## 十、预防调护

在中医学中，寒冷、潮湿、疲劳、创伤、精神刺激、营养不良均是本病的诱发因素，在日常生活中保健、调护非常重要。类风湿关节炎患者平时要注意保暖、防风、防寒、防潮，居住环境和工作的地方需保持清洁和干燥，避免受风寒湿邪侵袭。注意生活调理，加强体育锻炼，提高机体对病邪的抵御能力。避免关节接触凉水、凉物，尤其是有关节变形的患者要减少活动，防止跌仆，以免发生骨折；避免加重关节承受重力的负担。医生需根据患者的具体情况，考虑各种与之相关的因素，为患者制订一个综合的治疗方案，调动相关人员协助治疗，充分保证患者的营养，适度参加活动，保证关节及肌肉的功能。

## 十一、各家发挥

### 1. 三要四宜

谢海洲提出治痹"三要四宜"。三要：一为扶正培本。可根据脾胃虚弱、气血不足、肝肾阴虚、肝肾阳虚辨证用药，同时还要按风、寒、热、湿、瘀血邪气的偏盛选用相应的祛邪药物。二为祛湿健脾。治疗时强调要注重除湿，因风可聚散，寒可降温，而湿邪难于快除，故病程迁延难愈。方选平胃散、四君子汤、胃苓汤等加减变化。三为利咽解毒。外感之邪侵袭机体，常先犯咽，邪毒内感亦上攻于咽，咽为肺胃之门户，因此查咽可知病情之活动轻重，治疗选用清热解毒之药，如用板蓝根、山豆根、大青叶、白茅根、桔梗等清热解毒利咽以祛其邪。四宜：一为寒痹宜温肾，可选用麻黄附子细辛汤、乌头汤，配伍巴戟天、补骨脂、鹿角胶、淫羊藿等；二为热痹宜养阴，方选白虎加桂枝汤、苍术白虎汤加养阴之药，如生地黄、麦冬、白芍、玄参等，热重者可加入清热解毒之药，如野菊花、草河车等；三为寒热错杂宜温通，可选用桑枝、丝瓜络、路路通、桂枝、老鹳草、徐长卿等；四为久病入络宜活血搜剔，如虫类药效果为好。

**2. 从先天后天论治**

路志正治疗痹证包括类风湿关节炎多从健脾胃、调气血、利关节、补肝肾入手，选用补血汤、黄芪桂枝五物汤、桂枝芍药知母汤、独活寄生汤等，并根据临证化裁加减，酌加虫类药如乌梢蛇、地龙、白花蛇、蜂房、蜣螂等；活血止痛之药如乳香、没药、鸡血藤等，并按病变部位加减用药：①若颈背部疼痛者，选加羌活、独活、葛根、防风、蔓荆子等。②若上肢疼痛者，可加桑枝、桂枝、秦艽、威灵仙、片姜黄、穿山甲。③若腰部疼痛者，选加杜仲、桑寄生、独活、狗脊。④若下肢疼痛者，选加木瓜、松节等；肾虚者选用怀牛膝，风寒者选用川牛膝，属风湿证者，选加防己、蚕沙、木通、黄柏等。⑤若小关节疼痛郁久化热者，选加鸡血藤、天仙藤、忍冬藤、丝瓜络等。⑥若有瘀血者，可用红花、桃仁、乳香、没药、赤芍、姜黄、泽兰等。⑦若有痰瘀者，可选加胆南星、白芥子、僵蚕、黄芩等。⑧若有骨质破坏、关节变形者，选用补骨脂、自然铜、骨碎补、生牡蛎等。

**3. 虚寒为本、兼顾标实**

焦树德在总结前人对痹证论证的基础上，结合多年的临床治病经验，把具有关节变形，骨质受损，肢体僵硬的痹病称为"尪痹"。焦老认为尪痹以虚寒为本，热象为标，治疗总则以补肾祛寒为主，并结合祛风、化湿、利关节、壮筋骨、强腰膝、活血等法，以治本为主，标本兼顾。焦老认为尪痹的常见证候及其治疗如下：①肾虚寒胜证：自拟补肾祛寒治尪汤，方用川续断12～20g，补骨脂9～12g，淫羊藿9～12g，熟地黄12～24g，骨碎补10～20g，桂枝9～15g，白芍9～12g，赤芍9～12g，知母9～12g，独活10～12g，防风10g，麻黄3～6g，牛膝9～15g，苍术6～10g，威灵仙12～15g，伸筋草30g，干姜6～10g，炙山甲6～9g，土鳖虫6～10g，制附片6～12g（如用15g以上时，需加蜜3～5g先煎25min）。②虚标热轻证：自拟加减补肾治尪汤，方用生地黄15～20g，川续断15～18g，骨碎补15g，补骨脂6g，桑寄生30g，桂枝6～9g，白芍15g，知母12g，羌活6～9g，独活6～9g，黄柏12g，威灵仙15g，制附子3～5g，忍冬藤30g，络石藤20～30g，土鳖虫9g，伸筋草30g，生苡米30g。③肾虚标热重证：自拟补肾清热治尪汤，方用生地黄15～25g，川续断15g，地骨皮10g，骨碎补15g，秦艽20～30g，桑枝30g，赤芍12g，知母12g，炒黄柏12g，威灵仙15g，羌活6～9g，独活6～9g，忍冬藤30g，络石藤30g，制乳香、没药各6g，土鳖虫9g，白僵蚕9g，蚕沙10g，红花10g，透骨草20g，桑寄生30g。④湿热伤肾证：自拟补肾清化治尪汤，方用骨碎补15～20g，川续断10～20g，怀牛膝9～12g，黄柏9～12g，苍术12g，生苡米30g，地龙9g，秦艽12～18g，青蒿10～15g，豨莶草30g，络石藤30g，忍冬藤30g，青风藤15～25g，羌活9g，独活9g，防己10g，威灵仙10～15g，银柴胡10g，茯苓15～30g，炙山甲6～9g，泽泻10～15g，并提出对于治疗青壮年患者，应加入透骨草15～20g，焦神曲10g，自然铜6g三药同用，有强筋壮骨的作用。焦老创制的"尪痹冲剂"，现已成为临床上常用的治疗类风湿关节炎的有效中成药。

朱良春认为痹证的发病阳气亏虚在先，病邪遂乘虚侵袭经脉，痹阻气血，壅滞经脉，留瘀于内，深入骨髓，胶着难下，痰瘀交阻，凝涩不通。朱老将痹证活动期分为以下三型：①湿热蕴结型：治宜清热化湿，蠲痹通络，常用药物有生石膏、寒水石、知母、生大黄、黄柏、败酱草、鱼腥草、白花蛇舌草、苍术、薏苡仁、蚕沙、草薢、滑石、生地黄等；②寒热错杂型：治宜清热通络，辛通痹闭，常用药物有制川乌、桂枝、羌活、独活、寻骨风、西河柳、忍冬藤、连翘、秦艽、知母、寒水石、广地龙等；③阴虚郁热型：治宜养阴清热，化瘀通络，常用药物有生地黄、玄参、赤芍、知母、鳖甲、秦艽、青蒿、白薇、水牛角、羚羊角粉、牡丹皮等。朱老认为顽痹久治不愈，既有正虚的一面，又有邪实的一面，且其病变在骨，肾又主骨，故益肾壮督以治其本，蠲痹通络以治其标，并强调使用虫类药搜剔、钻透、祛邪的特性，集中使用以加强疗效，拟方益肾蠲痹丸：熟地黄、淫羊藿、鹿衔草、肉苁蓉、当归、蜂房、蕲蛇、土鳖虫、僵蚕、蜣螂、炮山甲、全蝎、蜈蚣、干地龙、甘草，在临床上疗效显著。

### 4. 从"邪""虚""瘀"论治

娄多峰总结多年治痹病包括治疗类风湿关节炎的经验并在临床实践基础上，将痹证的病因病机概括为邪、虚、瘀三个字。"邪"即外邪，指风、寒、湿之邪气。正气虚弱，又适逢严冬或暑夏，加之起居不慎，或涉水冒雨，久居湿地，风寒湿或湿热之邪侵入肌肤经络，根据各自的致病特点，分别使经脉凝滞壅塞，从而导致气血闭阻不通，气血运行不畅，而成痹证。"虚"即正虚，包括气、血、精、液等物质不足及人体脏腑功能低下，正虚是引起痹证的先决条件，并对痹证的演变和预后又起着重要作用。"瘀"即血瘀，痹证导致的血瘀主要位于肌表经络之间，是痹证的致病因素，并且提出了祛邪勿忘扶正，扶正不能碍邪的思想。娄老创制的"寒痹停""热痹清""瘀痹平"等一系列治痹成药，在临床上疗效显著。

### 5. 以"清热""宣行""搜风""扶正"之法论治

沈丕安认为类风湿关节炎的治则有以下几条：①甘寒清热法：多适用于治疗急性活动期患者，选药常用生地黄、忍冬藤、生石膏三药为主，根据病情药的剂量为 30～60g，或可加用寒水石、滑石以加强清热作用，热退则疼痛也随之减轻，ESR 同时也下降，对慢性活动期患者仍用生地黄、忍冬藤、玄参、麦冬等甘寒清热药来治疗。临床上木防己也常用，但因其苦寒的性质，患者服用有恶心、纳差反应，用药剂量不宜过大。②搜风剔络法：蛇、虫类药是治疗类风湿关节炎的重要药物，对改善关节炎引起的肿痛有一定效果，将此类药物配成复方浸酒或泛丸为宜。③温通宣行法，其适应证是活动期患者高热而舌苔白腻，清热与温通反佐，如石膏、生地黄与桂枝相配；寒湿型虽肿痛而无热象者；病情后期，化验指标大致正常者。温通药中以羌活为最好，羌活具有祛风止痛力强、不良反应小的特点。其他如海风藤、木瓜、独活、寻骨风、桑枝、威灵仙也常应用，乌头、附子、细辛在适应证范围内使用，活血化瘀药也适当选用。④扶培生气法：适用于骨关节损害较重的患者，常用黄芪、当归、白术、茯苓、枸杞子、肉苁蓉、龟板胶、鹿角胶、杜仲、狗脊、淫羊藿、牛膝、甘草等治疗静止期关节炎。其中还提出了治疗类风湿关节炎急性发作期的方法，即急散法，但治疗慢性活动期患者应予以缓攻，应用药性较为缓和的药物；攻补兼施，即扶培生气与活血祛风同用；采用泛丸或浸酒的方法缓缓图之以治。

黑龙江中医药大学附属第一医院风湿科李泽光根据多年临床经验，认为类风湿关节起因是风、寒、湿等邪气滞留肢体经脉，痹阻关节，不通则痛。病程中外邪集聚日久，化生成痰，痰瘀既是病理产物，又可作为致病因素反复作用于机体，痰瘀痹阻证常见于类风湿关节炎病程中晚期，其基本病机为正虚邪恋，痰、瘀、虚（肝肾脾）为患，痰瘀互结，痹阻关节，治疗当以扶正祛邪为主。

临证时李泽光自拟方药乌龙丹（乌骨藤、穿山龙、杜仲、川续断、威灵仙、秦艽、白芍、木瓜、粉萆薢、延胡索等）及四物四藤汤（当归、川芎、地黄、白芍、青风藤、海风藤、络石藤、鸡血藤）加减治疗类风湿关节炎，其临床疗效显著。

乌龙丹中乌骨藤、穿山龙共为君药，祛风除湿、活血通络；杜仲、川续断共为臣药，补肝肾，祛风除湿，通络止痛；威灵仙、秦艽、白芍、木瓜、粉萆薢、延胡索共为佐使药，养血舒筋，祛风除湿，止痛。此方通过扶正祛邪，散寒除湿，通络止痛，从而从根本上达到祛痰宣痹的功效，临床应用治疗类风湿关节炎效果明显。

四物四藤汤以四物汤补益气血、扶助正气。其中青风藤、海风藤、络石藤、鸡血藤均能祛风湿，止痹痛。若上肢疼痛明显加威灵仙、羌活、姜黄等，下肢疼痛加牛膝、木瓜等，湿重者加生薏苡仁、苍术等，关节肿胀者加葶苈子、白芥子等。此方配伍共同达到补血活血、祛风湿通络之效。

（韩其茂）

# 第二节　成人斯蒂尔病

成人斯蒂尔病（adult onset Still's disease，AOSD）是以长期持续或间歇性发热，反复出现一过性皮疹，游走性关节疼痛，肋痛，肝、脾、淋巴结肿大，周围血白细胞明显增高、核左移、贫血、ESR 增快，血培养阴性为主要临床表现的全身性自身免疫病。

成人斯蒂尔病在中医文献中无记载，据其临床特征，可参照"热痹""热病""暑喝""湿喝"等病证。

## 一、临床诊断要点与鉴别诊断

（一）诊断标准

本病的诊断是建立在排除性诊断基础上的，至今仍无特定的统一诊断标准，常用的 3 种诊断标准如下：

**1. 1992 年日本标准**

（1）主要标准：发热≥39℃，并持续 1 周以上；关节痛持续 2 周以上；典型皮疹；白细胞增高≥$10\times10^9$/L，包括中性粒细胞≥0.8%。

（2）次要标准：咽痛；淋巴结和（或）脾大；肝功能异常；RF 和 ANA 阴性。

（3）排除：感染性疾病（尤其是败血症和传染性单核细胞增多症）；恶性肿瘤（尤其是恶性淋巴病、白血病）；风湿病（尤其是多发性动脉炎，有关节外征象的风湿性血管炎）。

具有以上主要标准和次要标准中的 5 项或 5 项以上（其中至少有 2 项主要标准），并排除其他疾病，即可确诊。

**2. 1987 年 ARA 标准**

（1）主要标准：持续性或间断性发热；易消失的橙红色皮疹或斑丘疹；关节炎；白细胞或中性粒细胞增加。

（2）次要标准：咽痛，肝功能异常，淋巴结肿大，脾大，其他器官受累。

具有 4 项主要标准可确诊；具有发热、皮疹中的 1 项主要标准，加上 1 项以上次要标准可怀疑本病。

**3. 1987 年 Cush 标准**

（1）必要条件：发热≥39℃；关节疼痛或关节炎；RF≤1∶80；ANA＜1∶100。

（2）另外需要具备以下 4 项中的 2 项：皮疹；血白细胞＞$15 \times 10^9$/L；胸腺炎或心包炎；肝大或脾大或淋巴结肿大。

## （二）鉴别诊断

**1. 感染性疾病**

感染性疾病如病毒感染、败血症、结核病、风湿热，这类疾病多呈弛张热，发热前有寒战，皮疹多为出血性，关节炎单发或为不对称大关节炎。感染中毒症状明显，血、骨髓培养阴性，可找到感染灶，抗生素治疗有效等。败血症多呈弛张热，体温高峰时多在 39℃以上，发热前有明显寒战等中毒症状，皮疹中常有出血点，体温消退后仍有倦乏、体重下降等消耗表现，经仔细检查可发现原发感染病灶，血培养或骨髓培养阳性，抗生素治疗有效。

**2. 血液系统肿瘤**

血液系统肿瘤如白血病、淋巴瘤、恶性组织细胞瘤等，该类疾病多有发热、贫血、肝脾大、淋巴结肿大、皮肤改变等，淋巴结或皮肤活检及骨髓穿刺可作为重要的鉴别方法。

**3. 结缔组织病**

结缔组织病如系统性红斑狼疮、混合性结缔组织病、干燥综合征、类风湿关节炎，该组疾病可有自身抗体的产生。到目前为止未发现成人斯蒂尔病有自身抗体出现，可作鉴别诊断。系统性红斑狼疮以多系统损害为主要表现，女性多见，常有发热、皮疹、关节炎、肌痛、肝脾肿大及淋巴结肿大、心包炎、蛋白尿等，血液中白细胞减少，存在多种自身抗体，如 ANA、抗双链 DNA 抗体、抗 Sm 抗体、抗核糖体抗体等。总补体 C3、C4 下降，循环免疫复合物、多种球蛋白升高等。淋巴结活检多为非特异性炎症，必要时多次重复自身抗体检查，注意内脏损害，以协助诊断。

**4. 药物热和药疹**

药物热指在治疗疾病、使用药物的过程中因药物导致的发热，常常是药物过敏的反应。药物热一般具有和使用药物有关的时效性特征，发热可经若干天左右的致敏期后发生，或再次用药后发生。药物热一般表现为弛张热、稽留热或微热，可伴有周身不适、头痛、肌肉疼痛、关节痛、淋巴结肿痛和消化系统症状等，引起"药物热"的药物有多种，以抗生素为最多见。药物热常伴药疹，皮疹呈多形性对称性分布，并往往伴有瘙痒或烧灼感。皮疹类型有猩红热样、荨麻疹样、麻疹样红斑及多形性红斑等。药物热和药疹的发热、皮疹与患者的一般情况不符，对解热镇痛药不敏感，停用致敏药物或加用抗组胺药物，症状能自行缓解。

## 二、中医辨病诊断

热痹是机体由于风、湿等邪气郁而化热，痹阻经络，引起发热，关节痛，伴皮疹斑块、瘰疬肿大或结节等症状，甚可伴脏腑损伤的疾病。

## 三、审析病因病机

**1. 素体阳盛，脏腑积热**

本病多发于素体阳盛之青壮年，脏腑积热蕴毒，复感外邪，攻于关节，流注经脉，波及脏腑。

**2. 外感邪气，从阳化热**

疫毒或暑湿之邪，病及卫表，卫表失和则发热头痛，火热上炎则咽痛，邪滞经络关节则全身关节疼痛，邪气由卫入气则热势鸱张，由气转营则发热时伴皮疹隐隐，舌质红绛。

**3. 湿热蕴结，流注全身**

外感风湿热邪或感受风寒湿后，日久化热，致风湿热邪侵及经络、关节、经脉，血脉瘀阻，津液凝聚，出现关节肿大，局部红肿、热痛、屈伸不利，伴皮疹斑块结节。

**4. 阴血耗伤，瘀血阻滞**

外感疫毒暑湿，或风湿热邪日久化热，热伤阴津，阴血不足，可致乏力、五心烦热、低热不退、口干等症，邪气阻经，日久血脉不利，虽热退，但可滞留关节肌肉，引起疼痛、心悸、气短、胸闷、皮疹不消等症。

本病起病急，临床表现复杂，易反复发作，可循卫气营血传变，也可累及心、肝、脾、肺多个脏腑。本病初期以风、湿、热、毒、瘀等邪实为主，后期可见气阴两伤，特别是阴血气虚等表虚标实之证。

## 四、明确辨证要点

**1. 辨兼夹**

热证以素体阳盛阴虚、复感热邪、临床表现以关节红肿，得冷则舒，全身发热，口渴为要点。热夹风湿证可由风湿之邪郁久化热，湿遏热伏，流注关节，阻滞气血导致。

**2. 辨虚实**

热痹初起多为实证，风寒湿邪缠绵不愈，或久病体虚，邪郁化热，可出现虚实夹杂或寒热错杂。

## 五、确立治疗方略

热痹是以热邪致痹，清热为治疗热痹的主要原则。由于病因的不同或机体阴阳失衡的差异，临证时可结合其他治则，常用的有清热解毒、清热疏风、清热利湿、清热通络、寒热并用、行瘀化痰等治则。

## 六、辨证论治

**1. 邪犯卫表证**

（1）抓主症：发热恶风或伴恶寒，汗出，头痛，全身肌肉酸痛，咽痛。

（2）察次症：瘰痹肿痛，口干微渴，关节焮肿灼痛，屈伸不利，胸前颈背皮肤热起而红，热退而消。

（3）审舌脉：舌边尖红，苔薄白或薄黄，脉浮数。

（4）择治法：疏风清热，宣卫透邪。

（5）选方用药思路：本证为外感风热病邪，攻于骨节，流注经络，犯及皮肉、筋脉，使血脉痹阻，津液凝聚，病在肺卫，为实证，多见于发病之初。方选银翘散加减。金银花20g，连翘20g，荆芥15g，淡豆豉10g，牛蒡子15g，淡竹叶10g，薄荷10g。

（6）据兼症化裁：发热不退加寒水石（先煎）30g；关节肌肉疼痛较重者加忍冬藤30g，姜黄15g，威灵仙30g；咽痛甚者加马勃12g，玄参15g；口干咽燥者加天花粉15g，沙参15g。

**2. 气营两燔证**

（1）抓主症：高热持续不退，汗出，不恶寒。

（2）察次症：渴甚喜冷饮，颜面红赤，烦躁不安，或神昏谵语，身体多发红斑红疹，吞咽困难甚咽痛，关节疼痛较剧，溲黄，便干。

（3）审舌脉：舌红苔黄燥或舌红绛少苔，脉滑数或洪数。

（4）择治法：泻火解毒，清营凉血。

（5）选方用药思路：本证为热毒炽盛，病在气营，为实证，多见于病程极期，白虎汤合清营汤加减。石膏20g，知母15g，水牛角（先煎）30g，生地黄15g，麦冬15g，黄连5g。

（6）据兼症化裁：口干咽燥者加石斛15g，麦冬30g，天花粉9g；咽痛甚者加蝉衣9g，黄芩15g，马勃9g；高热、神昏谵语者可加羚羊角粉（冲服）6g；斑疹较重者加三七粉（冲服）3g，白茅根15g，茜草15g；烦躁不安者加栀子12g，莲子心9g；关节痛甚者加秦艽15g，桂枝9g，忍冬藤30g；大便硬结难下者加芒硝6g，大黄12g。

**3. 湿热蕴毒证**

（1）抓主症：日晡潮热，四肢沉重酸胀，关节灼痛。

（2）察次症：浮肿或关节积液，以下肢为重，全身困乏无力，咽干口苦，饮食无味，瘰疬不消，纳呆恶心，泛泛欲吐，尿黄赤，大便不爽。

（3）审舌脉：舌红体胖大，苔黄腻，脉滑数。

（4）择治法：清热利湿解毒，祛风通络。

（5）选方用药思路：平日过食肥甘厚味，脾为湿困，湿热内生，复感外邪，内外相引，湿、热、毒交织，留滞经络、筋脉、皮肉和骨节。病在脾胃，为实证。方选四妙散加味。薏苡仁30g，牛膝15g，黄柏15g，苍术15g。

（6）据兼症化裁：关节明显灼痛肿甚者加飞滑石30g，川芎、牡丹皮各10g；全身壮热者加金银花30g，蒲公英、苦参各15g；瘰疬不消者加赤芍、夏枯草各15g，生牡蛎（先煎）30g。

**4. 阴虚血瘀证**

（1）抓主症：低热昼轻夜重，盗汗，口干咽燥。

（2）察次症：五心烦热，身疲乏力，皮疹隐隐未净，面色潮红，瘰疬肿痛，腰痛酸软，关节灼痛，腿足消瘦，筋骨痿软，或有肌肉萎缩，胸痛心悸，小便赤涩，大便干秘。

（3）审舌脉：舌质嫩红或兼瘀斑，苔薄白或薄黄而干，脉细微数。

（4）择治法：养阴退热，化瘀通络。

（5）选方用药思路：感受风湿热邪，或感受时疫毒邪暑湿，或湿热蕴结日久，以及失治误治均可耗伤津液而致阴血不足，邪气阻滞经络关节，日久致血脉不利。病在肝、脾、肾，为虚证，多见于病程恢复期。方选增液汤合青蒿鳖甲汤加减。生地黄20g，麦冬15g，玄参20g，青蒿15g，鳖甲（先煎）10g，知母15g，牡丹皮15g。

（6）据兼症化裁：口干渴者加天花粉15g，沙参15g，芦根9g；骨蒸劳热者加银柴胡12g；

神疲乏力者加黄芪 15g；关节疼痛者加威灵仙 15g，海桐皮 15g，姜黄 10g；瘰疬肿痛者加浙贝母 10g。

## 七、中成药选用

（1）昆仙胶囊：邪犯卫表证，组成：昆明山海藻、淫羊藿、枸杞子、菟丝子；每次 2 粒，每日 3 次口服。

（2）银翘解毒片：邪犯卫表证，组成：金银花、连翘、薄荷、淡豆豉、牛蒡子、桔梗等；每次 4 片，每日 2～3 次口服。

（3）连花清瘟胶囊：气营两燔证，组成：连翘、金银花、麻黄、苦杏仁、石膏、藿香、鱼腥草等；每次 4 片，每日 3 次口服。

（4）紫雪散：气营两燔证，组成：石膏、寒水石、滑石、磁石、玄参、木香、沉香等；每次 1.5～3g，每日 2 次口服。

（5）四妙丸：湿热蕴毒证，组成：牛膝、苍术、黄柏、薏苡仁；每次 6g，每日 2 次口服。

（6）新癀片：湿热蕴毒证，组成：肿节风、三七、人工牛黄、猪胆汁膏、肖梵天花、珍珠层粉、水牛角浓缩粉、红曲等；每次 2～4 片，每日 3 次口服。

（7）知柏地黄丸：阴虚血瘀证，组成：知母、黄柏、熟地黄、山药、泽泻、牡丹皮、茯苓、山茱萸；每次 1 丸，每日 2 次口服。

## 八、单方验方

（1）雷公藤多苷片：每片 10mg，每次 20mg，每日 3 次口服。不良反应是女性月经紊乱，男性精子活力及数目减少，少数患者食欲下降，个别患者出现可逆性肝功能异常。

（2）正清风痛宁缓释片：每次 60～120mg，每日 2 次口服；正清风痛宁注射剂，每次 50mg（1 支），每日 2 次肌内注射，也可关节腔注射或药物离子导入。

（3）白芍总苷胶囊（帕夫林）：每次 0.6g，每日 3 次口服。

（4）八宝丹胶囊：每粒 3g，每次 2 粒，每日 2 次口服。

（5）双黄连粉针：每支 0.6g，每次 3～3.6g，每日 1 次静脉滴注。

## 九、中医特色技术

### 1. 针刺疗法

（1）针刺方法：用近部取穴和远部取穴法，功能清热利湿、活血通络。多用泻法，急性期每日一次。

（2）针刺选穴：肩部取肩髃、肩贞、巨骨；肘臂部取曲池、外关、阳溪、腕骨；髀部取秩边、环跳、居髎、阳陵泉；膝部取犊鼻、梁丘、血海、阳陵泉；踝部取昆仑、太溪、照海、悬钟、解溪；手指、足趾取八邪、八风；若伴有全身发热、口干者，选大椎、陶道、照海、外关等穴。

### 2. 三棱针疗法

病灶局部用围针刺放血法，邻近穴用点刺放血法，均用三棱针围刺和点刺 1～2 个穴位放血。针后，在邻近穴位针孔处拔火罐，以出血为度。

**3. 中药外敷**

（1）生石膏 100g，知母 20g，生甘草 10g，忍冬藤 30g，桑枝 10g，秦艽 20g。水煎外洗红肿热痛之关节，每日 1～2 次。

（2）络石藤 30g，桑枝 30g，臭梧桐 30g。煎水外洗。

**4. 离子导入法**

将金银花液放在病变处，做直流电离子导入，适用于热证。

## 十、预防调护

（1）激素。本病主要用激素治疗。患者服药期间观察激素可能出现的不良反应。激素减量过程中出现发热（除其他原因外）持续 1 周为复发现象，故要密切观察此时的体温变化。本病用药不规则或不坚持服药，复发率极高。让患者坚持服药，正确认识遵医嘱用药的重要性。

（2）非甾体抗炎药。有胃肠道症状、肝肾功能损害者慎用非甾体类抗炎药。

## 十一、各家发挥

### （一）病因病机

阎小萍认为本病多内外因合邪致病，病性可见实证、虚证、虚实夹杂，实者多为风、热、寒、湿、毒，虚者多为气阴两虚或阴血亏虚。病机总以热邪致痹为基础。本病临床表现和演变过程复杂，可出现寒热错杂、阴阳交错的情况，治疗时注意鉴别。治疗本病要根据患者体质之不同辨证论治。

胡荫奇认为本病是由人体正气不足，复感风湿热邪、时疫毒邪，邪气潜伏于体内日久化热、生痰、成瘀，日久耗气伤阴，在劳累、七情内伤、饮食失调或感受外邪后，引动伏邪，邪气痹阻经络、肌肉、骨节，热毒充斥卫、气、营、血而发病。

### （二）辨证论治

**1. 从温病论治**

郁觉初等大多数研究者认为本病属于温病范畴。按病程，将疾病分为 4 个阶段：①风热犯卫证，治以疏风清解，方用银翘散加减；②气营两燔证，治以清气凉营、泻火解毒，方用白虎汤、清营汤、清瘟败毒饮加减；③"湿温"者，治以清热化湿、芳香解表，方用三仁汤加减；④邪伏膜原者，治以清泻湿热、透邪外出，方用柴胡达原饮加减。李勇从"湿温"理论辨治本病，将其分为湿重于热，治宜芳化表里湿浊兼清热邪，方用三仁汤加黄芩；湿热并重，治宜辛开苦降，清热化湿，方用王氏连朴饮加滑石；热重于湿，治宜清泄邪热，兼化脾湿，方用白虎加苍术汤，或新加香菊饮加减治疗；正虚邪留，治宜滋阴清虚热，方用青蒿鳖甲汤。

**2. 从"卫""气""营""血"论治**

张华东、冯兴华将其分为风热犯卫证和气营两燔证。其中风热犯卫证治以疏风散热，方用银翘散加减；气营两燔证治以清热凉血，方用白虎汤合清营汤加减。于佐文认为本病有邪热在卫分阶段，治以疏风散邪，清热解毒，常用方为银翘散加减；热毒之邪入于阳明气分，治当清气分之热，常用方为白虎汤；热痹热毒之邪所致的气营两燔，治当清热解毒，凉血养阴，常用方为清瘟败毒饮；血热蕴结皮肤，热入营血，治当清营解毒，凉血滋阴，常用方为清营汤、清热地黄汤。

**3. 从三焦论治**

施光其将本病分为 3 型：热扰心肺，邪弥上焦，治以疏风散热、豁痰开胸，方选银翘散合瓜蒌薤白半夏汤加减；胃肠热盛，中焦失润，治以清热凉血，方选白虎汤合清营汤加减；肝肾阴虚，下焦津伤，治以养阴清热、化瘀通络，方选青蒿鳖甲汤合大补阴丸加减。

**4. 从内伤发热论治**

郑丽霞等认为本病部分患者由于病程长，病情反复，长期服药，日久气阴亏耗，导致发热呈本虚标实之象，可从内伤发热论治。阴虚内热，方用增液汤合青蒿鳖甲汤加减；阳虚发热，方用补中益气汤加减。张华东、冯兴华从阴虚内热论治，治以养阴清热，化瘀通络，方用青蒿鳖甲汤合大补阴丸加减。

**5. 从"毒"论治**

张华东、冯兴华从湿热蕴毒论治，治以清热利湿，祛风通络，方用四妙散加味。秦英等认为本病应属风湿热毒壅盛，主要为热毒蕴结，充斥三焦，故从毒的角度来阐述本病，治以"清"法为主。杨仓良等认为外感毒邪是引起本病的基本病因，虚毒内生及痰瘀毒互结是本病发病的内在因素，对于本病风毒痹阻证，常以息风止痉且有毒之蜈蚣、全蝎为君；寒毒痹阻证，常以温阳散寒止痛且有毒之川乌、草乌为君；湿毒痹阻证，常以清热利水消肿且有毒之制商陆、青风藤为君；热毒痹阻证常以清热解毒之大毒药雷公藤及小毒药蚤休为君；痰毒痹阻证，常以清热解毒，化痰散结且有小毒之山慈菇、光慈菇为君；瘀毒痹阻证，常以清热通络且有小毒之地龙及破血通瘀且有小毒之土鳖虫为君；对于后期之虚毒痹阻证，则选祛风湿通经络攻毒的白花蛇舌草及有大毒的马钱子为君。

**6. 从"邪"论治**

范永升认为，本病的发生与感受风热、时行疫毒、风湿热毒等邪气有关。风热之邪，熏蒸清道，则出现咽喉或瘰疬肿痛；时行疫毒，极易出现热毒炽盛，流连气分，则见高热、汗出；风湿热毒，痹阻关节经络，引起关节灼热肿痛、甚或屈伸不利；热毒深入营血，可出现斑疹隐隐等症状。本病的基本病机为风湿热毒，痹阻气血。初期以邪实为主，多为风、湿、热、毒；后期伤及正气，出现阴虚内热、气阴亏虚之证候，久病出现瘀血阻络之征象。初期风热犯卫证治以疏风清热、解肌透邪，方选柴葛解肌汤合银翘散加减；疾病活动期邪入气营证治以清热泻火、清营凉血，方选柴胡桂枝石膏知母汤合犀角地黄汤加减。疾病活动期或缠绵不愈者见于湿热蕴毒证治以清热祛湿、解毒通络，方选四妙散合宣痹汤加减。慢性迁延期阴虚血瘀证治以养阴清热、散瘀通络，方选青蒿鳖甲汤合增液汤加减。

（三）分期论治

胡荫奇论成人斯蒂尔病的辨证分型：①进展期，常见邪犯肺卫证、热郁少阳证、湿热蕴结证、邪炽气营证。邪犯肺卫证，治以宣肺解表，方用银翘散加减；热郁少阳证，治以和解少阳，方用小柴胡汤加减；湿热蕴结证，治以清热解毒，除湿通络，方用三仁汤合宣痹汤加减；邪炽气营证，治以清热解毒、凉血泻火，方用清瘟败毒饮加减。②缓解期：分为阴虚内热、余邪未尽证，阴虚血瘀证。阴虚内热、余邪未尽证，治以养阴清热，方用青蒿鳖甲汤加减；阴虚血瘀证，治以养阴清热，活血化瘀，方用增液汤合血府逐瘀汤加减。胡荫奇提出，在辨证与辨病相结合的基础上，加用现代药理学研究证实的具有类激素作用及能减轻激素不良反应的中药。胡荫奇在长期临床实践中总结出了独具特色的针对成人斯蒂尔病的经验药对：第一，发挥类激素样作用：①免疫抑制，如穿山龙与萆薢；②退热，如穿山龙与知母、巴戟天与知母等。第二，帮助撤减激素，减少激素的撤减反应，如秦艽与知母。上述药物配伍使用可以发挥类激素样作用，对成人斯蒂尔病的发热，关节肿痛，皮疹可发挥良好的治疗作用，尤其对长期应用激素需要逐渐撤减激素者，可以帮助患者平稳撤减激素。

# 第三节　干燥综合征

干燥综合征（Sjogren syndrome，SS）是一种以累及外分泌腺，尤其以唾液腺及泪腺为主的慢性自身免疫性疾病，又称为自身免疫性外分泌腺病或自身免疫性外分泌腺体上皮细胞炎。其病理特点为灶性淋巴细胞浸润。临床上除了有唾液腺和泪腺受损的口腔干燥症、干燥性角结膜炎，还可累及其他多个系统受损如皮肤、骨骼肌肉、肾、血液系统、循环系统、呼吸系统、消化系统、神经系统等。血清学多有自身抗体如 ANA 阳性，其中以抗 SSA 和抗 SSB 抗体为主，其他实验室检查还包括角膜染色、滤纸试验、腮腺造影、唇腺活检和唾液流率等。本病分为原发性和继发性两类，原发性干燥综合征指不具有另一诊断明确的结缔组织病的干燥综合征。继发性干燥综合征是指继发于另一诊断明确的弥漫性结缔组织病如系统性红斑狼疮、类风湿关节炎等的干燥综合征。

干燥综合征在古代文献中无相似病名的记载。现代中医将其归属于"燥证"范畴，也有"虚劳"或"燥毒"之称。"燥痹"之名，为当代医家路志正提出。路老在 1989 年全国痹症专业委员会所著《痹病论治学》中称本病为"燥痹"。

## 一、临床诊断要点与鉴别诊断

（一）诊断标准

**1. 2002 年干燥综合征国际分类（诊断）标准**

（1）口腔症状：3 项中有 1 项或 1 项以上。①每日感口干持续 3 个月以上。②成年后腮腺反复或持续肿大。③吞咽干性食物时需要水帮助。

（2）眼部症状：3 项中有 1 项或 1 项以上。①每日感到不能忍受的眼干持续 3 个月以上。②有反复的沙子进眼或沙磨感觉。③每日需用人工泪液 3 次或 3 次以上。

（3）眼部特征：下述检查任 1 项或 1 项以上阳性。①Schirmer 试验（+）≤5mm/5min。②角膜染色（+）≥4Van Bijsterveld 计分法。

（4）组织学检查：下唇腺病理活检示淋巴细胞灶≥1 个（指 $4mm^2$ 组织内至少有 50 个淋巴细胞聚集于唇腺间质者为 1 个灶）。

（5）涎腺受损：下述检查任 1 项或 1 项以上阳性。①唾液流率（+）（≥1.5ml/15min）。②腮腺造影（+）。③涎腺同位素检查（+）。

（6）自身抗体：抗 SSA 或抗 SSB（+）（双扩散法）。

原发性干燥综合征：无任何潜在疾病的情况下，符合下述任 1 条则可诊断。①符合上述 4 条或 4 条以上，但必须含有条目（4）组织学检查和（或）条目（6）自身抗体；②条目（3）、

（4）、（5）、（6）4条中任3条阳性。

继发性干燥综合征：患者有潜在的疾病（如任一结缔组织病）而符合（1）和（2）中任1条，同时符合（3）、（4）、（5）中任2条。

必须除外：颈头面部放疗史，丙型肝炎病毒感染，艾滋病（AIDS），淋巴瘤，结节病，移植物抗宿主（GVH）病，抗乙酰胆碱药的应用（如阿托品、莨菪碱、溴丙胺太林、颠茄等）。

目前应用最广泛的是2002年修订的标准。该标准保留了患者主诉症状，原发性干燥综合征诊断必须具备自身免疫表现，即唇黏膜局灶性涎腺炎及抗SSA和（或）抗SSB抗体阳性两者至少必具其一。

**2. 2012年ACR干燥综合征分类（诊断）标准**

具有干燥综合征相关症状/体征的患者，以下3项客观检查满足2项或2项以上，可诊断为干燥综合征。

（1）血清抗SSA和（或）抗SSB抗体（+），或者RF阳性同时伴ANA≥1：320。

（2）唇腺病理活检示淋巴细胞≥1个/4mm²（4mm²组织内至少有50个淋巴细胞聚集）。

（3）干燥性角结膜炎伴OSS染色评分≥3分（患者当前未因青光眼而日常使用滴眼液，且近5年内无角膜手术及眼睑整形手术史）。

必须除外：颈头面部放疗史，丙型肝炎病毒感染，艾滋病（AIDS），结节病，淀粉样变，移植物抗宿主（GVH）病，IgG4相关性疾病。

（二）鉴别诊断

**1. 系统性红斑狼疮**

系统性红斑狼疮多见于青年育龄女性，其临床表现复杂多样，可侵犯全身各脏器。多数呈隐匿起病，开始仅累及1～2个系统，表现为轻度的关节炎、皮疹、隐匿性肾炎、血小板减少性紫癜等。有蝶形红斑或盘状红斑、脱发、高热、口腔溃疡，补体低，狼疮特异性抗体阳性。干燥综合征多出现在中老年妇女，发热，但高热不多见，口眼干明显，无蝶形红斑，肾小管酸中毒为其常见而主要的肾脏受损表现，高球蛋白血症明显，低补体血症少见。

**2. 类风湿关节炎**

类风湿关节炎以全身对称性多关节炎表现为主，特征主要以关节的进行性破坏，关节滑膜慢性炎症为主。临床上主要表现以关节的疼痛、晨僵、肿胀、畸形，约90%的患者有手指近端指间关节的破坏，严重者可累及心、肺、肾等多个脏器、多个系统。晨僵大于1小时，RF阳性，很少有抗SSA、抗SSB抗体阳性，ESR增快，CRP升高。干燥综合征的关节炎症状不如类风湿关节炎明显，一般为非侵蚀性，极少有骨质破坏、畸形和功能障碍。干燥综合征往往继发于类风湿关节炎。

**3. 非自身免疫病**

非自身免疫病的口干，如老年性腺体功能下降、糖尿病性或药物性口干（如阿托品、莨菪碱、溴丙胺太林、颠茄等）则有赖于病史及各个病的自身特点加以鉴别。

## 二、中医辨病诊断

燥痹是由燥邪（外燥、内燥）损伤气血津液而致阴津耗损、气血亏虚，使肢体筋脉失养、瘀血痹阻、痰凝结聚、脉络不通，导致肢体疼痛，甚则肌肤枯涩、脏腑损害的病证（参照路志正、焦树德主编的《实用中医风湿病学》)。

（1）有禀赋不足，阴液失充，或津伤化燥，或外燥侵袭，或燥烈药物毒害等病史。

（2）有津伤干燥的表现，如咽干、口干、皮肤干、眼干、大便干等症状。

（3）有五脏及其互为表里的六腑各自的津干液燥的特殊表现。

（4）有肌肉、关节、筋膜失于津液濡润的临床表现。

（5）有津亏血燥的表现，如肌肤瘙痒、枯涩、盗汗、五心烦热、麻木不仁、肌肉消瘦等症。

（6）有津亏血瘀的表现，如红斑结节、瘀斑、肢端阵发性青紫等症。

（7）有燥核痹结的表现，如皮脂腺囊肿、皮下筋膜结节、瘿瘤等症。

（8）舌质红绛或红，或有裂痕，少苔或无苔，或镜面，或花剥舌，脉弦细数或细数或细涩。

具备以上3条者，兼参照其他各条，即可确立"燥痹"，按燥痹辨治。

## 三、审析病因病机

### 1. 先天禀赋

素体为火形之人或木形之人，或素禀阴虚，内有郁热，血中伏火，此类体质易从燥化、热化。

### 2. 天行燥烈之气

阳明燥金司天，或久晴无雨，骄阳以曝，干旱燥盛，沟河干涸，大地皲裂，禾稼枯萎。人居其间，身受燥毒，津液失充，并体液受燥毒之蒸而外泄，致津亏液涸而发燥病。

### 3. 温热毒邪销铄

外感温热毒邪，陷入营血。热毒炽盛，燔灼气血，伤津耗液，而致血脉瘀阻，燥瘀互结。

### 4. 过食辛燥之品

过食香燥辛辣之品，损伤脾胃之津，津不敷布；或过用刚烈燥热药物；或因病误治，使热毒内生，蕴久令阴津耗伤。

### 5. 化学药品毒害

因职业影响，长时间高温作业或接触某些有害物质（如空气污染、工业废气等毒害）；或久服某些新的化学药品；或误食被农药污染的瓜果、蔬菜和粮油食品；或食用粗加工之棉籽油；或距放射性元素较近而受其害；积热酿毒，致津液代谢失调。

### 6. 居处自然环境失宜

久居燥热缺水之地或烈风沙石之域，机体不能摄取足够的水分而阴津不足。久饮地下含硫酸的硬水或地下采矿工人吸入过多微尘；或饮用水中缺少某种微量元素，而成地域性燥病。

燥痹之患，机制复杂，起因多端，涉及多系统、多脏器的病理变化过程。其病因为先天禀赋不足，阴津缺乏；或火形、水形之体，后天感受燥邪或温热病毒，损伤津液；或居住刚烈风沙缺水之地，或过服辛热燥烈药品而耗伤阴津，或久在高温下作业；或接触新的化学药品或有害元素损伤阴津等。津液是维持人体生命活动必不可少的物质，以荣养滋润机体各个器官、组织，外至四肢百骸、皮毛、筋骨，内而脏腑脑窍。若气虚，则不能运载津液，周身失于敷布润泽；或阴虚津液枯涸，脏腑组织失荣、失运，燥邪内生。燥则失润、失濡、失养，气血运行受阻，乃成痹证。经脉不通则瘀阻，甚则燥胜成毒，发展演变为燥痹、燥瘀痹、燥痰痹、燥毒痹等。

## 四、明确辨证要点

**1. 辨虚实**

口鼻干燥，干咳无痰或痰少黏稠，难以咯出，大便干结，肌肉关节屈伸不利，甚至红肿灼热，以邪气偏盛为主，属实证；日久，口咽干燥，但欲漱水不欲咽，眼干涩少泪，关节隐痛，以正气虚弱为主，属虚证。

**2. 辨气血**

气虚者，神疲乏力，少气懒言，饮食少进，较易感冒；血虚者，面色萎黄，或见面白，唇甲不荣，舌淡，脉细。

## 五、确立治疗方略

治疗中要注意本病的双重性与复杂性，在生津增液、滋阴润燥的同时，结合患者的客观情况，佐以疏风通络、活血化瘀、健脾和胃、祛风化痰等药物，同时顾护胃气。风药宜用甘辛平、甘辛寒或辛苦甘、辛苦微温之品；活血化瘀之味，宜用甘寒或苦微寒、辛苦温之品。本病到了后期，多阴损及阳，形成气阴两虚、阴阳两虚、正气不足之证。治以益气养阴、阴阳并调、大补气血、扶正祛邪。

## 六、辨证论治

**1. 燥邪犯肺证**

（1）抓主症：口鼻干燥，干咳无痰或痰少黏稠，难以咯出。

（2）察次症：有发热头痛、关节疼痛、周身不爽、大便干结等。

（3）审舌脉：舌红苔薄黄而干，脉细数。

（4）择治法：清热润燥，宣肺布津。

（5）选方用药思路：燥邪犯肺证又称燥气伤肺证，可见于单纯干燥综合征患者，病多发于春、夏及秋初，多由外感燥邪或感受风热之邪化燥伤阴而致。本证是以外感燥邪或风热之邪后，耗伤津液以致肺燥。方选清燥救肺汤加减。桑叶 20g，石膏 20g，麦冬 20g，阿胶 15g，麻仁 15g，党参 20g，杏仁 15g，枇杷 20g。

（6）据兼症化裁：口干多饮者加天花粉 30g，知母 10g；咽喉肿痛者加连翘 10g，金银花 15g；发热头痛者加葛根 10g，柴胡 10g；痰黏不爽者加海蛤壳 10g，川贝母 10g；大便干结者加，瓜蒌仁 10g。

**2. 阴虚内热证**

（1）抓主症：口燥咽干，频频饮水，口角干裂，或伴反复腮腺肿痛、或发作性口腔溃疡。两眼干涩无泪，皮肤皲裂、粗糙脱屑，毛发枯槁不荣。

（2）察次症：肌肉瘦削，手足心热，心烦失眠，大便燥结，妇女阴道干涩。

（3）审舌脉：舌质红绛，苔干燥少津或干裂无苔，脉细数。

（4）择治法：养阴生津，润燥清热。

（5）选方用药思路：本证是干燥综合征中最常见的证候。多为阴虚体质之人，或久病、年高等致使津液内耗，阴液不足而导致，主要涉及脾、肝、肾阴虚，间有涉及肺胃阴虚的。本证关键在于阴亏液燥，当以滋补肝肾，养阴增液。方选六味地黄丸合增液汤加减。生地黄20g，山药20g，山茱萸15g，茯苓20g，泽泻15g，牡丹皮15g，玄参20g，麦冬15g。

（6）据兼症化裁：口干明显者加天冬15g，沙参15g；眼干明显者加白芍10g，女贞子10g；腮腺肿痛者加夏枯草10g，僵蚕10g；口腔溃疡者加蒲公英20g，土茯苓20g；关节疼痛者加防风10g，秦艽10g；乏力者加太子参15g，生黄芪15g。

### 3. 气阴两虚证

（1）抓主症：口眼干燥，唇干皱揭，进干食困难。

（2）察次症：关节酸痛，头晕低热，神疲乏力，胃脘不适，纳差便溏，肢端欠温，易患外感。

（3）审舌脉：舌淡胖，舌尖红，舌边有齿痕，少苔，脉虚细无力。

（4）择治法：益气养阴，增液润燥。

（5）选方用药思路：本证多由久病缠绵，阴虚内燥，累及于气所致。气能生津，故气虚则津损，津亏则阴耗，气虚阴伤，机体失润。方选补中益气汤合生脉散加减。党参20g，麦冬20g，五味子15g，黄芪30g，白术15g，陈皮15g，升麻15g，柴胡15g，当归20g。

（6）据兼症化裁：低热者加青蒿10g，地骨皮10g；关节疼痛者加秦艽10g，海桐皮10g；胃脘不适者加香橼皮10g，佛手片10g；纳差者加炒谷麦芽15g；便溏者加薏苡仁15g，白扁豆15g。

### 4. 阳虚津凝证

（1）抓主症：口眼干燥，关节肿痛不温。

（2）察次症：体倦神疲，少气懒言，手足畏冷，心悸水肿，腰酸膝软，尿清便溏。

（3）审舌脉：舌质淡嫩，舌体胖大有齿痕，脉迟缓无力。

（4）择治法：温阳育阴，益气布津。

（5）选方用药思路：本证临床较为少见，多见于禀赋阳虚气弱者，或病程迁延日久，阴液亏虚，阴损及阳转化而成。方选右归丸合二仙汤加减。熟地黄20g，肉桂15g，山药20g，山茱萸15g，菟丝子15g，鹿角胶10g，枸杞子20g，当归20g，杜仲15g，仙茅10g，淫羊藿15g。

（6）据兼症化裁：水肿者加防己10g，黄芪30g，茯苓15g；便溏者加干姜10g，白术10g；足心热者加知母10g，黄柏10g；关节肿痛者加桂枝10g，防风10g，青风藤15g。

### 5. 气血瘀阻证

（1）抓主症：口咽干燥，但欲漱水不欲咽，眼干涩少泪，关节屈伸不利。

（2）察次症：肢体刺痛或麻木不温，肌肤甲错，皮下结节或红斑触痛，皮肤紫癜，腮腺肿大发硬日久不消，肝脾肿大，妇女兼见月经量少或闭经。

（3）审舌脉：舌质紫暗，或有瘀点瘀斑，苔少或无苔，舌下络脉迂曲，脉细涩。

（4）择治法：活血化瘀，养阴生津。

（5）选方用药思路：本证可单独存在，但往往与前述各证兼夹出现，治以活血化瘀为主，瘀去则气机调畅，燥去津回。方选血府逐瘀汤加减。生地黄20g，桃仁10g，红花15g，枳壳10g，赤芍15g，柴胡20g，川芎20g，桔梗15g，牛膝20g。

（6）据兼症化裁：肝脾肿大者加丹参30g，茜草10g；腮腺肿硬者加夏枯草10g，山慈菇 10g；皮肤紫癜者加牡丹皮 10g，紫草 10g；皮下结节红斑疼痛者加穿山甲 10g，皂角刺 10g；肢体刺痛者加苏木 10g，刘寄奴 10g；关节畸形、皮肤粗糙者，加水蛭 6g，土鳖虫 6g。

## 七、中成药选用

（1）知柏地黄丸：阴虚内热证，组成：知母、黄柏、熟地黄、山药、山茱萸（制）、牡丹皮、茯苓、泽泻；每次 1 丸，每日 2 次口服。

（2）生脉饮口服液：气阴两虚证，组成：人参、麦冬、五味子；每次 1 支，每日 3 次口服。

（3）金匮肾气丸：阳虚津凝证，组成：生地黄、茯苓、山药、山茱萸（酒炙）、牡丹皮、泽泻、桂枝、牛膝、车前子、附子（炙）；每次 1 丸，每日 2 次口服。

（4）血府逐瘀口服液：气血瘀阻证，组成：桃仁、红花、当归、川芎、地黄、赤芍、牛膝、柴胡、枳壳、桔梗、甘草；每次 1 支，每日 3 次口服。

（5）川贝枇杷膏：燥邪犯肺证，组成：川贝母、枇杷叶、南沙参、茯苓、化橘红、桔梗、法半夏、五味子、瓜蒌子、款冬花、远志、苦杏仁、生姜、甘草等；每次 15ml，每日 3 次口服。

## 八、单方验方

（1）雷公藤制剂：雷公藤多苷片，有一定毒性，服药期间需定期复查血常规、肝功能。3 个月为 1 个疗程。

（2）白芍总苷胶囊：主要不良反应为大便性状改变。3 个月为 1 个疗程。

（3）清开灵注射液：15 天为 1 个疗程，共 3 个疗程。

（4）生脉注射液：连续 15 天为 1 个疗程。

（5）灯盏花注射液：连用 14 天为 1 个疗程。

（6）雪梨膏（《医学从众录》）：雪梨汁 200ml，生地汁 2000ml，茅根汁 2000ml，藕汁 2000ml，萝卜汁 1000ml，麦冬汁 1000ml。制法：上 6 味煎炼，入蜂房 300ml，饴糖 240g，姜汁 20ml，再熬如稀糊则成膏。功能：养阴清热。主治口干咽燥，口渴喜饮，干咳少痰，烦热，或痰中夹血等。服法：每次 15～30ml，每日 2 次，含咽。

（7）糯米阿胶粥（《食医心鉴》）：阿胶 30g，糯米 60g，红糖少许。制法：先煮糯米粥，再投阿胶末、红糖少许。功能：滋阴燥润，补血止血。主治肺阴虚、肝阴虚、肾阴虚所致之干咳少痰，咯血、尿血、心烦失眠，血虚动风，妇女崩漏等。服法：每日1 剂，分 2 次饭后服。

（8）山茱肉粥（《粥谱》）：山茱肉 15～20g，粳米 60g，白糖适量。制法：将山茱肉洗净，与粳米同入砂锅中煮粥，将熟时加入白糖稍煮即可。功能：滋补肝肾。主治腰膝酸软，头晕目眩，耳鸣遗精，尿频汗出等。用法：每日分 2～3 次服。

（9）玉竹粥（《粥谱》）：玉竹 15～20g，粳米 60g，冰糖适量。制法：将玉竹洗净煎汤去渣，与粳米共煮粥，放入冰糖适量，稍煮即可。功能：养阴润燥，生津止渴。主治口干咽燥，烦渴低热，燥咳少痰。服法：每日 2 次，早晚服。

（10）生地黄粥（《二如亭群芳谱》）：生地黄汁 50ml（或用干地黄 60g），粳米 60g，生姜 2 片。制法：先用粳米煮粥，后加入生地黄汁和生姜，再稍煮即可。如用干地黄，则先煎取汁，去渣后再与粥相合。功能：养阴清热，凉血止血。主治热病伤阴，致阴液亏耗，口干而渴，心烦急躁，低热不退，或鼻衄、齿衄等。服法：每日 2 次，早晚服。忌葱、韭、薤白、萝卜及油腻之品。

（11）仙人粥（《遵生八笺》）：制首乌 30～60g，粳米 60g，红枣 3～5 枚，红糖或冰糖适量。制法：先将制首乌煎取浓汁，去渣，与粳米、红枣同煮粥，将成时用适量红糖或冰糖调味，再煮一二沸即可。功能：滋阴补肾，益精血。主治肝肾阴虚所致的头目眩晕、耳鸣眼干、腰膝酸软、心悸便干等。服法：每日 2 次，早晚服。

（12）鸭粥（《肘后备急方》）：青头雄鸭 1 只，粳米适量，葱白 2 段。制法：将鸭去毛及内脏，切碎煮烂，加粳米、葱白煮粥。或用鸭汤煮粳米、葱白。功能：滋阴血，补虚劳。主治身体虚弱，骨蒸潮热，浮肿等。服法：每日 2 次，每次适量，早晚服。

## 九、中医特色技术

（1）燥伤肺气证：取穴尺泽、孔最、内关、三阴交、太溪、肺俞。
（2）燥伤心脉证：取穴通里、阴郄、神门、后溪、内关、心俞。
（3）燥伤脾（胃）阴证：取穴中脘、足三里、三阴交、阴陵泉、血海、内关。
（4）燥伤肝阴证：取穴中脘、足三里、三阴交、悬钟、行间、肝俞。
（5）燥伤肾阴证：取穴中脘、足三里、三阴交、关元、内关、太溪、行间。

## 十、预防调护

对于口干燥症患者，应避免饮酒、吸烟，避免服用引起口干加重的药物；做好口腔护理、注意口腔卫生，勤漱口，减少龋齿和口腔继发感染，对汗腺受累引起的皮肤干燥、瘙痒和脱屑等，要避免应用碱性肥皂，选用中性肥皂，可以用复方甘油止痒乳、维生素 E 乳及润肤露等。要勤换衣裤、被褥，保持皮肤清洁。将室内湿度保持在 50%～60%，温度保持在 18～21℃。饮食宜进易消化的食品。注意营养结构的合理调配，饮食宜清淡。忌食肥甘厚味和辛辣香燥食物。

## 十一、各家发挥

### （一）病因病机

#### 1. 燥毒为害论

傅宗翰最早提出"燥毒症"，燥毒非外燥，多见于阴虚阳亢之体，或由金石药毒所伤，积热酿毒，灼津炼液，化燥阻络而致。燥毒可伤津，而阴虚更易致燥，两者互为因果。孙素平等则认为应以燥毒为本，有外来之燥毒与内生之燥毒，两者互为因果、相互促进，使病情顽恶固结，且毒寓于燥，毒随燥入，燥由毒生，变由毒起。燥毒为害，使机体脏腑虚损，津液无源，脏腑不荣，机体失润，则燥象丛生，导致了本病病程的迁延性和干燥程度的严重性。

### 2. 瘀血致燥论

瘀血的形成或因"久病入络""久病必瘀";或因阴虚燥热,日久耗气伤津,气虚无以运血,加之津液不足,血液浓缩;或因情志不畅,肝气不疏,气滞血瘀,瘀血形成后,气机受阻,水津不布,乃瘀血致燥的病机所在。所以本病的病机除阴虚燥热外,瘀血贯穿始终,并且是疾病发展和缠绵不愈的重要原因。

### 3. 阴虚津亏论

有些医家认为本病的发病机制是阴虚为本。表现为阴液亏损、脏腑不荣等一派燥象,其病变脏腑责之于肝、肾、肺、胃,尤以肝肾阴虚多见。原因有三:一是发病以女性居多,女子以肝为本,肝藏血,体阴用阳,女子多有经产乳育之苦,易耗伤阴血;二是与遗传有关,而肾为先天之本,主藏精,调节一身之阴阳平衡,各脏腑之阴均赖其滋养;三是舌质红绛,舌面干燥甚至苔少舌裂为本病主要舌象,当属阴虚津亏无疑,轻则肺胃阴虚,重则肝肾阴虚。

### 4. 水津失布论

何迅等总结本病水津失布病机的原因有三:第一,肺为水之上源,若肺热阴伤,治节无权,不能通调水道,使水津四布,则口干、眼干、皮肤黏膜干燥;第二,脾虚失运,津液不得上乘致燥;第三,素体阳虚,或久病阴损及阳,阳虚不能化水,津液不能正常敷布,故提出益气布津、温阳化津的治法。

### 5. 虚劳致病论

赵丽娟等认为本病应归属于虚劳的范畴,病程长、缠绵难愈、整体功能低下,表现为气、血、阴、阳的虚损,也可由一脏虚损导致多脏虚损。

### 6. 五脏致病论

王承德、沈丕安、胡荫奇将燥痹的病因归纳为七种:①燥伤肺阴,肺气痹阻;②燥伤心阴,心脉瘀阻;③燥伤胃阴,脾虚肌痹;④燥伤肝阴,筋脉痹阻;⑤燥伤肾阴,髓海亏虚;⑥燥瘀搏结,脉络痹阻;⑦燥痰凝结,痹成瘿核。

## (二)辨证论治

### 1. 养阴生津法

沈丕安认为,本病的腺体堵塞是由免疫复合物和血管炎引起的,只有治疗免疫复合物和血管炎才能使腺体分泌、排泄通畅,仅用枸杞子、石斛、沙参等生津药是治标,不是治本,远远不够,还应选用一些能抑制免疫复合物和血管炎的中药,如黄芩、苦参、忍冬藤、羊蹄根、虎杖、广郁金等;可对症选用一些能促进唾液腺、泪腺腺体分泌的中药,如生地黄、石斛、玄参、北沙参、白茅根、芦根、枸杞子、麦冬、生石膏、知母等。本病中不要一见舌苔厚就用那些能抑制唾液分泌的燥湿药,如苍术、厚朴等。患者服用激素后,大部分人会出现舌苔增厚。这种舌苔增厚是激素引起的舌乳头增生,而不是湿重,厚而不腻,口干少津,这时必须用养阴生津的方法,绝不能用燥湿的治法。

### 2. 活血化瘀法

张鸣鹤认为本病的发生以燥毒为本,津亏为标,若燥毒陷于血分则成瘀。张氏制订以下治疗大法:①"治本":清热解毒,燥痹成因于燥热邪毒,重用甘寒凉润之清热解毒药,如金银花、蒲公英、贯众、半枝莲、紫花地丁、夏枯草等,少用或不用苦燥伤阴之品,如黄连、苦参、黄芩、龙胆草、黄柏等;②"治标":滋阴润燥,本病的主要临床症状为阴津亏乏的表现,在清热解毒的同时配滋阴润燥之品,如玉竹、麦冬、石斛、沙参、西洋参、太子参等,还可运用乌梅、山楂、白芍、五味子等酸甘化阴之品；③注重活血化瘀：燥毒邪盛，内陷血分，血行不畅，滞而成瘀，热瘀相搏，闭塞经脉，可选用活血化瘀通透力较强的引经药和软坚散结药，使药力直达病所，通畅血脉，逆转病机，多用桃仁、红花、赤芍、水蛭、王不留行、漏芦、山慈菇等；④有机调理脏腑，重点放在脾、肾、心，滋肾清心，健脾安神，用黄连阿胶汤加减。

**3. 酸甘化阴法**

李泽光提出用酸甘化阴法治疗干燥综合征，认为酸甘化阴法是以补虚为主的一种药物配伍法则，也就是运用酸涩与甘补两类同性味的药物进行配伍，从而达到滋养阴液、生津益气的目的。"酸以收之，甘以缓之，故酸甘相合，用补阴血"。方中重用生地黄、芦根，两药性味甘寒，合用补虚缓急、益气生津，共为君药。白芍养血敛阴；山萸肉补益肝肾；乌梅生津止咳，以上三味臣药均味酸而入肝经，与君药相合，甘能补，酸能收，生津而敛阴，补气而摄精，寓敛于补，寄清于润，从而气阴双补。金银花清热解毒；山药益气养阴，共为佐药。甘草调和诸药，健脾益气，防大剂寒凉药物伤脾败胃。诸药合用，以达到养阴生津、滋助五脏之阴的作用。

**4. 外燥、内燥说**

李德新将本病分为外燥和内燥，指出治外燥应辨温凉，治内燥应辨脏腑。外燥分外感凉燥证，治宜温散凉燥、止咳化痰，方用杏苏散；外感温燥证，治宜轻宣温燥、凉润止咳，方用桑杏汤。内燥分肺燥咳嗽证，治宜滋阴润肺、生津止咳，方用沙参麦冬汤；脾胃阴虚证，治宜补脾益胃、生津止渴，方用益胃汤加味；肝肾亏虚证，治宜滋补肝肾、益阴明目，方用杞菊地黄汤加减；阴虚燥热证，治宜养阴清热、生津润燥，方用一贯煎加减；瘀血壅滞证，治宜活血化瘀、养阴润肤，方用血府逐瘀汤。

### （三）分期论治

汪悦认为本病初期当以润肺清胃为主，清胃泻火为本病治标之法，所谓"润肺燥，清胃热，先治其标"，方用白虎加人参汤；若燥热亢盛蕴毒者，口干甚，腮腺肿，可用犀角地黄汤，病情难以控制时可酌加小剂量雷公藤；病变入脏腑者，以肾阴亏虚为本病的根本所在，应遵从"甘寒滋润"，方用益胃汤、一贯煎、玉女煎、沙参麦冬汤、杞菊地黄丸、百合固金汤等治疗，所谓"养肺胃，滋肝肾，以固其本"；病变后期，主要病理变化为中焦脾虚、阴虚燥热，治宜健脾益气，方用参苓白术散；如既有肺肾阴虚又有脾气亏虚之气阴两虚者，可用生脉散加味，所谓"补脾土，助化源，气复津还"。

### （四）路志正治燥病十法

**1. 滋阴养脏润燥法**

滋阴养脏润燥法适用于脏腑阴伤化燥者。此亦是贯穿于燥痹治疗始终的治法。肺为水上之源，与肾为母子关系，有通调水道、主皮毛之功，因此，滋肺阴、生津液有"温分肉，充皮肤、肥腠理，司开阖"之效。脾为后天之本，生化之源，主四肢与肌肉，滋脾阴使津液生化无穷，以输布水谷精微，荣养四肢与肌肉。肝藏血，主筋脉，开窍于目。滋肝使肝有所藏，以涵养筋脉与眼目。滋心阴则血脉得充，脉道通畅，神安志定。滋肾阴则精血盛满，髓丰骨坚。

**2. 益气养阴润燥法**

益气养阴润燥法适用于气阴两伤及气虚推动血液运行无力，津液失于敷布而致燥的证候。益气时忌用辛热温燥之品，以免助燥伤阴。

**3. 养血活血润燥法**

养血活血润燥法适用于津液匮乏，血液失充，营血不足，运行涩滞不畅，筋脉痹阻而成瘀之证候。

**4. 化瘀通络润燥法**

化瘀通络润燥法适用于四肢筋脉、关节失于津液补充与濡养，痹阻疼痛或屈伸不利、活动受限者。

**5. 增液濡窍润燥法**

增液濡窍润燥法适用于津液亏损，水津不布，孔窍失于补充与濡润之口咽干燥、鼻干、眼干之症。

**6. 清营解毒润燥法**

清营解毒润燥法适用于营热炽盛，伤津耗液，化燥成毒，经脉失于充养而虚风内动之候。

**7. 蠲痹润燥法**

蠲痹润燥法适用于经脉痹阻不通，阴津输布失常而致干燥者。然组方遣药应用辛苦微温或辛甘而平及苦平之蠲痹药物，并佐以阴柔润燥之辈，使温而不燥，育阴而不滞。

**8. 育阴潜阳润燥法**

育阴潜阳润燥法用于燥伤真阴，虚阳妄动，身热不壮，舌紫暗少苔，手足蠕动，或手足、肢体、关节瘛疭的患者。

**9. 填精髓壮骨法**

填精髓壮骨法以血肉有情之品，通补奇经，用于真阴不足，精不生髓而致肢体关节、脊椎变形者。

**10. 化痰软坚润燥法**

化痰软坚润燥法适用于燥痰聚结成疖、成核、成瘿、成瘕者。

（高丽娟）

# 第四节　系统性红斑狼疮

系统性红斑狼疮（systemic lupus erythematosus，SLE）是自身免疫介导的，以免疫性炎症为突出表现的弥漫性结缔组织病。血清中出现以 ANA 为代表的多种自身抗体和多系统受累是 SLE 的两个主要临床特征。

中国古代没有红斑狼疮这一病名，对于红斑狼疮复杂的病情及一些临床表现，中医文献中有类似的记载。但 SLE 病情是复杂的，除关节炎、皮损等外在表现之外，还有全身性系统性的损害。因此，对不同病情的主要临床表现用简单的痹证、周痹或红斑痹、斑痹、阴阳毒、阳毒发斑、蝴蝶斑、日晒疮、鬼脸疮、面游风、血风疮等名称还不能完全概括，还应根据临床表现一一提出相对应的中医病证名称。

## 一、诊断要点与鉴别诊断

（一）诊断标准

**1. 美国风湿病学会（ACR）1997 年修订的《系统性红斑狼疮分类标准》**

（1）颊部红斑。

（2）盘状红斑。

（3）光敏感。

（4）口腔溃疡。

（5）关节炎。

（6）浆膜炎如胸膜炎、心包炎。

（7）肾脏病变：①蛋白尿＞0.5g/24h，或尿常规蛋白＞+++。②管型：可为红细胞管型、血红蛋白管型、颗粒管型或混合型管型。

（8）神经系统异常：①抽搐：非药物或代谢紊乱，如尿毒症、酮症酸中毒、电解质紊乱所致。②精神病：非药物或代谢紊乱，如尿毒症、酮症酸中毒、电解质紊乱所致。

（9）血液异常：①溶血性贫血血象，伴网织红细胞增多。②白细胞减少，$<4×10^9/L$。③淋巴细胞$<1.5×10^9/L$。④血小板减少，$<100×10^9/L$（除外药物因素）。

（10）免疫学异常：①狼疮细胞（LE 细胞）阳性。②抗 dsDNA 抗体阳性。③抗 Sm 抗体阳性。④梅毒血清试验假阳性。

（11）ANA 异常：免疫荧光 ANA 滴度异常或相当于该法的其他试验滴度异常。

一般在临床上符合上述分类标准中的 4 项或 4 项以上即可确诊为 SLE。但临床上也有一些例外情况，诊断上不能拘泥于分类标准。

抗 dsDNA 抗体（75%）和抗 Sm 抗体（25%）阳性对 SLE 的诊断具有较高的特异性，且抗 Sm 抗体是 SLE 的标志性抗体。但 ANA 仍不失为检测 SLE 的最好手段之一，几乎所有 SLE 患者 ANA 均阳性，且滴度较高，便于筛选。

**2. 2012 年美国 ACR 对 SLE 的分类修订标准**

经过长达 8 年的不懈努力，系统性红斑狼疮国际临床协助组（Systemic Lupus International Collaborating Clinics，SLICC）在美国 ACR 1997 年分类标准的基础上做了新的修订，于 2009 年 ACR 年会上首次提出，并于 2012 年整理成文，发表于 ACR 的官方杂志 *Arthritis & Rheumatism* 上。新的分类标准运用了更为严格科学的方法学，并融入了近年来对狼疮免疫的新认识，更强调 SLE 诊断的临床相关性。SLICC-SLE 分类标准分为临床标准和免疫学标准两部分，与 ACR1997 标准相比，新标准有着更高的敏感性（97% vs. 83%），但特异性上低于后者（84% vs. 96%）。经临床验证，两种分类方法在诊断的差异性上没有统计学意义（$P=0.24$）。

临床标准：①急性或亚急性皮肤狼疮表现；②慢性皮肤狼疮表现；③口腔或鼻咽部溃疡；④非瘢痕性秃发；⑤炎性滑膜炎，可观察到 2 个或更多的外周关节有肿胀或压痛，伴晨僵；⑥浆膜炎；⑦肾脏病变：尿蛋白＞0.5g/d 或出现红细胞管型；⑧神经病变：癫痫发作或精神病，多发性单神经炎，脊髓炎，外周或颅神经病变，脑炎；⑨溶血性贫血；⑩白细胞减少（至少 1 次细胞计数$<4.0×10^9/L$）或淋巴细胞减少（至少 1 次细胞计数$<1.0×10^9/L$）或血小板减少症（至少 1 次细胞计数$<100×10^9/L$）。

免疫学标准：①ANA 滴度高于实验室参考标准；②抗 dsDNA 抗体滴度高于实验室参考

标准（ELISA 法测需有 2 次高于该参考标准）；③抗 Sm 抗体阳性；④抗磷脂抗体：狼疮抗凝物阳性/梅毒血清学试验假阳性/抗心磷脂抗体是正常水平 2 倍以上或抗 $\beta_2$GPI 中低度以上升高；⑤补体降低：C3、C4、$CH_{50}$；⑥无溶血性贫血但 Coombs 试验阳性。

确诊条件：①肾脏病理证实为狼疮肾炎并伴 ANA 或抗 dsDNA 阳性；②以上临床及免疫指标中有 4 条以上符合（至少包含 1 项临床标准和 1 项免疫学标准）。

（二）鉴别诊断

**1. 类风湿关节炎**

类风湿关节炎以关节病变起病，尤其是 RF 阳性的 SLE 患者，常误诊为类风湿关节炎，除免疫学检查外，还应密切随诊。SLE 患者关节疼痛、肿胀、晨僵等症状均较轻，持续时间短，为非侵蚀性，不留关节畸形。

**2. 多发性肌炎**

SLE 肌痛轻，肌酶谱正常，肌电图无异常。多发性肌炎肾脏病变少见，抗 dsDNA 抗体、抗 Sm 抗体均阴性。

**3. 结节性多动脉炎**

结节性多动脉炎可有皮肤、关节和肾脏受累，需与 SLE 鉴别。结节性多动脉炎的皮肤改变多为皮下结节，大关节肿痛，血白细胞常升高，ANA 和 RF 阴性。

**4. 其他**

其他需要与 SLE 鉴别的疾病有混合性结缔组织病、系统性硬化症、风湿热、贝赫切特病、血清病等。

**5. 糖皮质激素引起的精神症状**

糖皮质激素引起的精神症状需与 SLE 的精神症状相鉴别。

**6. 感染**

SLE 发热与合并感染的鉴别，80%的患者活动期发热，大多为低、中等热，需与感染相鉴别，抗生素治疗无效，相关免疫学检查有助于诊断。

**7. 溶血性贫血**

约有 2%的 SLE 患者以溶血性贫血起病，不伴或很少伴有 SLE 其他症状，易误诊。检测 ANA 谱有助于鉴别。

**8. 血小板减少性紫癜**

3%的 SLE 患者以血小板减少性紫癜起病，不伴或很少有 SLE 的其他症状，很容易误诊为原发性血小板减少性紫癜。骨髓检查、ANA 检测及其他免疫学指标有助于诊断。

**9. 淋巴结肿大**

5%的 SLE 患者以淋巴结肿大起病，常伴有发热，易与霍奇金淋巴瘤及淋巴结结核相混淆。但其病理改变常为反应性淋巴结炎或坏死性淋巴结炎。应进一步进行免疫学检查。

**10. 肾病综合征**

9%的 SLE 患者以慢性肾炎或肾病综合征起病。有时在起病 1~2 年后才出现 SLE 的其他症状。免疫学检查及肾穿刺检查有助于诊断。

**11. 荨麻疹样皮疹**

以反复发作的荨麻疹起病者占 SLE 患者的 1%左右，易误诊为慢性荨麻疹，但典型的实验室检查有助于诊断。

## 二、中医辨病诊断

（1）本病皮疹表现多样，面部蝶形红斑、光敏感、或面红充血、或黯红斑点、肢端溃疡、重者有干性坏死、紫斑、网状青斑、四肢皮下紫癜等。

（2）同时可有四肢关节肿痛、晨僵、雷诺征、头发稀少易折、听音不清、视物模糊、甚则疯癫。

（3）任何年龄段均可发病，但以育龄期女性发病最为常见。

## 三、审析病因病机

### 1. 素体不足、真阴本亏

本病多属先天素体禀赋不足，阴阳失调，肾阴本亏。

### 2. 外感六淫

外感六淫之邪，常引发或加重狼疮。内有真阴不足，外有六淫化火，外火引动内火，则狼疮发作，或壮热，或虚热，外能伤肤损络，内传损及营血、脏腑、三焦，病情渐深渐重。

### 3. 瘀血阻络

血热则瘀，血寒则凝。不论真阴不足，水亏火旺，还是外感六淫郁而化热，血与热结而成瘀热。故本病瘀热为多，瘀寒为少。急性发作期、慢性活动期患者大多有火旺内热之象，其瘀亦必为血热，约有90%。至后期脾肾两虚者可有瘀寒的表现。

### 4. 经络痹阻

经脉痹阻，气血运行不畅而血脉瘀滞，阴阳失调，脏腑痹阻而成五脏之痹、六腑之痹，久则五脏虚损，六腑为患。

总之，本病的基本病因病机为素体禀赋不足，肝肾亏虚，复感六淫外感之邪，或因劳累、情志所伤或因饮食、房劳所害，以致真阴不足，瘀热内盛，痹阻脉络，外侵肌肤，内损脏腑。本病病位在经络血脉，以三焦为主，与心、脾、肾密切相关，可及心、肝、肺、脑、皮肤、肌肉、关节、营血，遍及全身多个部位和脏腑。

本病的性质是本虚标实，脾肾阴虚、血虚为本，郁热、火旺、风湿、瘀滞、积饮、水湿为标，晚期则五脏与气血阴阳俱虚。

本病初起在表，四肢脉络痹阻，先表后里，由表入里，由四肢脉络入内而损及脏腑之脉络，再损脏腑之本体。在内先在上焦由上而下，渐至中焦再及下焦，由轻渐重，由浅渐深，在表在上较为轻浅，在里在下较为深重，若表里上下多脏同病，当为重症，如再由下而上弥漫三焦，五脏六腑俱虚，上入巅脑最为危重。

## 四、明确辨证要点

### 1. 辨脏腑

本病病位以三焦为主，与心、脾、肾密切相关，可及心、肝、肺、脑等多个脏腑。如患者出现胸闷、胸痛，心慌，其病位主要累及心、肺二脏；如出现腰酸、乏力，则提示与肾有关，病重者可见畏冷、面色苍白、或午后有烘热感、面部潮红、小便短少、下肢轻度浮肿、神疲等症状时，则往往提示与肾关系密切；新病或病久出现听音不清、视物模糊，甚则疯癫、性情大变，则往往与肝、脑府有关，尤其脑府损伤所致。

## 2. 辨虚实

本病虽以脾肾阴虚、血虚为本，但病程中仍可出现邪实的表现。在疾病早期及慢性活动期均有不同程度的发热表现，如长期低热或自觉内热、手足心热者，多为阴虚所致；高热39℃以上，满面红赤、咽干口渴喜冷饮，舌红绛，苔薄或薄白、薄黄，脉滑数或洪数者，提示气营热盛，应积极救治，以防传变；如患者四肢关节疼痛伴雷诺征、皮肤紫斑或溃疡或坏死，往往与瘀有关；饮邪致病则胸闷、胸痛、心慌及结代脉；病久气阴两虚或者脾肾两虚则出现少寐，既怕冷又怕热，月经量多，淋漓不尽，畏冷，面色苍白，或午后有烘热感、面部潮红，小便短少，下肢轻度浮肿，神疲乏力，腰酸等表现。

## 3. 辨寒热

本病新病及活动期常常表现为阴虚内热、瘀热互结、饮与热结等，到疾病后期，因重要脏器受累出现气虚、脾肾阳虚等情况。因此，辨别寒热在一定程度上可判断疾病转归，便于临床指导治疗及治则确定。

本病因侵袭面广，累及全身内外、阴阳气血，故临床表现繁杂多变。若热毒寒化，寒凝血滞气阻，则可见紫斑（或有雷诺征）、固定性盘状紫红斑、网状青紫斑、色素沉着或异色症改变，肌肤甲错，关节疼痛。青年女性患者则常有情志抑郁、月经不调，舌质紫红、青紫或瘀斑。另外，病程不同，阶段不一，还可见上实下虚、上热下寒、内热外寒、内干外肿、水火不济、心肾不交等虚实错杂的病机表现。总而言之，本病西医着眼于遗传因素加之外部诱因，免疫紊乱而致病，这与中医学的先天禀赋不足，正虚邪入，气血阴阳失调的病因病机是相吻合的。

## 五、确立治疗方略

因为系统性红斑狼疮的疾病谱很广，每个人所表现的疾病程度及临床表现、损害的脏器各不相同，因此对系统性红斑狼疮的治疗强调因人而异，同时要考虑到治疗风险与效益比，用药应个体化。治疗目的：维持器官功能，防止脏器损伤，或使脏器的损伤减轻到最小限度，同时预防或延缓活动期的发生。

由于本病的性质是本虚标实，脾肾阴虚、血虚为本，郁热、火旺、风湿、瘀滞、积饮、水湿为标，晚期则五脏与气血阴阳俱虚。故治疗时根据疾病不同分期及症候可应用益气、补血、养阴、温阳、清热、祛风、除湿、利湿、活血、化瘀等治法，同时在整个疾病的不同阶段，应注意脾肾阴虚、血虚的存在，在祛邪的同时应重视扶正、补脾肾、益气养阴等法。

## 六、辨证论治

### 1. 阴虚内热证

（1）抓主症：长期低热或自觉内热、手足心热，面部蝶形红斑，光敏感；或面红充血，或黯红斑点，皮疹，口渴多饮并喜冷饮。

（2）察次症：时有咽干咽痛，目赤齿衄，关节疼痛，心烦急躁，少寐不眠。

（3）审舌脉：舌质红，苔少或薄黄，脉细数或濡数。

（4）择治法：养阴清热，活血通络。

（5）选方用药思路：热毒炽盛，伤津耗液，阴不敛阳，热伤营血，迫血妄行；肾阴为一身元阴之根本，肾阴不足，阴液亏虚。多见于 SLE 早期、慢性活动期及服用激素后，病情尚未控制，是 SLE 最多见的类型。方选红斑汤加减。生地黄 30g，生石膏（先煎）30g，玄参30g，黄芩 30g，生苡仁 30g，知母 12g，忍冬藤 30g，羊蹄根 30g，川牛膝 12g，绿豆衣 15g，生甘草 3g，陈皮 6g，大枣 5 枚。

（6）据兼症化裁：若高热不退者加水牛角 15g；大便秘结者加生大黄 15g；尿血者加白茅根 15g，生侧柏叶 15g；关节疼痛者加秦艽 15g，忍冬藤 15g；咽痛者加牛蒡子 15g，山豆根15g。

**2. 气营热盛证**

（1）抓主症：高热 39℃以上，满面红赤，蝶形红斑，手足红斑，皮疹。

（2）察次症：鼻衄，关节肌肉疼痛，汗多，咳嗽，咽痛口腔溃疡，狂躁神昏、咽干口渴喜冷饮，大便秘结，小便短赤。可有白细胞减少、血小板减少，或少量蛋白尿，少量心包积液。

（3）审舌脉：舌红绛，苔薄或薄白、薄黄，脉滑数或洪数。

（4）择治法：清气凉营。

（5）选方用药思路：热毒之邪侵袭，里热炽盛，热毒迫入营血，消烁煎熬津液。本证多见于 SLE 急性发作期，或激素撤减不当引起反跳。方选三石退热汤。生石膏（先煎）30g，寒水石 30g，滑石 30g，生地 30g，玄参 30g，金银花 15g，黄芩 30g，知母 12g，生苡仁 30g，牡丹皮 15g，赤芍 9g，人中黄 12g，羚羊角粉（冲）0.6g。

（6）据兼症化裁：若高热不退者加紫雪散；大便秘结者加生大黄；尿血者加白茅根 15g，生侧柏 15g；关节疼痛者加秦艽 15g，忍冬藤 15g；咽痛者加牛蒡子 15g，山豆根 15g。

**3. 瘀热痹阻证**

（1）抓主症：四肢关节疼痛，有晨僵、雷诺征，双手红斑肿胀，面部潮红而蝶形红斑隐隐可见，下肢片状紫斑。

（2）察次症：或有白细胞、血小板减少，少量蛋白尿。

（3）审舌脉：舌红，苔薄，脉细数或濡数。

（4）择治法：养阴清热，祛风通络。

（5）选方用药思路：素体蕴热复感风湿热邪，或风寒湿郁久化热，热邪灼伤脉络。本证多见于以关节炎、血细胞减少为主的慢性活动期患者，或者服用泼尼松、雷公藤减量后轻度反跳者。方选忍冬藤汤加红斑汤加减。生地黄 30g，忍冬藤 30g，岗稔根 30g，虎杖根 30g，生苡仁 30g，生石膏（先煎）30g，黄芩 30g，川芎 9g，羊蹄根 30g，海风藤 30g，川牛膝 12g，生甘草 3g，陈皮 6g，大枣 5 枚。

（6）据兼症化裁：若关节肿痛明显者，加车前草 15g，白花蛇舌草 15g，泽泻 15g；两手发白发紫明显者加丹参 15g，泽兰 15g；发热明显者加金银花 15g，连翘 15g，蒲公英 15g。

**4. 血热瘀阻证**

（1）抓主症：手足掌面、背面瘀点累累、肿胀，肢端有溃疡，重者有干性坏死，两小腿有片状紫斑，双大腿网状青斑。

（2）察次症：面部紫红，关节痛。

（3）审舌脉：舌红，苔薄，脉细数、弦数。

（4）择治法：养阴清热，活血化瘀。

（5）选方用药思路：本证风热相搏，脉热瘀滞，虚热内盛。本证多见于手足栓塞性微血管炎者，或并发肢端溃疡。方选紫斑汤合红斑汤加减。生地黄 30g，玄参 30g，生石膏（先煎）30g，黄芩 30g，忍冬藤 30g，鬼箭羽 15g，槐花米 12g，生藕节 15g，水牛角（先煎）15g，川牛膝 12g，生甘草 3g。

（6）据兼症化裁：若溃烂而化脓者，加赤小豆 15g，当归 15g。

### 5. 热郁饮积证

（1）抓主症：胸闷、胸痛，心慌。

（2）察次症：内热或低热，咽干口渴。

（3）审舌脉：舌红，苔薄白、厚腻均有，脉滑细、细数、濡数，也可有结代脉。

（4）择治法：养阴清热，利水蠲饮。

（5）选方用药思路：本证属中医积饮范围，古代有水气凌心、水聚心包之说可作借鉴，在狼疮则为痹病合并饮证，水气为火所郁，水气肃降失司为多见，其次为心肺气虚，气化无权所致。在治疗狼疮的同时加入蠲饮和降气之品。故方选蠲饮汤合红斑汤加减。生地黄 30g，生石膏（先煎）30g，知母 12g，黄芩 30g，玉竹 15g，葶苈子（包煎）15g，白芥子 12g，生苡仁 30g，桑白皮 12g，猪苓 12g，茯苓 12g，广郁金 9g，五加皮 15g，枳壳 9g，甘草 3g，大枣 5 枚。

（6）据兼症化裁：恶心呕吐甚，加生姜 20g，陈皮、半夏、厚朴、石菖蒲各 10g；偏肾虚选加菟丝子、仙茅、淫羊藿、桑寄生、川续断、枸杞子、杜仲、何首乌、肉苁蓉各 10～15g；小便不利，水肿甚，加猪苓、大腹皮、白茅根、赤小豆各 10～16g；大便泻泄加重，加山药 30g，炒白术 20g，肉蔻、砂仁各 10g。

### 6. 血虚瘀热证

（1）抓主症：时有面赤升火，口渴饮冷，四肢不温，二腿酸软乏力，头晕，四肢皮下紫癜不易消散。

（2）察次症：月经量多，淋漓不尽，龈衄、鼻衄。

（3）审舌脉：舌红，苔薄，脉濡数、细数。

（4）择治法：养阴清热，凉血生血。

（5）选方用药思路：多由素体气血不足，腠理空疏，或大病之后风寒湿热之邪乘虚入侵，流注于筋骨血脉，搏结于关节而成。本证多见于 SLE 血小板减少患者。方选紫斑汤加减。生地黄 30g，生石膏（先煎）30g，知母 12g，黄芩 30g，羊蹄根 30g，虎杖 30g，生藕节 15g，旱莲草 15g，水牛角（先煎）30，炙龟甲 12g，槐花米 12g，陈皮 6g，生甘草 3g。

（6）据兼症化裁：若黄疸者加半枝莲、垂盆草各 15g；腹胀泛恶者，加半夏、陈皮、川厚朴各 15g；红斑隐现者加茜草、白茅根各 15g；月经不调者用当归、牡丹皮各 15g。

### 7. 气阴两虚证

（1）抓主症：狼疮经年不愈，面色不华，乏力。

（2）察次症：少寐，既怕冷又怕热，月经量多，淋漓不尽，冬天有雷诺征，头发稀少易折。

（3）审舌脉：舌红，苔薄净或中剥，脉细弱。

（4）择治法：益气养阴，健脾生血。

（5）选方用药思路：病情迁延不愈，耗气伤阴，气阴亏虚，正气不足，不能祛邪外出，正虚邪恋。本证多见于 SLE 红、白细胞减少者。方选生血汤加减。生地黄 30g，熟地黄 30g，山萸肉 12g，女贞子 15g，枸杞子 12g，制首乌 15g，黄芪 12g，白术 12g，猪苓、茯苓各 12g，知母 12g，黄芩 30g，白及 9g，佛手 6g，陈皮 6g，甘草 3g，大枣 5 枚。

（6）据兼症化裁：若心悸者加柏子仁、太子参各 15g；月经量少者加龟甲胶各 15g；腰酸甚者加山茱萸、杜仲、续断各 15g。

### 8. 瘀热损肾证

（1）抓主症：尿检中有蛋白和红细胞。

（2）察次症：腰酸、高血压，面部有红斑，或面部升火，头晕。

（3）审舌脉：舌红，苔薄，脉弦数、弦细、细数。

（4）择治法：补肾养阴，活血利水。

（5）选方用药思路：本病是由于先天禀赋不足，感受六淫之邪，表证不解，外邪与气血阻滞脉络，损及皮肌筋脉骨、脏腑。多见于狼疮肾炎。选方清肾汤和红斑汤加减。生地黄 30g，炙龟甲 12g，知母 15g，生石膏（先煎）30g，黄芩 30g，落得打 30g，接骨木 30g，六月雪 30g，猪苓、茯苓各 12g，泽泻 12g，杜仲 12g，川续断 12g，苦参 30g，赤小豆 15g，甘草 3g，大枣 5 枚。

（6）据兼症化裁：若水肿明显者加赤小豆、马鞭草各 15g；腰酸明显者加桑寄生 15g；腹胀纳差者加焦谷芽、焦稻芽各 15g。

### 9. 脾肾两虚证

（1）抓主症：患狼疮病程已长，尿检蛋白 4+以上，血清白蛋白偏低，肌酐轻度增高，血压偏高。

（2）察次症：畏冷，面色苍白，或午后有烘热感、面部潮红，小便短少，下肢轻度浮肿，神疲乏力，腰酸。

（3）审舌脉：舌红淡，苔薄白腻，舌体或胖或瘦，或有齿痕，脉弦细、弦滑、沉细。

（4）择治法：健脾滋肾，利水蠲饮。

（5）选方用药思路：脾肾两虚，脾不制水，肾不主水。本证多见于狼疮肾炎、轻度氮质血症、肾性高血压者。方选清肾汤合蠲饮汤加减。黄芪 12g，白术 12g，生地 30g，炙龟甲 12g，杜仲 9g，川续断 12g，菟丝子 12g，葶苈子（包煎）15g，猪苓、茯苓各 12g，桑白皮 15g，泽泻 12g，落得打 30g，接骨木 30g，川牛膝 12g，甘草 3g，陈皮 6g，大枣 5 枚，黑大豆 30g，赤小豆 15g。

（6）据兼症化裁：若腰膝酸痛者加狗脊、山萸肉各 15g；关节疼痛者加秦艽、石斛、土鳖虫各 15g；盗汗、五心烦热甚者加黄柏、淡竹叶各 15g；夜寐不安者加炒枣仁、夜交藤、合欢皮各 15g。

### 10. 瘀热入脑证

（1）抓主症：狼疮病程已长，听音不清，视物模糊。

（2）察次症：头痛头晕，耳鸣。

（3）审舌脉：舌红，苔薄，脉弦细、沉细。

（4）择治法：养阴清热，平肝活血。

（5）选方用药思路：本型病机为正气虚弱，三焦失司，秽浊糟粕积滞，浊气上干所致，多见于狼疮脑损害之轻症，刚出现中枢神经临床表现，并且变化比较慢。如有重症脑损害，必须中西医结合抢救。方选清脑汤合红斑汤加减。生地黄 30g，菊花 12g，枸杞子 12g，天麻 9g，白蒺藜 15g，川芎 9g，蔓荆子 15g，炙鳖甲 12g，生石膏（先煎）30g，黄芩 30g，全蝎 3g，僵蚕 15g，半夏 12g，茯苓 12g，甘草 3g。

（6）据兼症化裁：出现精神神经症状选加钩藤、防己、天南星、石菖蒲、远志各 10～15g。

## 七、中成药选用

昆仙胶囊：瘀热损肾证，组成：昆明山海棠、淫羊藿、菟丝子、枸杞子；每次 2 粒，每日 3 次口服。

## 八、单方验方

（1）昆明山海棠：用治 SLE 及盘状红斑狼疮。片剂：每片 50mg，每次 2～4 片，每日 3 次，或取根块切薄片，200g 泡 1kg 酒，浸 1 周，每次冲服 5～20mg，每日 3 次。

（2）雷公藤：治红斑狼疮。雷公藤多苷片，每片 10mg，每日 30～60mg，分次服用。

（3）青蒿：具有良好的免疫调节作用，它可加速管网结构退化或抑制溶酶体酶释放，也可与皮肤细胞内 DNA 结合，使其不至于变质或转化。部分患者治疗后显示免疫活性 T 淋巴细胞较治疗前明显升高，C3 补体蛋白量也提高。

（4）黄芪：能刺激 T 淋巴细胞繁殖分化，增加杀灭靶细胞的能力。大剂量 30g、60g、90g、120g 水煎服，疗程 2～12 个月。黄芪适用于慢性系统性红斑狼疮，可使全身症状及皮肤损害改善、内脏功能好转、免疫实验包括体液免疫及细胞免疫指标改善，无不良反应。

（5）雷公藤：雷公藤及其同属植物昆明山海棠具有抗炎及调节免疫的功能，已被广泛地用于治疗结缔组织病，亦是治疗红斑狼疮较有前途的中草药。但本药有毒，不良反应强，短期应用可能对病情有利，长期应用对免疫系统可造成不可逆的损害，尤其是肝肾功能原有损伤者，可加重损害。因此在应用本药前应作详细的肝肾功能测定，在应用中也应定期监测肝肾功能。

（6）尪痹冲剂：是以焦树德的尪痹汤为基础加减而成的制剂。

（7）尪痹口服液：是上海市中医医院治疗 SLE 基本方红斑汤的中成药制剂，主药有生地黄、生石膏、忍冬藤等，每支 10ml，药性寒凉，具有养阴清热功效。

（8）狼疮丸：由金银花、连翘、丹参、赤芍、蒲公英、白鲜皮、桃仁、红花、蜈蚣等 17 味中药组成。

（9）化毒丸：由牛黄、琥珀、血竭、大黄、雄黄、生牛乳、川贝母组成，共研为末，合神曲糊为丸，每日 4～5 丸，日服 3 次，适用于盘状红斑狼疮。

（10）复方金荞片：野荞根 0.51g，干蟾蜍、生百部、鱼腥草、一见喜各 0.35g，制成片剂，每片 0.6g，每次内服 6～8 片，每日 3 次，主治盘状红斑狼疮，对系统性红斑狼疮亦有辅助治疗作用。

（11）五倍子散：白矾 0.5g，枯矾 0.5g，五倍子 2g，混合研成粉末，过细筛用。在糜烂或溃疡处可直接用药撒敷。一般药后 1～2 周病变好转。

（12）复方青蒿汤：由青蒿、黄芩、防己、乌梅、鱼腥草、淫羊藿、柴胡、生地黄、茜草根、野菊花组成。适应于各型狼疮。

（13）四衣汤：由露蜂房、蝉蜕、凤凰衣、蛇蜕、忍冬藤、土茯苓、生地黄、牛膝、车前子、甘草组成。适应于各型狼疮。

（14）三藤糖浆：雷公藤、红藤、鸡血藤各等量制成糖浆，每次 10～15ml，日服 3 次。2

个月为 1 个疗程。适用于各型狼疮。

（15）斛玄汤：由石斛、丹参、玄参、玉竹、当归、黄芪、秦艽、黄芩、赤芍、白芍、党参组成。适应于各型狼疮。

（16）复方紫石英汤：由紫石英、南北沙参、黄芪、秦艽、当归、黄连、远志、丹参、石莲子组成。适用于红斑狼疮心损伤，心悸，脉结代，心律失常者。

（17）复方枸杞汤：由枸杞子、女贞子、川黄连、黄芪、黄柏、白芍、党参、山茱萸、乌梢蛇、秦艽、丹参、南北沙参组成。适应于各型狼疮。

（18）复方玉贞汤：由玉竹、女贞子、黄芪、牡丹参、牡丹皮、党参、秦艽、乌梢蛇、漏芦、赤白芍、川黄连、延胡索组成。适应于各型狼疮。

（19）阴阳互通汤：由淫羊藿、当归、附子、桂枝（或肉桂）、黄芩、白术、葛根、三棱、莪术、麦冬、石斛、生地黄、山茱萸、甘草组成。适应于各型狼疮。

（20）二仙汤：由仙茅、淫羊藿、当归、巴戟天、黄柏、知母组成。适应于各型狼疮。

（21）阴阳平衡汤：由当归、淫羊藿、黄芩、桂枝、葛根、川芎、白花蛇舌草、五味子、酸枣仁组成。适应于各型狼疮。

（22）沙参麦冬汤（《温病条辨》）：由沙参、玉竹、甘草、桑叶、麦冬、扁豆、天花粉组成。功效：润燥生津，清养肺胃。适应证：SLE 口眼干燥及肺部感染后期出现肺肾阴虚、咽干口渴、干咳无痰、苔薄、舌质红、脉细滑者。

（23）白虎汤（《伤寒论》）：由生石膏、知母、甘草、粳米组成。功效：清气泻热生津。适应证：狼疮发热，持续不退，或感染引起的高热，大汗，烦渴，鼻衄，脉洪大，薄苔。

（24）玉女煎（《景岳全书》）：由生石膏、熟地黄、麦冬、知母、牛膝组成。功效：养阴清热。适应证：红斑狼疮出现口舌糜烂、出血、口渴、头痛、苔薄或薄黄、舌质偏红、脉数者。

（25）清热地黄汤（《备急千金要方》）：由犀角（现以水牛角代替）、大生地黄、赤芍、牡丹皮组成。功效：清热解毒，凉血散瘀。适应证：高热，神志时清时糊，面部红斑加深，口渴，青紫瘀点，鼻衄、出血，舌红，苔黄，脉弦数。

（26）紫雪丹（《太平惠民和剂局方》）：由麝香、羚羊角、犀角（水牛角代替）、朱砂、滑石、寒水石、磁石、生石膏、玄参、升麻、甘草、青木香、沉香、玄明粉、火硝、黄金粉、丁香组成。功效：清热镇痉，开窍。适应证：狼疮高热或各种感染高热，烦躁，神志不清，语言错乱，苔黄厚且干，舌质红绛。本品为散剂，每次 1.5～3g，吞服。现中成药中去黄金粉。

（27）清营汤（《温病条辨》）：由犀角（现用水牛角代替）、生地黄、玄参、竹叶、金银花、连翘、黄连、丹参、麦冬组成。功效：清营解毒。适应证：狼疮或感染引起的高热、神志不清，舌红绛而干。

（28）牛黄清心丸（《痘疹世医心法》）：由牛黄、黄连、郁金、栀子、朱砂组成。功效：清心开窍。适应证：狼疮合并肺部感染，出现咳嗽，黄痰，神志昏蒙，高热，苔黄厚腻，舌质红，脉滑数。本品为片剂，每次 2 片，每日 1 次。

（29）黄芩汤（《伤寒论》）：由黄芩、芍药、甘草、大枣组成。功效：清热止痢。适应证：狼疮患者合并肠道感染，发热，腹痛下利，口苦，苔黄，舌红，脉细滑。

（30）青蒿鳖甲汤（《温病条辨》）：由青蒿、炙鳖甲、生地黄、知母、牡丹皮组成。功效：养阴清热。适应证：狼疮低热不退，盗汗，口干，心烦，颧红，苔薄，质红，脉细数。

（31）桃红四物汤（《医宗金鉴》）：由当归、地黄、白芍、川芎、桃仁、红花组成。功效：活血化瘀。适应证：狼疮贫血，月经减少，闭经，头晕乏力，面色泛白，肢麻，手足出现暗红色或鲜红色斑点与斑块，苔薄，舌质暗红，脉细涩。

（32）丹参饮（《医宗金鉴》）：由丹参、檀香、砂仁组成。功效：活血理气止痛。适应证：狼疮出现心包积液，胸前区刺痛，夜间尤甚，心悸，苔薄，舌质暗红有瘀点，脉细涩。

（33）局方当归散（《太平惠民和剂局方》）：由当归、鬼箭羽、红花组成。功效：养血活血化瘀。适应证：狼疮肾炎，蛋白尿，手足肌肤斑点或斑块呈暗红色，面部红斑，闭经，苔薄白，舌质暗淡，脉细带涩。

（34）四生丸（《妇人良方》）：由生荷叶、生艾叶、生侧柏叶、鲜生地黄组成。功效：凉血止血。适应证：狼疮出现红细胞、血小板下降，低热，鼻衄，齿衄，血色鲜红，口干咽燥，苔薄白，舌质红。

（35）蠲痹汤（《医学心悟》）：由羌活、独活、桂枝、秦艽、乳香、川芎、海风藤、桑枝、当归、木香、甘草组成。功效：祛风湿，止痹痛。适应证：肢体关节酸痛、沉重、麻木，遇冷加剧，畏寒，面色淡白，苔薄白，舌质淡。

（36）二仙汤：由仙茅、淫羊藿、当归、巴戟天、黄柏、知母组成。功效：温肾阳，补肾阴，泻肾火。适应证：狼疮肾炎，高血压，足软，骨蒸潮热，腰酸，乏力，怕冷，心烦，汗出，口苦，舌淡，苔薄白，脉细弱。

## 九、中医特色技术

### 1. 长针法

取穴：命门、阳关、身柱、灵台、耳壳反应点、太冲、曲池、百会、足三里。发热者为主配大椎；关节酸痛者配合谷、悬钟、阳陵泉；皮损者配肺俞、解溪、三阴交；肾脏损害者配飞扬、中极；心肺损害者配飞扬、中都。

针法：采取命门透阳关，身柱透灵台，用 125mm 长、1mm 粗的不锈钢针，留针 4h；耳壳反应点用耳针，留针 3h；其余均用快速提插法，强刺激，治疗各型狼疮。

### 2. 耳针法

选用 0.5～1.0 寸毫针，埋针选用皮内针，按以下 5 条原则取穴：

（1）病变部位（如面颊区、外鼻等）。

（2）中医理论（如肺、肾等）。

（3）西医病理机制（如月经不调、内分泌功能紊乱取内分泌等）。

（4）阳性反应点（如敏感点等）。

（5）对症（如睡眠差取神门等）。每次取 3～4 个穴位，双侧耳针刺，留针不少于 30min，隔日 1 次，10 次为 1 个疗程。每疗程间隔 3～4 天，埋针法每周 1 次。

### 3. 穴位封闭疗法

（1）在三叉神经穴位上应用少量 0.25% 普鲁卡因皮下封闭（即水针疗法）。

（2）取阳白、四白、巨髎、下关、颊车、大迎、承浆，以上穴位每次选 3 个另加合谷，交换使用，均为双侧取穴，注射 1～3ml 药物，再按摩局部片刻。

### 4. 蟒针疗法

取穴：命门透阳关、身柱透灵台、太冲、曲池、百会、足三里。发热为主者配大椎；关节酸痛者配合谷、悬钟、阳陵泉；皮损者配肺俞、解溪、三阴交；肾脏损害者配飞扬、中极；心肺损害者配飞扬、中都。

针法：命门透阳关、身柱透灵台用 1.0mm 直径粗针，留针 4h，大椎放血，余穴强刺激不留针。

## 十、预防调护

（1）狼疮性肾炎患者由于长期蛋白从小便中丢失，使体内白蛋白降低，故应及时补充优质蛋白如牛奶、鸡蛋、瘦肉、鱼等动物蛋白，而狼疮肾炎后期肌酐、尿素氮增高的氮质血症甚至尿毒症患者，应少食或不食豆类制品，以免加重肾脏负担。

（2）SLE 患者中最多见的是阴虚内热型，据统计约有 70%，另有约 20%急性发作经控制后也转化为阴虚内热型。患者有内热、畏热、烘热时应及时测体温，做好记录。但要注意保暖，不宜贪凉，保持大、小便通畅。

## 十一、各家发挥

### （一）病因病机

根据 SLE 的临床表现中国医学将其命名为"阴阳毒""蝶疮流浊"等。SLE 病情复杂，中国医学对于该病病因病机的研究尚未完善，诸多医家对其认识各持己见，众说纷纭。《金匮要略·百合狐惑阴阳毒病脉证治》指出："阳毒之为病，面赤斑斑如锦纹，咽喉痛，唾脓血；阴毒之为病，面目青，身痛如被杖，咽喉痛。"汉代张仲景将阴毒病、阳毒病合称为阴阳毒，与 SLE 临床皮肤黏膜的盘状红斑、面部赤斑及冻疮样皮损等相类似。《诸病源候论·温病发斑候》云："表证未罢，毒气不散，故发斑疮……至夏遇热，温毒始发于肌肤，斑烂隐疹如绵文也。"此中温病发斑即为外邪袭表，内毒留滞，内外合邪，每遇夏热，发于肌表，合而成病。《温疫论》中云："邪留血分，里气壅闭，则伏邪不得外透而为斑，若下之，内壅一通，则卫气亦从而疏畅，或出表为斑，则毒邪亦从而外解矣。"多因体内邪气壅滞于血分，不得外疏，而引发斑毒。

现代医家在先贤的认识基础上，结合现代研究，对 SLE 的病因病机有了深刻的认识。有学者认为该病以真阴不足为致病之本，以热毒瘀阻为标，君火不明、相火妄动，日久蕴热内生毒邪，真阴耗损，卫气不藏，郁而化火，灼伤津液，内外合邪，燔灼营血，脏腑功能继而受损。杨仓良等从"毒"讨论 SLE，认为该病以外感风寒湿热毒邪为先导，以痰瘀虚毒互患、脏腑功能失调为机制。首先机体感受外邪，毒邪久恋，合邪成痰，痰壅浊聚，血脉壅塞，加之先天体虚，毒邪乘机耗伤正气，内外俱虚，痰浊瘀血阻滞脉内继而痰瘀虚毒互结，进而损害机体各个系统。夏嘉等认为在 SLE 诸多致病因素中，"瘀"为致病关键，既可因瘀致病，也可因病致瘀；瘀血贯穿病程始终，停滞脉中，损伤脉络，促使病情迁延难愈，故活血化瘀应当贯穿治疗始终。王圣祥等从伏温角度认识 SLE，认为本病属伏温，邪伏于少阴肾，病发于厥阴肝，肝肾病变是本病之根本。病初因肝火亢盛，热极生风，上扰清窍而出现实热性病变耗伤阴血，继而因肝肾同源，子病及母，肝肾之阴俱损，虚火由生，久发此病。

（二）辨证论治

**1. 从"瘀热"论治**

汪悦提出瘀热是 SLE 的重要病机，贯穿于疾病的整个发病过程。瘀热作为一种继发性病理因素，可致疾病出现变化迅速、多脏受累、缠绵难愈的病理特点。临床表现一般具备血瘀、血热两方面的特征，并与部分实验室指标存在内在关联。临床上以凉血化瘀为治疗大法，用犀角地黄汤加减治之。犀角地黄汤原名芍药地黄汤，首载于《小品方》，用于"治伤寒及温病，应发汗而不发之，内瘀有蓄血者，及鼻衄，吐血不尽，内余瘀血，面黄，大便黑者"，以芍药三两、生地黄半斤、牡丹皮二两、犀角[①]一两用于消化瘀血，该配伍在《圣济总录》等方书中均有沿用。《备急千金要方》中的犀角地黄汤与其药物组成基本相同，其中犀角、生地黄为君药，芍药、牡丹皮为臣药。《神农本草经疏》认为犀角"其性神灵而寒，故能除邪鬼，省魇寐，其味苦寒能散邪热，解诸毒"，用之"邪热去则心经清明，人自不迷惑，胃亦遂安，而五脏皆得所养"。故犀角地黄汤可治伤寒蓄血发黄，或热盛吐血。清代齐有堂在《齐氏医案》中提及"犀角能下入肾水，水由肾脉而上引，地黄滋阴之品，故为对证"，认为犀角配合地黄能加强滋阴之力。《景岳全书》则认为因犀角具升散之性，故该方不仅能凉血清毒，为治斑之要药，更善于解表散邪，与牡丹皮相伍，尤具散邪透热之力，故犀角地黄汤全方还具有凉血化瘀、滋阴清热、散邪透热之功。汪悦在临证治疗 SLE 时，常以水牛角、生地黄之大寒清君火，芍药、牡丹皮之微寒平相火，四药相合解血毒以清营，凉血以泄络热，使斑黄阳毒皆净。因血热炽盛，易灼津耗液，损伤营阴，故临证配伍滋阴生津增液之玄参、知母，壮水以滋化源；因大黄长于凉血祛瘀，泻火解毒，又可活血止血，有"止血不留瘀"之效，配伍大黄以泻热毒、破积滞、行瘀血。诸药相合，凉血与散瘀同用，使血凉热清，阴血不受火热煎熬而致瘀，热毒不与瘀血胶结而脉络通畅。瘀热证在 SLE 中客观存在，研究和探讨其发生、发展、变化规律及基本治法方药的作用机制，对发展中医病因病机理论和 SLE 的临床治疗具有非常重要的意义

**2. 从"虚"论治**

胡荫奇认为本病的病因病机为素体虚弱，真阴不足，瘀热内盛，痹阻脉络，外侵肌肤，内损脏腑，常由外感、劳累、阳光、产后等所引发。病位在经络血脉，以三焦为主，可及心、肝、肺、脑、皮肤、肌肉、关节、营血，遍及全身多个部位和脏腑。本病以本虚标实、肾阴亏虚为本，郁热、热毒、风湿、瘀滞、积饮、水湿为标，晚期则五脏与气血阴阳俱虚。胡荫奇根据 SLE 的病因病机及临床表现，临床治疗主张辨证论治与辨病论治相结合，分期制宜。

沈丕安率先提出红斑狼疮"当以虚立论"，并结合《内经》"邪入于阴则痹"及丹溪"阳常有余，阴常不足"理论，认为 SLE 多以阴虚为主，真阴不足为本，瘀热、湿热、风湿、瘀滞等为标。治疗上确定以"养阴清热"为第一大法。临床上以经典方玉女煎等化裁，同时结合现代药理研究成果，拟定出治疗 SLE 及其并发症的基础方"红斑汤"。

王俊志对 SLE 气阴两伤型，治宜益气养阴，佐以清热，方用生脉饮合升麻鳖甲汤加减；阴虚内热型，治宜滋肾养阴、凉血清热为主，方用升麻鳖甲汤合六味地黄汤加减。

杨坤宁等对 SLE 阴虚内热型，治宜益气养阴、清虚热，方用知柏地黄丸合二至丸加味；气阴两伤型，治宜益气养阴、滋补肝肾，方用黄芪生脉饮合二至丸、酸枣仁汤加减。

许勇章等对脾肾两虚、气血郁结型，治宜健脾益肾、温阳利水，药用黄芪、党参、太子参、白术、茯苓、女贞子、菟丝子、车前子、淫羊藿等；气阴两伤、血脉瘀滞型，治宜

---

[①]犀角：犀角已被禁止作为药物使用，现多以水牛角代替。

养阴益气、活血通络，药用南沙参、北沙参、石斛、玄参、生黄芪、当归、丹参、鸡血藤、秦艽等。

### 3. 从"热毒"论治

王俊志通过总结临床经验，本病热毒炽盛型，治宜清热解毒、凉血消斑，方用清瘟败毒饮合升麻鳖甲汤加减。杨坤宁等承孟如诊疗思路，SLE 热毒炽盛型，治宜清热解毒、凉血化瘀，方用犀角地黄汤合化斑汤加减。许勇章等将热毒炽盛、气血两燔型，治宜清热解毒，药用水牛角粉、金银花炭、生地黄炭、板蓝根、白茅根、玄参等；闫秀侠对热毒炽盛型，常用水牛角、生地黄、牡丹皮、赤芍、栀子、黄柏等药物治疗。

（黄吉峰）

# 第五节　抗磷脂综合征

抗磷脂综合征（antiphospholipid syndrome，APS）是一种多系统损害的复杂的自身免疫疾病，是一种以反复静脉、动脉血栓形成，血小板减少，病态妊娠（妊娠早期流产和中晚期死胎），以及神经系统损害（主要是脑血管意外，如脑血栓、脑出血、癫痫、精神行为异常、脊髓病变和舞蹈病）等症状为主要表现，血清中持续存在抗磷脂抗体（antiphospholipid antibody，aPL）的非炎症性自身免疫疾病。

中医学无此病名，根据其症状可归属于瘀血证范畴。由于累及的系统不同，又可涉及中医的"血证""脉痹""小产""滑胎""头痛""中风""痹证""腹痛"等多种疾病的征象。其病机主要是肝肾不足，气虚或气滞而瘀血阻滞，脉络瘀阻，脏腑经脉失养，气血耗伤，冲任不固，不能摄血养胎而出现反复腹痛、胎漏下血，甚至流产、胎死宫内等证，严重者危及生命。虽临床表现不一，但均以瘀血阻滞为主要病机，故根据异病同治理论，治疗应以活血化瘀为根本法则，佐以助阳散寒、益气行血、滋阴养血等。

## 一、临床诊断要点与鉴别诊断

### （一）诊断标准

临床常用的国际分类标准有 1988 年 Asherson 标准、1999 年 Sapporo 标准、2006 年在 1999 年标准基础上修正的 Sydney 标准、CAPS 标准。

#### 1. 1988 年 Asherson 原发性 APS 分类标准

（1）临床表现：静脉血栓、动脉血栓、习惯性流产、血小板减少。

（2）实验室检查：IgG-aCL（中、高水平）、IgM-aCL（中、高水平）、狼疮抗凝物（LA）阳性。

（3）确诊条件：①病程中至少有一个临床表现及一个实验室阳性指标；②aPL 须 2 次阳性，时间间隔＞3 个月；③建议作 5 年以上的随访，以排除继发于系统性红斑狼疮或其他自身免疫病。

#### 2. 1999 年 Sapporo APS 的分类标准

（1）血管栓塞：①发生在任何组织或器官的 1 次或 1 次以上的动脉、静脉或小血管栓塞的临床事件；②除浅表静脉栓塞之外，血栓必须由造影、多普勒超声或组织病理学证实；

③组织病理学证据为在无明显血管壁炎症的情况下存在血栓。

（2）病态妊娠：形态正常的胎儿在妊娠10周或10周以后发生1次或1次以上不明原因的死亡，且经过超声或直接肉眼检查证实胎儿形态正常；或在妊娠第34周或34周前，由于严重的先兆子痫、子痫或严重的胎盘功能不全，形态正常的新生儿发生1次或1次以上早产；或排除了母亲解剖或激素方面的异常及父母染色体方面的病因，在妊娠10周前发生了3次或3次以上不明原因的习惯性流产。

（3）实验室标准：至少间隔6周，2次或2次以上检测出血中存在中、高滴度的IgG型和（或）IgM型抗心磷脂抗体；或至少间隔6周，2次或2次以上在血浆中检测到狼疮抗凝物。

注：确诊APS至少需同时存在1条临床标准和1条实验室标准。

**3. 2006年Sydney APS国际分类标准**

（1）临床标准：①血管栓塞：任何器官或组织发生1次以上的动脉、静脉或小血管栓塞，必须被影像、多普勒或组织学证实，除外浅静脉血栓。组织学还必须证实血栓无明显血管壁炎症。②病态妊娠：1次以上的发生在10周或10周以上不可解释的形态学正常的死胎，正常形态学的依据必须被超声或被直接肉眼所证实；或在妊娠第34周之前因严重的子痫、先兆子痫或严重的胎盘功能不全所致1次以上的形态正常的新生儿早产；或在妊娠10周以前发生3次以上的不明原因的自发性流产，必须排除母亲解剖、激素异常及父母染色体异常。

（2）实验室标准：①2次或2次以上在血浆中检测到狼疮抗凝物，至少间隔12周。②标准化ELISA方法检测血清或血浆中IgG型或IgM型aCL抗体阳性2次或2次以上，至少间隔12周。③标准化ELISA方法检测血清或血浆中$\beta_2$-GPI抗体2次或2次以上阳性，至少间隔12周。

注：确诊APS必须具备至少1项临床标准和1项实验室标准。

**4. CAPS的分类标准**

（1）CAPS确认：①累及3个或以上的器官/组织（有相应的影像学依据；肾累及定义为肌酐上升>50%或血压>180/100mmHg或尿蛋白>0.5g/24h）。②同时或1周内相继出现。③至少有1个器官或组织的小血管阻塞的组织病理依据。④aPL[LA和（或）aCL]阳性的实验室依据（同APS标准）。

（2）CAPS可能：①符合（1）中第④条，除了累及组织、器官为2个以外；②符合（1）中第④条，除了实验室检查aPL阳性2次间隔<6周（患者短期内死亡）以外；③符合（1）中第①、②和④条；④符合（1）中第①、②和④条，②中的时间>1周，但是在1个月内。

（二）鉴别诊断

**1. 肾病综合征**

肾病综合征是免疫复合物的异常沉积而引起的一组临床症候群。血栓也是肾病综合征的主要表现，是免疫复合物沉积在肾小球使血管内皮细胞受损而引起的炎症性反应，因凝血因子增加，纤维蛋白原等促凝物质增加，血中抗凝物质减少，使血液处于高凝状态。典型表现为"三高一低"：大量蛋白尿、低白蛋白血症、高度水肿、高脂血症。无反复病理妊娠的表现，ACL阴性可鉴别。

**2. 阵发性睡眠性血红蛋白尿**

阵发性睡眠性血红蛋白尿最多见于静脉系统，以下肢静脉血栓形成最多见，是由于长期溶血，可并发血栓形成。阵发性睡眠性血红蛋白尿为获得性的红细胞膜缺陷，而引起的慢性血管内溶血，常睡眠时加重，可伴全血细胞减少症和发作性血红蛋白尿。亦无反复病理妊娠的表现，ACL 阴性。

**3. 贝赫切特综合征**

贝赫切特综合征是一种以口腔、外阴溃疡，皮肤及眼部损害为临床特征，累及多个系统的慢性疾病，呈反复发作和缓解的交替过程。其中血管型贝赫切特综合征，有大、中动脉和（或）静脉受累，可造成组织缺血和静脉阻塞，需与 APS 鉴别。贝赫切特综合征的 ACL 和 LA 阴性，针刺反应阳性，两者不难鉴别。

**4. 习惯性流产**

习惯性流产为自然流产连续 3 次以上者。其原因大多为孕妇黄体功能不全、甲状腺功能低下、先天性子宫畸形、子宫发育异常、宫腔粘连、子宫肌瘤、染色体异常等。习惯性流产的临床表现与一般流产相同，可经历先兆流产、难免流产、不全或完全流产几个阶段。不伴血栓形成，ACL 阴性是鉴别要点。

**5. 血管炎**

大小不等的静脉、动脉、微血管管壁或其周围有炎症改变为血管炎的病理基础。大动脉炎多累及主动脉及其分支，临床可分为 4 型：①头臂动脉型；②主动脉-肾动脉型；③广泛型；④肺动脉型。显微镜下多血管炎、结节性多动脉炎、Wegener 肉芽肿和变应性肉芽肿性血管炎，主要累及中、小动脉和微血管。患者血清 ANCA 阳性，而 aPL 阴性，受累血管壁有明显炎症改变是其与 APS 最关键的鉴别点。

**6. 抗磷脂抗体阳性的其他疾病**

自身免疫疾病，如系统性红斑狼疮、干燥综合征和类风湿关节炎；恶性肿瘤，如血液系统肿瘤（淋巴瘤和白血病）、实体肿瘤（癌）；过敏性紫癜等。

**7. 感染引起的 APS**

感染引起的 APS 一般是一过性的，常为 IgM 型，可通过根据抗体是否是 $\beta_2$-GPI 依赖型来区分自身免疫和感染诱发的抗体。感染诱发的抗磷脂抗体通常能与磷脂直接结合，为 $\beta_2$-GPI 非依赖型抗体。

**8. 血栓**

静脉血栓需与蛋白 C、蛋白 S 和抗凝血酶Ⅲ缺陷症，纤溶异常，肾病综合征，血栓性血小板减少性紫癜，阵发性夜间血红蛋白尿，贝赫切特综合征，以及与口服避孕药相关的血栓等疾病鉴别。动脉血栓需与高脂血症、血栓闭塞性脉管炎、血管炎、糖尿病血管病变及高血压等疾病相鉴别。

**9. 药物**

一些药物如酚噻嗪、普萘洛尔、普鲁卡因胺、肼屈嗪、氯丙嗪、苯妥英钠、奎宁、口服避孕药也可诱导 aPL 抗体，但也为 $\beta_2$-GPI 非依赖型抗体。

## 二、中医辨病诊断

（1）痛有定处（或久痛、锥刺性痛或不喜按）。

（2）瘀血证。

（3）癥积。

（4）离经之血（出血或外伤破血）。

（5）皮肤黏膜瘀血斑、脉络异常。

（6）痛经伴色黑有血块或闭经。

（7）肌肤甲错。

（8）偏瘫麻木。

（9）瘀血躁狂。

（10）舌质暗或有瘀斑、瘀点。

（11）典型涩脉或无脉。

## 三、审析病因病机

先天禀赋不足、外感六淫之邪、营卫气血失调、脏腑功能紊乱、痰浊瘀血内生等均为本病发生和发展的因素，本病的发生是内外因相互作用的结果，外感六淫之邪是疾病的外因，先天禀赋不足、营卫气血失调、脏腑功能紊乱等则是内因。六淫杂至，或与风寒相合，或湿热、风湿相兼，或燥火、毒火外侵，又因人体先天禀赋不足，日久则内舍脏腑，留邪不去，以致病程缠绵。

## 四、明确辨证要点

**1. 辨虚实**

本病一般新病多实，久病多虚。皮肤患部红肿，可触及痛性索状硬条或累累如串珠样，或妇人血瘀经闭不行，肌肤甲错，痛经，多为实证。皮下累累如串珠样，或中风后半身不遂，或见手臂麻木不仁，或气短乏力，面色㿠白，多为虚证。

**2. 辨脏腑**

本病病程迁延，日久难愈，继而损伤心、脑、肾，出现胸痹、脑卒中、瘀热损肾、瘀热入脑等表现。

## 五、确立治疗方略

虽临床表现不一，但均以瘀血阻滞为主要病机，故根据异病同治理论，治疗应以活血化瘀为根本法则，佐以助阳散寒、益气行血、滋阴养血等。对于气滞血瘀证予以活血祛瘀，行气止痛；气虚血瘀证予以补气活血，通络止痛；冲任不固证予以补肾健脾，固摄冲任。

## 六、辨证论治

**1. 气滞血瘀证**

（1）抓主症：下肢疼痛、肢肿，皮肤暗红，患部红肿，可触及痛性索状硬条或累累如串珠样，或妇人血瘀经闭不行，肌肤甲错，痛经。

（2）察次症：头痛胸痛，失眠不寐，胸闷呃逆，心悸怔忡，间或发热。

（3）审舌脉：舌质暗红，边有瘀点或瘀斑，唇暗或两目暗黑，脉弦紧或涩。

（4）择治法：活血祛瘀，行气止痛。

（5）选方用药思路：本证常见于疾病初期，气滞则血瘀。方选血府逐瘀汤加减。桃仁 10g，红花 15g，熟地黄 20g，白芍 20g，当归 15g，川芎 20g，桔梗 15g，柴胡 15g，牛膝 15g。

（6）据兼症化裁：疼痛较剧者，可酌加制川乌（先煎）3g，制草乌（先煎）3g 以助搜风通络，活血止痛；寒邪偏盛者，酌加干姜 5g，细辛 2g 以温阳散寒；湿邪偏盛者，去熟地黄，酌加苍术 19g，薏苡仁 30g 以祛湿消肿；下肢水肿者，加泽泻 20g，猪苓 10g 以利水浮肿。

**2. 气虚血瘀证**

（1）抓主症：皮下累累如串珠样，或中风后半身不遂，或见手臂麻木不仁，或气短乏力，面色㿠白。

（2）察次症：肢体疼痛，或肿，口眼㖞斜，语言謇涩，口角流涎，不痹，小便频数或遗尿不禁。

（3）审舌脉：舌暗淡，苔白，脉缓。

（4）择治法：补气活血，通络止痛。

（5）选方用药思路：本证常见于疾病后期，气虚则无力推动血液运行。方选补阳还五汤加减。生黄芪 40g，当归 20g，赤芍 15g，川芎 20g，红花 15g，桃仁 15g，地龙 15g。

（6）据兼症化裁：语謇重者加远志 12g，石菖蒲 12g；畏寒肢冷、肾阳虚偏重者加补骨脂 15g，淫羊藿 15g；头痛、眩晕者加石决明 30g，菊花 15g，钩藤 20g。

**3. 冲任不固证**

（1）抓主症：月经提前，血量增多，或经期延长，或淋漓不尽，色淡而质薄，小腹空坠或伴腰痛，孕后胎动下血，或堕胎、小产，甚至屡孕屡堕而成滑胎。

（2）察次症：形体纤弱，面色㿠白，精神委靡，气短神疲，夜尿频多。

（3）审舌脉：舌淡苔薄，脉沉弱。

（4）择治法：补肾健脾，固摄冲任。

（5）选方用药思路：先天禀赋不足，冲任不固。方选寿胎丸合举元煎加减。菟丝子 20g，续断 15g，桑寄生 20g，阿胶（烊化）10g，党参 20 个，白术 15g，山药 15g，黄芪 20g，熟地黄 20g。

（6）据兼症化裁：若出血量多，神疲口渴者，去党参，加麦冬 10g，太子参 15g，五味子 10g；若畏寒肢冷，血淡如水者，加炮姜炭 6g，艾叶炭 6g 以温阳止血；漏下日久，小腹刺痛者，加荆芥炭 6g，益母草 15g 以化瘀止血。

## 七、中成药选用

（1）寿胎丸：冲任不固证，组成：菟丝子、桑寄生、川续断、阿胶；每次 1 丸，每日 2 次口服。

（2）血府逐瘀口服液：气滞血瘀证，组成：桃仁、红花、当归、川芎、地黄、赤芍、牛膝、柴胡、枳壳、桔梗、甘草；每次 1 支，每日 3 次口服。

## 八、中医特色技术

对于有伴随关节或肢体症状者，可酌情选用外治法，使用前应注意仔细评估是否增加出血风险。

**1. 寒证**

（1）治疗方法：中药离子导入、中药热敷、半导体激光照射、超声药物透入、拔罐、针灸等。每日 2～3 次，每次 1～2 项。

（2）治疗药物：寒痹外用方（川乌 10g，透骨草 20g，桂枝 15g，乳香 10g，制延胡索 15g，没药 10g）、辣椒碱、穴位贴。

**2. 热证**

（1）治疗方法：药敷、湿包裹、半导体激光照射、针灸等。

（2）治疗药物：热痹外用方（知母 15g，黄柏 15g，大黄 15g，忍冬藤 20g，冰片 6g，地丁 20g）、如意金黄散、冰硼散、新癀片、穴位贴。每日 2～3 次，每次 1～2 项。

## 九、预防调护

APS 患者的病情也容易受到居住环境和季节气候的影响，有些患者有怕潮湿、畏风寒的特点，因此患者应尽量选择向阳的居室居住，保持室内温暖、干燥、空气新鲜。此外也应养成良好的生活习惯，用温水洗手、洗脚，避免衣物潮湿，戒烟酒。有下肢静脉曲张的患者应穿弹力织袜，抬高患肢，预防血栓形成。

## 十、各家发挥

**1. 肾虚论治**

王惠荣在"寿胎丸"方药的基础上进行辨证，加味施治：肾阳虚加补骨脂、杜仲、人参、白术、黄芪；肾阴虚加山萸肉、麦冬、太子参、地骨皮；气虚加人参、黄芪、白术、茯苓、升麻、柴胡；血虚加熟地黄、鸡血藤、炒白芍、人参、黄芪、白术。付素洁等将本病分为 3 型，肾气虚型治以补肾益气，固冲安胎，代表方剂：寿胎丸，药用：桑寄生、菟丝子、川续断、阿胶；肾阴虚型治以滋肾填精，养冲安胎，代表方剂：左归丸，药用：熟地黄、山药、山茱萸、枸杞子、川牛膝、菟丝子、鹿胶、阿胶；肾阳虚型治以温肾助阳，暖宫安胎，代表方剂：右归丸，药用：杜仲、菟丝子、当归、鹿角胶、熟地黄、山茱萸、枸杞子、山药、附子、肉桂，方中附子、肉桂用量要小，均随症加减。汤月萍认为肾阴虚为妇女免疫异常增高型复发性流产的发病之本，肝旺为发病之标，肾虚肝郁或肾虚肝旺是其主要的病机。曲秀芬等认为免疫性妊娠丢失患者存在程度不同的肾精或肾阳不足，治疗上将滋肾汤配合内障丸。

**2. 气血论治**

朱霖将其分为 3 型论治，气虚血瘀型用炙黄芪、炒白术、怀山药、益母草、泽兰、鸡血藤、当归、杜仲；气滞血瘀型用炒当归、川芎、生地黄、赤芍、柴胡、香附、郁金；热蕴血瘀型用炒黄芩、生地黄、牡丹皮炭、赤芍、丹参、益母草、郁金、怀山药、生甘草。

**3. 脾肾阳虚论**

陈志伟等对一组系统性红斑狼疮患者抗心磷脂抗体与中医证型之间的关系进行了研究，将狼疮患者分为 4 种证型：热毒炽盛证、肝肾阴虚证、脾肾阳虚证、气滞血瘀证。对每组证型的抗心磷脂抗体阳性率进行了统计分析，已证实抗心磷脂抗体值在脾肾阳虚证最高，肝肾阴虚证最低，并提议治疗时加以考虑，分别采用相应药物进行治疗，同时也提出不能仅以抗心磷脂抗体阳性作为系统性红斑狼疮血瘀证的客观指标。

# 第六节　硬　皮　病

硬皮病（scleroderma）是一种以弥漫性或局灶性皮肤增厚、纤维化为特征，也可累及内脏（心、肺、肾和消化道等）和血管的一种结缔组织病。患病的皮肤可出现变厚、变硬、甚至萎缩的改变，依据其皮肤病变的程度及累及的部位，可将硬皮病分为系统性硬皮病（systemic scleroderma，SSc）和局限性硬皮病（localized scleroderma，LSc）两类。其中 SSc 比较具有临床异质性。临床表现包括雷诺现象、吞咽困难、皮肤钙质沉着、毛细血管扩张和指（趾）端硬化，称为 CREST 综合征，病情严重者常有肺间质纤维化、胃肠道受累和肾危象。常见血清抗 Scl-70 抗体和 ANA 阳性，抗着丝点抗体阳性。

本病属于中医痹病范畴，除局限性硬皮病属于皮痹，系统性硬皮病除皮痹外，还有脉痹、五脏痹征象，现代多称为"皮痹病"。

## 一、临床诊断要点与鉴别诊断

### （一）诊断标准

**1. 目前临床上常用 1980 年美国 ACR 制订的分类标准**

（1）主要条件：近端皮肤硬化，手指及掌指（跖趾）关节近端皮肤增厚、紧绷、肿胀。这种改变可累及整个肢体、面部、颈部和躯干（胸、腹部）。

（2）次要条件

1）指端硬化，皮肤硬皮改变仅限于手指。

2）指尖凹陷性瘢痕或指垫消失：由于缺血导致指尖凹陷性瘢痕或指垫消失。

3）双肺基底部纤维化，在立位胸部 X 线片上，可见条状或结节状致密影。以双肺底为著，也可呈弥漫斑点或蜂窝状肺，但应除外原发性肺病所引起的这种改变。

判定：具备主要条件或 2 条或 2 条以上次要条件者，可诊为 SSc，再根据皮损分布和其他临床特点，进一步分为弥漫性、局限性或 CREST 综合征。雷诺现象，多发性关节炎或关节痛，食管蠕动异常，皮肤活检示胶原纤维肿胀和纤维化，血清有 ANA、抗 Scl-70 抗体和抗着丝点抗体阳性均有助于诊断。

**2. 2009 年欧洲硬皮病临床试验和研究协作组（EUSTAR）提出 SSc 早期诊断分类标准**

（1）主要条件：雷诺现象、自身抗体阳性（ANA、抗 Scl-70 抗体和抗着丝点抗体）、甲床毛细血管镜检查异常。

（2）次要条件：钙质沉着、手指肿胀、手指溃疡、食管括约肌功能障碍、毛细血管扩张、高分辨 CT 显示肺部"毛玻璃样"改变。

注：以上标准中，具备主要条件的全部 3 项，或具备 2 项主要条件并加上次要条件中的任意一项可早期诊断 SSc。

### （二）鉴别诊断

**1. 嗜酸性筋膜炎**

嗜酸性筋膜炎患者男性居多，发病年龄常在 30～60 岁，发病前有剧烈活动外伤、过度劳累及上呼吸道感染等诱发因素，病变初发部位常以下肢（尤其小腿下部）为多见。深筋膜炎症和增厚为其特征性表现，患病皮肤特有的皮面有与浅静脉走向一致的线状凹陷及皮下深部组织硬肿，伴局部疼痛、酸胀、紧绷，无内脏病变，无雷诺现象，ANA 阴性，血嗜酸粒细胞增加。

**2. 硬肿病**

其特征为突然出现全身性对称性皮肤严重水肿硬结。皮损特点与系统性硬皮病水肿期出现的改变相似。通常在 6～12 个月内可自行缓解，但偶可持续数十年。硬肿病患者女性多见，20 岁以前发病居多，大部分患者发病前 6 周有感染史，常在急性发热后数日内，突然出现进行性弥漫性对称性皮肤发硬，多发于颈部和面部，手足不受累，无雷诺现象，病程缓慢，持续多年后可自愈，ANA 阴性。

**3. 毒物、化学物所致硬皮样病综合征**

毒物、化学物所致硬皮样病食用毒性油或某些药物，接受硅胶乳房隆起术或接触苯、聚氯乙烯等化学物出现硬皮及硬皮病的某些症状，但无典型的硬皮病表现，自身抗体阴性，停止接触上述物质，病症可渐消失，不难与硬皮病鉴别。

**4. 肾源性系统性纤维化**

肾源性系统性纤维化是一种仅发生于肾功能不全患者的少见但严重的后天性系统性、获得性疾病，以广泛的组织纤维化为特征，通常会出现四肢皮肤的硬结和增厚，最后造成关节挛缩和固定，甚至死亡，与含钆对比剂有关，ANA 阴性，无雷诺现象，无内脏病变。

**5. 硬化性黏液水肿**

硬化性黏液水肿表现为硬皮病样疹和泛发性丘疹，组织学检查示成纤维细胞增生，黏蛋白沉淀，ANA 阴性，无内脏病变。

## 二、中医辨病诊断

皮痹的临床表现轻重不一，皮痹的不同阶段也各有殊异。皮痹初期症状不典型，诊断有一定难度。中晚期临床症状典型，较易诊断。其诊断依据主要有以下几方面：

（1）本病女性多于男性，好发于中青年。

（2）前期多有触冒寒湿或劳累病史。

（3）皮损初始多见于手、足、面部，逐步发展至上肢、颈部或胸背部，也有首发于胸背部，逐渐波及颈部、面部及四肢，可发于一处，亦可发于多处。皮肤损害呈点状、斑片状、条状。重者呈弥漫性损害。

（4）皮损的特点：早期皮肤水肿，皮紧而硬，皮肤呈紫红、苍白色、淡红色或淡黄色，继而皮肤坚硬如革，皮紧而有光泽，或皮色暗滞，紧而不能捏起。皮痹在面则面无表情、眼睑不合、鼻尖耳薄、张口困难、口唇变薄、偏侧面瘦；在手则手指屈伸不利；在胸则状如披甲、紧束如裹。晚期皮肤萎缩而薄，毛发脱落，肌肉消瘦，皮肤紧贴于骨。

（5）初起可见恶寒、发热、头痛、关节酸痛，其后可有气短心悸、纳少腹胀、遗精阳痿、月经不调等全身症状。

（6）本病病传脏腑可见各脏腑的病证，入于心则见心悸心痛；入于肺则见气喘、胸闷；入于脾胃则见腹胀呕吐、吞咽困难等。

## 三、审析病因病机

**1. 外邪痹阻**

素体虚弱，卫外不固；或寒温不适，外邪趁虚而入；或猝感风寒湿邪，邪侵体表，留于肌肤，阻于经络，发为皮痹。

**2. 气血亏虚**

皮肤得气血之营养则滋润柔和，若平素饮食不节，忧愁思虑，损伤脾气，气血生化不足；或久病不愈，气血暗耗，形成气血亏虚。气主煦之，血主濡之，气虚不能温煦皮肤，血虚不能濡养皮肤，皮肤则失柔和而坚硬，或为不仁，甚则萎缩而毛脱。

**3. 痰阻血瘀**

痰浊、瘀血是皮痹的继发因素。湿邪留著皮肤，或寒凝气滞，津液不化，或气虚阳虚推动无力，或脾失健运，水湿壅盛，均可聚湿成痰，痰阻皮肤而发皮痹，皮肤与经络有着密切的联系。经络、血脉满布于皮肤，寒凝、痰浊等因素阻于皮肤，致使血行不畅，血液瘀滞阻于皮肤，这是皮痹常见的病机。

**4. 肾阳虚衰**

先天禀赋不足，或脾阳虚弱，损及肾阳，或房劳伤肾，或疾病日久，元气被耗，均可致阳气不足，阴寒内生，寒凝皮肤，四末不温，亦发皮痹。

皮痹的主要病因为外邪侵袭，其中以风寒湿邪为主，即"感于三气则为皮痹"。皮痹的内在因素为脏腑失调。饮食劳倦，脾胃受损，气血化生不足，皮肤失养；先天禀赋不足，或房劳伤肾，肾阳虚则皮肤失于温煦，肾阴虚则皮肤失于润泽，均可出现皮痹。外邪留滞皮肤，或气虚，或阳虚，气血津液运行受阻，进而导致痰浊、瘀血，痰浊、瘀血阻滞于皮肤可继发皮痹。总之，外邪侵袭，气血阴阳不足，痰浊、瘀血，皮肤之经络阻滞，致皮肤失于濡养，是皮痹的基本病机，其中痰瘀病机贯穿本病的始终。本病的病位在皮肤，以胸、颈、四肢及面部皮损多见。病情发展可累及筋骨、关节、肌肉，而出现筋脉拘挛，肌肉萎缩，关节疼痛、屈伸不利、肿胀甚至畸形。皮痹日久，可牵及肺、心、脾等脏器。

## 四、明确辨证要点

**1. 辨寒热**

皮痹寒证居多。寒性收引，皮痹皮肤紧张，病机多为寒所致。肤寒肢冷，触之不温，预热减轻，遇寒加重，舌淡，苔白，均为寒性表现。本病属热者，多见于疾病早期，表现为皮肤发绀，或发热，触之而热，舌质红，苔黄厚腻，脉数。

**2. 辨虚实**

皮痹的实证多属痰阻血瘀，或外邪侵袭之候。如皮肤肿硬、恶寒身痛、肢冷不温、舌淡苔白、脉弦紧的寒湿证；皮肤肿硬、身热不退、舌红苔黄、脉数的湿热证；皮肤坚硬如革、肤色暗滞，舌质暗或有瘀点、脉沉细涩的痰瘀阻痹证。本病虚证则以肌肉消瘦、皮肤萎缩、肢冷不温为特点，常伴有周身乏力、气短心悸、面色不华、纳少便溏、腰膝酸软等症，多表现为脾肾阳虚及气血两虚之候。

本病辨证应重视痰浊、瘀血之候。因痰浊、瘀血常可贯穿疾病始终，形成虚实夹杂之候。本病临床常见有寒湿痹阻、湿热痹阻、气血亏虚、痰阻血瘀及脾肾阳虚等证候。

## 五、确立治疗方略

皮痹的治疗依据疾病寒热虚实的性质和病变的不同阶段来决定治疗方法。疾病初期外邪侵袭，经络受阻，治以祛邪通络为主；若进一步发展，痰瘀痹阻，治以化痰活血通络为主；若皮痹日久损伤正气，则治以补益气血、温补脾肾为主。虚实夹杂证则祛邪与扶正兼顾。本病寒证、瘀证居多。本病的主要治法为温阳散寒、活血化瘀。

## 六、辨证论治

### 1. 寒湿痹阻证

（1）抓主症：皮肤紧张而肿，或略高于正常皮肤，皮肤不温，肢冷恶寒。

（2）察次症：肢节屈伸不利，常伴有口淡不渴。

（3）审舌脉：舌淡苔白，脉紧。

（4）择治法：祛风散寒，除湿通络。

（5）选方用药思路：寒湿之邪侵袭皮肤，留滞脉络，气血受阻，寒性收引，故皮肤紧张。湿盛则肿，故皮肤肿胀。寒湿痹阻，阳气不通，皮肤四末失于温养，故见肤寒肢冷。寒湿痹阻经络关节，则关节冷痛，肢节屈伸不利。方选独活寄生汤加减。独活15g，羌活10g，桑寄生20g，秦艽15g，川芎20g，当归15g，白芍15g，附片（先煎）5g，细辛3g，桂枝20g。

（6）据兼症化裁：若舌苔厚腻湿盛者，加苍术10g，薏苡仁10g；皮肤晦暗者加丹参15g；关节疼痛者加海风藤15g，威灵仙15g。

### 2. 湿热痹阻证

（1）抓主症：皮肤紧张而肿，触之而热，或皮肤疼痛，身热不渴。

（2）察次症：肤色略红或紫红。

（3）审舌脉：舌红苔黄厚腻，脉滑数有力。

（4）择治法：清热除湿，佐以通络。

（5）选方用药思路：素体阳盛，外感寒湿之邪热化，湿热蕴结皮肤，故皮肤紧张、肿热。肤色红为热之象。湿热阻络，气血不通，不通则痛，故皮肤作痛。热邪随经入里，故身热。热伤津液故口渴。方选二妙丸合宣痹汤加减。黄柏15g，知母15g，苍术15g，薏苡仁30g，苦参10g，蚕沙10g，连翘20g，滑石10g。

（6）据兼症化裁：发热者加黄芩10g，柴胡10g；肢体疼痛甚者加忍冬藤15g；口渴者加天花粉15g；舌体暗红者加丹参15g，赤芍10g。

### 3. 气血亏虚证

（1）抓主症：皮肤紧硬，肤色淡黄，局部毛发稀疏或全无；或皮肤萎缩而薄，肌肉消瘦，肌肤麻木不仁。

（2）察次症：周身乏力，声怯气短，头晕目眩，面色不华，爪甲不荣，唇白色淡。

（3）审舌脉：舌有齿痕，苔薄白，脉沉细无力。

（4）择治法：益气养血，佐以通络。

（5）选方用药思路：皮痹日久，外邪与痰瘀闭阻皮肤，阻滞经络，日久气血亏虚，营卫不畅，致皮肤失养故肌肤萎缩而薄，肤色淡黄，皮肤坚硬。营血不通故肌肤麻木不仁。发为血之余，血虚则毛发稀疏甚或脱落。气血虚不能上达头目则头晕目眩。方选黄芪桂枝五物汤加减。黄芪30g，芍药15g，当归20g，大枣10g，生姜15g，鸡血藤20g，桂枝20g。

（6）据兼症化裁：头晕目眩者加升麻6g，柴胡10g；肌肉消瘦明显者加山药15g；肌肤麻木不仁者加丝瓜络 10g；纳少者加炒麦芽 15g，炒山楂 15g；不寐者加首乌藤 15g，炒枣仁 10g。

**4. 痰阻血瘀证**

（1）抓主症：皮肤坚硬如革，捏之不起，肤色暗滞，肌肉消瘦，关节疼痛强直或畸形，屈伸不利。

（2）察次症：胸背紧束，转侧仰俯不便，吞咽困难，胸痹心痛，妇女月经不调。

（3）审舌脉：舌质暗，有瘀斑、瘀点，苔厚腻，脉滑细。

（4）择治法：活血化瘀，祛痰通络。

（5）选方用药思路：痰阻血瘀，凝结皮肤，皮肤失养而失柔和之性故坚硬如革，捏之不起。肤色暗滞，乃血瘀之征象。痰瘀入筋骨关节则关节强直、疼痛或畸形。痰瘀阻滞，气血不通，肌肤失荣，故日渐萎缩。痰瘀阻滞胸中，气血不畅，则见吞咽困难、胸痹心痛。方选身痛逐瘀汤合二陈汤。地龙 15g，川芎 20g，桃仁 15g，红花 10g，当归 15g，丹参 25g，白芍 20g，浙贝母 10g，穿山甲（先煎）5g，陈皮 20g，羌活 10g，香附 10g。

（6）据兼症化裁：关节痛甚者加青风藤 15g；肤寒肢冷者加桂枝 10g，制附片（先煎）10g；肌肉消瘦者加山药 15g，黄芪 30g；吞咽困难者加枳壳 10g，苏梗 10g；胸痹心痛者加延胡索 10g，薤白 6g。

**5. 脾肾阳虚证**

（1）抓主症：皮肤坚硬，肌肉消瘦，皮薄如纸。

（2）察次症：精神倦怠，面色㿠白，肢冷形寒，毛发脱落，腹痛泄泻，腰膝酸软。

（3）审舌脉：舌质淡，舌体胖，苔白，脉沉细无力。

（4）择治法：补益脾肾，温阳散寒。

（5）选方用药思路：阳虚寒凝，气血不行，故皮肤坚硬而薄。皮肤不荣则毛发脱落。脾主肌肉，脾阳虚，脾失健运，气血津液不能滋养肌肤，故肌肉日渐消瘦。阳虚不能温养四肢、皮肤，故肤寒肢冷。方选右归饮合理中汤加减。熟地黄 15g，山萸肉 20g，山药 20g，附子（先煎）10g，干姜 15g，肉桂 15g，枸杞子 20g，淫羊藿 15g，巴戟天 15g，白术 15g，党参 20g。

（6）据兼症化裁：肌肉消瘦甚者加当归 10g，黄芪 30g；皮肤色暗，或舌暗有瘀斑者加丹参 15g，赤芍 15g；纳少者加炒山楂 15g；大便溏泄者加莲子肉 10g，薏苡仁 10g；腹胀者加木香 10g，厚朴 10g；关节病甚者加威灵仙 15g，乌梢蛇 10g。

## 七、中成药选用

（1）寒湿痹颗粒：寒湿痹阻证，组成：附子、制川乌、黄芪、桂枝、麻黄、白术、当归、白芍、威灵仙、木瓜；每次 5g，每日 3 次口服。

（2）湿热痹颗粒：湿热痹阻证，组成：苍术、牛膝、地龙、防风、防己、草薢、黄柏、连翘、忍冬藤、桑枝、威灵仙、薏苡仁；每次 5g，每日 3 次口服。

（3）大活络丹：气血亏虚证，组成：白花蛇、乌梢蛇、威灵仙、天麻、何首乌、龟甲、乌药等；每次 1 丸，每日 1~2 次口服。

（4）小活络丹：痰阻血瘀证，组成：天南星、制川乌、制草乌、地龙、乳香、没药；功能祛风散寒、化痰除湿、活血止痛。每次 1 丸，每日 2 次口服。

（5）尪痹颗粒：脾肾阳虚证，组成：生地黄、熟地黄、续断、附子、独活、骨碎补、桂枝、淫羊藿、防风、威灵仙、白芍、狗脊、知母、伸筋草、红花；每次6g，每日3次口服。

## 八、单方验方

（1）丹参注射液：16～20ml丹参注射液，加入250ml的5%葡萄糖注射液中静脉滴注，每日1次，1个疗程14日，可用3～6个疗程。

（2）川芎嗪注射液：100mg川芎嗪注射液，加入500ml的5%葡萄糖注射液中静脉滴注，每日1次，1个疗程10日，可用2～3个疗程。

（3）积雪苷片：每次24mg，每日3次口服，有抑制胶原增生的作用。

（4）薄芝片：每次3片，每日3次口服，或薄芝糖肽针2ml肌内注射，每日1次，或4ml静脉滴注，每日1次，有调节胶原代谢和免疫功能的作用，适用于皮肤萎缩者。

（5）木香10g，山萸肉10g，水煎服，每日1剂。

（6）软皮丸：川芎、桂枝、炮姜、丹参、当归、桃仁各等份，研末炼蜜为丸。

## 九、中医特色技术

### 1. 针灸治疗

（1）体针：①局部取穴。上肢：合谷、外关、手三里、曲池等。下肢：风市、丰隆、足三里、阳陵泉、三阴交等。头面：颧髎、阳白、颊车、地仓、承浆、迎香、头维、百会。胸背：中府、膻中、肺俞、肝俞、心俞、大肠俞等。②辨证取穴。外感邪气：外关、曲池、大椎、风池等。气虚：气海、足三里、膻中等。血虚血瘀：肝俞、血海等。肾阳虚衰：命门、关元、气海等。痰盛：丰隆、中脘等。

（2）梅花针：皮损局部用梅花针轻轻叩打，每日1次。

（3）耳针：取内分泌、肾上腺、肺、肝、脾等穴。

### 2. 外治法

（1）中药熏蒸疗法：用中草药熏蒸治疗机，将益气活血、舒筋通络之中药放入治疗机内的药罐中加热煮沸，舱内温度30℃时患者进舱，舱温升至40～42℃维持20min，每日1次，30日为1个疗程。

（2）皮肤溃破可用0.5%的甲硝唑液加适量庆大霉素注射液湿敷，待创面清洁后改敷生肌散。

（3）积雪苷霜外涂患处，每日1～2次。

## 十、预防调护

（1）观察皮肤弹性、皮损范围及颜色变化；观察雷诺现象出现的频率、发生的诱因，以了解病情变化。有雷诺现象者手足要以棉手套、厚袜子保护，以防寒冷刺激诱发雷诺现象，手部皮肤谨防刺破、损伤，以免发生溃疡，不易愈合。由于硬皮病是由于皮肤萎缩、纤维化，汗液减少及汗腺萎缩，极易发生皲裂，皲裂后不易愈合，易合并感染，形成创面。所以患者应注意保持全身皮肤清洁，勤换内衣勤洗浴，避免使用碱性皂液，并涂擦油脂润肤。避免可能发生的创伤，一旦出现要积极预防感染，缩小创面，促进愈合。根据气候变化，及时实施保暖或散热措施，替代皮肤部分功能。

（2）关节训练法。关节训练包括主动运动、被动运动、辅助主动运动，对已发生挛缩的关节，应加入持续牵引、徒手牵引及主动牵引。训练时要注意：①正确理解解剖关系，确定施加外力的部位。②被动运动时要充分考虑到患者肢体的固定位置及方法。③手法要逐渐加重，并在活动受限的位置持续用力，以维持和扩大活动度，然后逐渐减力充分放松。④初起红肿期，力度要减小。⑤手法不宜粗暴，一般应在无痛范围内进行。

## 十一、各家发挥

### 1. 脾肾阳虚论

胡东流等认为 SSc 患者多有形寒肢冷，腰膝酸软，阳痿早泄，夜尿清长，舌淡胖等肾阳不足表现。其主要病机为阳虚血瘀。认为本病系肾阳虚衰，风寒湿邪痹阻于表，凝于肌腠，滞于经络，久则内舍于脏腑，治以温阳化瘀，用阳和汤加味（麻黄、熟地黄、肉桂、鹿角胶、白芥子、熟附子、细辛、红花、鸡血藤、黄芪、炮姜、丹参、炙甘草）；卢君健认为本病系脾肾阳虚，卫外不固，腠理不密，风寒湿邪乘虚侵袭致凝于腠理，阻于经络，致经络痹阻，营卫不和，气血不通，腠理失养而发病。病程迁延则邪循经入脉，致脏腑功能失调，皮肤损害加重，用阳和汤加味治疗，其重用辛热之品以壮肾阳，在加大麻黄、白芥子、鹿角胶、炮姜等用量的基础上，加用细辛、熟附子以温补肾阳，温经散寒；加大剂量丹参、黄芪、红花、鸡血藤以增加温通经脉之效。李金霞等认为本病应以调治脾肾为主，活血通痹为辅，处方以党参、黄芪、桂枝、白术、制川草乌、当归益气助阳，补脾温肾，佐以赤芍、丹参、川芎、路路通等活血通痹。李振国等认为本病以络脉、经脉损伤为病理基础，脾肾阳虚为本，寒凝血瘀为标，治疗应以温阳散寒，活血通络为治则，"气行则血行"，补气之药不可少，以增温阳通络之力，方取阳和汤加丹参、水蛭、川芎、桂枝等药随症选用。

### 2. 血瘀致痹论

硬皮病患者虽有肌肤肿胀、形寒肢冷、腰膝酸软、舌胖嫩等肾阳虚表现，但这些症状并非贯穿病程始终。而 SSc 患者早期就有雷诺现象及血管病变，血中内皮素、血栓素水平明显升高。研究表明血内皮素水平和皮肤硬度及肺纤维化程度呈正相关。且临床上 SSc 患者大多伴指趾紫绀、肤色黧黑、皮肤变硬、网状青斑、雷诺现象频发等明显血瘀征象，且这些症状不仅出现在疾病早期而且贯穿疾病始终。故屠文震等提出血瘀是硬皮病主要病机，与硬皮病的发生发展密切相关，益气活血应为硬皮病的治疗重点，根据病情不同阶段辅以清热凉血或温补脾肾的药物。李咏梅等将本病分为寒湿血瘀、阳虚血瘀、气滞血瘀三型：①寒湿血瘀证：治以阳和汤合当归四逆汤加减（熟地黄、炮姜、白鲜皮、当归、土茯苓、麻黄、川芎、赤芍、白芥子、独活、桂枝、秦艽、桑寄生、威灵仙）；②气滞血瘀证：治以桃红四物汤加减（生地黄、络石藤、鸡血藤、红藤、当归、熟地黄、赤芍、川芎、桃仁、三棱、红花、八月札）；③阳虚血瘀证：治以二仙汤合右归丸加减（仙茅、肉苁蓉、当归、锁阳、熟附子、赤芍、络石藤、丹参、淫羊藿、鸡血藤、雷公藤、熟地黄、肉桂等）。方思远等认为本病为肾阳虚衰，用当归四逆汤加减（当归、桂枝、细辛、白芍、通草、大枣、淫羊藿、仙茅、丹参、炙甘草）。

### 3. 体虚外感论

李奎喜等提出本病是因素体虚弱、气血不足，营卫两虚，腠理空疏，卫外失固，外邪（风、寒、湿、热之邪）乘虚而入肤腠经络之间，致营卫失和，气血痹滞，痰阻血瘀致肌肤失养而发本病。此外，有专家认为情志所伤、劳欲过度、饮食不节、五脏虚损、外伤等在硬皮病的发生、发展过程中亦起至关重要的作用。

**4. 脏腑论治**

朱良春认为本病是由于肺脾肾俱虚，涉及他脏而形成多脏器同病，多器官、多系统受累，故在上中下俱损的情况下，遵循上下皆病治其中，选"补中益气汤"为主合"金匮肾气丸"化裁；又指出在大补气血、脾肾的同时必须兼通经络、化瘀散结，促进病变部位的新陈代谢。邓铁涛根据肺脾肾相关理论将硬皮病分为脾肾亏虚和肺脾亏虚两个证型，认为本病的治疗宜肺脾肾同治，补肾是本病的关键所在，提倡以补肾益精为主，健脾养肺为辅。袁国强等认为本病病症纷繁，症状多样，将其分为十证以十法治之：①阳气虚损，寒滞脉络证：相当于早期水肿阶段，治以透表渗浊法，方用麻黄汤和桂枝汤加减。②脾肾阳虚，痰瘀阻络证：相当于硬化期，治以化痰散瘀法，方用导痰汤合桃红四物汤加减。③阴阳气血亏虚，肌肤失养证：相当于萎缩期，治以养荣生肌法，方用十全大补汤加减。④肺气亏虚，肾不纳气证：相当于肺间质纤维化伴炎症，治以上病下取法，方用肾气丸和升陷汤加减。⑤阳气亏虚，寒邪凝滞证，见于频发雷诺现象者，治以温阳通络法，方用当归四逆汤加减。⑥肝郁气滞证，见于情绪波动者，治以疏肝解郁法，方用柴胡疏肝散加减。⑦风寒痹阻关节经络证，见于关节痛、晨僵者，治以祛风通痹法，方用防风汤加减。⑧热毒入血症：相当于疾病发展期，治以凉血解毒法，方用清热地黄汤合黄连解毒汤加减。⑨胃失和降，腑气不通证：治以宽肠下气法，方用大承气汤加减，服 1～3 剂，胃肠功能恢复后改服他药。⑩胃失和降，胃气上逆证：相当于有食管病变者，治以和胃降逆法，方用旋覆代赭汤合调味承气汤加减。

**5. 络病论治**

郭刚主张从络病论治，硬皮病肿胀期病机为外感寒湿之邪，阻于肌肤之络（孙络），致气滞血瘀，而"血不利而为水"，络脉具有使布散于肌腠中的津液还于脉中的作用，所以，当外邪犯络，络脉瘀阻时，津液不能渗于脉中而渗于脉外，于是出现皮肤水肿、皱纹消失等症。络脉瘀阻，气血失和，久则络中津血不足，肌肤失养而致皮肤硬化萎缩，从而提出寒邪阻络，肺卫不宣证，以黄芪桂枝五物汤合麻黄附子细辛汤加减；寒凝腠理，脾肾阳虚证，以阳和汤加减；痰浊血瘀阻络证，以导痰汤加减；气血两虚，脉络失荣证，以十全大补汤加减；湿热阻络证，以四妙勇安汤加减。

**6. 寒热论治**

阎小萍认为本病以寒凝、痰阻、血瘀、脉络阻滞为标，以脾、肺、肾之气虚、阳虚为本，本虚标实为其主要表现，提出以下四方面辨证：①根据典型的皮肤病变分水肿期、硬化期和萎缩期：水肿期主要以邪实为主，外邪犯络，络脉瘀阻，津液不能渗于脉中而渗于脉外，故见皮肤肿胀，此时为皮肤变性阶段，是硬皮病治疗的最为关键时期，决定疾病的发展和预后；硬化期主要以改善皮肤代谢，恢复皮肤正常生理功能为主，治以活血通络、软坚散结；萎缩期治疗难度比较大，病机以正虚为主，外邪伤正，气血亏虚，络虚不荣，肌肤失养，治以益气血、通经络、养荣生肌，若治疗适时得当，皮肤代谢改善，皮肤尚能逐渐变软，以至恢复正常功能。②寒热虚实辨证：初期以邪实壅络为主，中后期以正亏络虚多见，或寒热虚实夹杂。本病虚寒证多见，湿热瘀阻证多见于水肿期，或湿热外侵，或寒湿入里化热，或脾肾阳虚，水湿不化，郁而化热。③脏腑辨证：SSc 可以累及肺、胃、肠道、食管、肾、心等多个脏器，而且随着病情的发展，往往成为治疗的重点，成为疾病的主要矛盾。根据累及脏腑不同给予五脏分治，以理气和血通络、维护脏腑功能为总的治疗思路。④络脉辨证：络脉病变贯穿于本病的始终，依据络脉辨证诊查要点，将其分为络脉绌急、络脉瘀阻和络息成积三个证型。

# 第七节　多发性肌炎和皮肌炎

多发性肌炎（polymyositis，PM）和皮肌炎（dermatomyositis，DM）均属于炎性肌病的范围，特发性炎性肌病包括多发性肌炎、皮肌炎、儿童 PM/DM、与其他结缔组织病伴发的PM/DM、无肌病性皮肌炎、恶性肿瘤相关性 PM/DM、包涵体肌炎。PM 和 DM 是一组以骨骼肌慢性、非化脓性炎症性病变为主的自身免疫病。该组综合征以对称性四肢近端肌群发生非感染性弥漫性炎症、肌痛及肌无力为主要临床表现。只出现肌痛、肌无力现象者称多发性肌炎。在肌炎的基础上，出现典型皮疹者称皮肌炎。随着疾病的发展，患者可能有内脏器官的损害，甚至肿瘤和其他结缔组织病的发生。

PM 和 DM 在中医古籍中无统一病名，因肌肉、关节疼痛属于中医"痹证"范畴，而四肢无力，后期肌肉萎缩则是"痿证"范畴。因病位主要在肌肉，且本病属于中医"痹证"范畴，故目前统称为肌痹。肌痹亦称肉痹。

## 一、临床诊断要点与鉴别诊断

### （一）分类

1982 年 Witaker 分类方案：①原发性 PM。②原发性 DM。③PM/DM 伴恶性肿瘤。④幼年型 PM/DM。⑤PM/DM 与其他结缔组织病重叠。⑥包涵体肌炎（IBM）。⑦其他局部型肌炎（有结节性、局灶性、眶周性）；嗜酸细胞性肌炎；肉芽肿性肌炎；增殖性肌炎。

### （二）诊断标准

**1. 参照 2010 年中华医学会风湿病学分会发布的《多发性肌炎和皮肌炎诊治指南》**

（1）对称性近端肌无力，伴或不伴吞咽困难、呼吸肌无力。

（2）血清肌酶升高，特别是肌酸磷酸激酶（CK）升高。

（3）肌电图示肌源性异常。

（4）肌活检异常：肌纤维变性、坏死，细胞吞噬、再生、嗜碱变性，核膜变大，核仁明显，筋膜周围结构萎缩，纤维大小不一，伴炎性渗出。

（5）特征性的皮肤损害：①眶周皮疹：眼睑呈淡紫色，眶周水肿；②Gottron 征：掌指及近端指间关节背面的红斑性鳞屑疹；③膝、肘、踝关节、面部、颈部和上半身出现的红斑性皮疹。

符合上述（1）～（4）条中任何 3 条或以上可确诊为 PM，同时有第（5）条者可诊断为DM。

**2. 目前常用的 WHO 诊断标准**

（1）主要标准：①典型的皮肤病变（眼睑紫红皮疹），末梢血管扩张和手指伸侧鳞性红斑或四肢躯干红斑。②肌力减退，肌压痛和硬结，动作缓慢及四肢近端明显肌萎缩。③肌活检见到炎性细胞浸润、水肿、肌纤维透明性变或空泡坏死，肌纤维粗细不一，肌纤维再生纤维化等。④血清酶肌酸激酶（CK）、谷草转氨酶（AST）、谷丙转氨酶（ALT）、乳酸脱氢酶（LDH）、醛缩酶等超过正常值上限的 50%。⑤肌电图显示肌炎的改变（应用皮质激素或解痉剂等会影响阳性结果）。

（2）次要标准：①钙沉着。②吞咽困难。

（3）诊断判定：①确诊 PM/DM：主要标准 5 项中具备 3 项；或主要标准 2 项加次要标准 2 项（无皮肤症状时为 PM）。②疑诊 PM/DM：只有主要标准第 1 项（皮肤病变）；或主要标准 2 项；或主要标准 1 项加次要标准 2 项（PM）。③异型：伴有恶性肿瘤的多发性肌炎或皮肌炎。④除外：原因明确的炎症性肌肉疾患或免疫性皮炎。

（三）鉴别诊断

**1. 高强度运动所致的肌肉损伤**

急性高强度的运动可导致肌肉的损伤，表现为急性发作的肌痛、肌无力、血清 CK 的升高，肌活检可见肌纤维的变性、坏死及炎性细胞的浸润，但无 PM 特征性的免疫病理改变。因此，病史调查及肌肉免疫组化病理检查是鉴别运动创伤性肌病与 PM 的重要依据。

**2. 感染相关性肌病**

多种真菌、细菌、病毒及寄生虫感染均可诱发肌病，其中以病毒感染最常见，主要包括艾滋病病毒（HIV）及人 T 淋巴细胞病毒、EB 病毒、腺病毒、柯萨奇病毒、乙肝病毒、巨细胞病毒、腮腺炎病毒、风疹病毒、流感病毒和带状疱疹病毒等。随着 HIV 感染发病率的增加，约 30% 的 HIV 感染者可发生 HIV 相关性肌病，而且部分患者以肌病为首发表现。HIV 相关性肌病有与 PM 相同的临床症状，如肌痛、肌无力、血清 CK 升高，但皮疹少见。肌电图检查表现为肌原性损害，极易误诊为 PM，故应注意 PM 与 HIV 相关性肌病的鉴别，因此拟诊 PM/DM 的患者均应检测血清 HIV 抗体。

**3. 包涵体肌炎**

包涵体肌炎（IBM）是一种慢性炎症性肌病，其主要病理特点是肌质或肌核内有管状细丝包涵体。本病起病隐匿，缓慢进展，70% 的患者首发症状为下肢近端无力，也可以下肢远端、上肢或四肢均匀无力起病。肌无力可对称或不对称，随着病情进展，远端肌无力可达 50%，但仅有 35% 其远端无力的程度达到或超过近端无力。部分患者的肌无力和肌萎缩可局限于某些肌群，如胸锁乳突肌、上肢肌群、下肢股四头肌等。最易受累的肌肉是肱二头肌、肱三头肌、髂腰肌、股四头肌和胫骨肌群，指、腕伸肌早期容易受累，而三角肌、胸大肌、骨间肌、颈屈肌、腓肠肌及趾屈肌受累较轻。约 20% 的患者颈部肌群受累，1/3 的患者可有面肌受累，以眼轮匝肌为主。吞咽困难较常见，约 30% 的患者就诊时已出现吞咽困难，后者多由食管上段和环咽部肌肉功能障碍所致。腱反射常减低，尤以膝、踝反射减退最为常见。当合并周围神经病变时可有感觉障碍。20% 的患者有肌肉疼痛，若同时有吞咽困难，临床与多发性肌炎很难区别。但 IBM 具备以下特点：①腕屈肌无力比腕伸肌无力更明显；②股四头肌萎缩无力明显；③手指屈肌萎缩无力；④血清 CK 轻度升高，一般在正常上限的 5 倍左右，很少超过 10 倍。IBM 激素及免疫抑制剂治疗常无效，被认为是最难治的一类肌病。

**4. 药物性肌病**

多种药物均可引起肌痛、肌无力的表现，常见的药物有他汀类降脂药、秋水仙碱、青霉胺、胺碘酮、西咪替丁、雷尼替丁、阿司匹林、环孢素、依那普利、达那唑、羟氯喹、青霉素、酮康唑和利福平等。近年来降脂药应用广泛，他汀类药物相关的肌病发生率也明显升高。

（1）他汀类药物诱导的肌病：一般发生在服药的数周至 2 年以上，呈剂量相关性。肌病的类型不同，轻微的肌痛、严重的骨骼肌溶解均有报道，还可能出现皮肌炎样皮损。女性患者、老年患者、肝肾功能不全的患者、糖尿病患者、嗜酒者、甲状腺功能低下的患者及联合使用多种药物的患者都是易发生他汀类药物性肌病的危险人群。预防他汀类药物性肌病的方法有避免合用已知可增加肌病风险的药物；运用药物最小剂量达到治疗目标；出现症状后立即停药。

（2）秋水仙碱诱导性肌病：秋水仙碱是治疗急性痛风的常用药物，大剂量秋水仙碱可导致肌无力，且下肢更为明显，血清 CK 升高。肌活检的普通 HE 染色不能将其与 PM 相鉴别。临床上一般肌酐清除率大于 50%以上方可使用秋水仙碱。

**5. 酒精性肌病**

酒精性肌病可分为急性、慢性两种。

（1）急性酒精性肌病：多见于 40～60 岁的男性，有短期、大量饮酒史。表现为急性的肌痛、无力，以下肢近端肌、骨盆带肌受累最常见，也可伴有呼吸肌、吞咽肌受累。血清 CK 升高，常超过正常上限的 10 倍左右。肌活检可见到肌纤维的广泛变性和坏死，表现为急性坏死性肌病。

（2）慢性酒精性肌病：男女均可发病，多见于 40～60 岁，有长期饮酒史（＞10 年）。表现为渐进性的近端肌无力和萎缩，常同时伴发酒精性肝病、外周神经病变。肌活检可见脂肪小滴在 I 型肌纤维内的聚集及肌细胞的灶性坏死。

**6. 激素性肌病**

此病并不常见，呈隐匿性起病。PM/DM 因长期应用激素可引起激素性肌病，以下肢的肌无力加重为主要表现，但血清 CK 正常或无明显变化。PM/DM 的治疗过程中，很难区分肌无力加重是激素诱导性肌病还是疾病活动或其他系统性疾病所致。如若患者近 1～2 个月内血清 CK 增加，无感染发生，亦无明显的新的激素不良反应，或无新的其他系统病变，或病情出现激素抵抗此时肌无力加重，可能是疾病活动所致，需加大激素的剂量。肌电图中显示自发性活动增加亦是疾病活动的征象。激素性肌病主要见于大剂量长期使用激素的患者，有报道约 10%的服用地塞米松的患者，在服药第 9～12 周时可出现激素性肌病。临床上不能肯定是肌病复发还是激素性肌病时，可通过减少或增加激素的治疗量观察 2～8 周，监测血清学的变化及临床表现，如是激素性肌病，激素减量后肌力应有改善。

**7. 重症肌无力**

重症肌无力是乙酰胆碱受体抗体介导的、细胞免疫依赖的和补体参与的神经-肌肉接头（NMJ）处传递障碍的自身免疫性疾病，病变主要累及 NMJ 突触后膜上乙酰胆碱受体。该病可见于任何年龄，我国以儿童期多见，20～40 岁发病者女性较多，中年以后发病者多为男性，多伴有胸腺瘤。此病常累及肩胛带肌、颈肌、球部肌和眼外肌，血清抗乙酰胆碱受体抗体测定、重复电刺激试验及新斯的明试验可与其他肌病相鉴别。

**8. 离子代谢紊乱相关性肌病**

多种离子代谢紊乱可诱发肌病，常见的是低钾性疾病，表现为明显的肌无力，且以下肢多见，血清 CK 可明显增高。低钾纠正后血清 CK 可快速恢复正常，肌力恢复则相对滞后。临床拟诊 PM/DM 的均应检测血清离子浓度。

**9. 甲状腺相关性肌病**

PM 患者可并发甲状腺病变，类型主要包括：①甲状腺功能减退；②甲状腺功能亢进；③甲状旁腺功能亢进。其中最常见的是合并甲状腺功能减退。甲状腺功能减退可出现甲状腺功能减退性肌病，表现为肌肉无力，尤以近端肌明显，伴肌肉疼痛、痉挛和肌酶的升高，肌肉的表现可以是甲状腺功能减退患者的主要临床症状之一。甲状腺功能减退性肌病与 PM 在临床上不易区分，前者的肌电图可呈肌源性损害；肌活检可见肌纤维的变性、萎缩和坏死及炎性细胞的浸润。但甲状腺功能减退性肌病无 PM 特征性的 "CD8$^+$T/MHCI 复合物"。

**10. 嗜酸粒细胞增多性肌炎**

此病呈亚急性发病，近端肌无力和肌痛，血清 CK 水平升高，肌电图呈肌源性改变，组织病理学有肌肉炎性改变，嗜酸粒细胞浸润。此病有 3 种亚型：嗜酸粒细胞增多-肌痛综合征、嗜酸性筋膜炎、复发性嗜酸粒细胞增多性肌炎。

**11. 肌营养不良症**

此病是一组遗传性进展性疾病，每种类型有其独特的表现和遗传特点。

（1）肢带型肌营养不良症：肢带肌受累呈进行性，影响骨盆带肌和肩胛带肌。膈肌无力可出现呼吸功能不全。

（2）面肩-肱型肌营养不良症：染色体显性遗传病。表现为面肌无力，眼轮匝肌和口轮匝肌受累明显，不能笑，不能吹口哨，闭眼困难。一般无其他器官受累。

（3）良性假性肥大性肌营养不良症：X-连锁隐性遗传病，表现为明显的下肢近端肌无力，病变进展可出现广泛的肌无力，肌肉假性肥大，发病较晚，15 岁左右才被发现。

（4）Duchenne 肌营养不良症：X-连锁隐性遗传病，出生时即患病，明显肌无力，下肢比上肢明显，儿童期出现小腿增粗，假性肌肥厚，肌肉组织被脂肪和结缔组织取代。

**12. 线粒体肌病**

线粒体肌病是由线粒体呼吸酶链的氧化代谢障碍引起的遗传性疾病。临床表现因酶缺乏种类而异，累及骨骼肌称为线粒体肌病，累及肌肉及脑称为线粒体脑肌病，线粒体肌病以青少年多见，主要表现为骨骼肌的极易疲劳，休息时缓解，肌电图为肌源性改变。肌肉活检可见特征性的碎片性红纤维改变。

## 二、中医辨病诊断

以肢体肌肉软弱无力，肌肉酸痛，皮肤不仁为特征，初起可急剧出现，继则手软难握，臂软难举，足软难履，甚则累及咽、颈项及胸部肌肉，严重者可出现复视、斜视、声嘶、吞咽及呼吸困难等临床表现，伴或不伴特征性皮肤损害者均可诊断为肌痹。

（1）发病较急，男女均可发病，但女性较多。

（2）症状以肌肉酸胀疼痛为主，病变在肌肉，初起皮肤肌肉酸胀，或恶风寒，继则筋脉、肌肉拘急，累及关节，活动不利。邪从外入，首犯于皮，肌皮相连，且皮肤为人身之外卫，所以皮痹、肌痹有时同见。皮痹则手足逆冷，遇寒手足皮肤变紫变白，或伴有眼睑、颜面皮肤水肿，呈紫红色，或胸背部弥漫性潮红。

（3）舌苔薄白。

（4）病初脉弦紧或浮，晚期脉多涩或缓弱。

## 三、审析病因病机

**1. 风热袭肺**

肺主卫，外合皮毛。风热外袭，由表入里，蕴郁成毒，侵及肺卫。营卫失调则发热、恶寒；邪毒袭肺，津液灼烧则发热、气促、咳嗽；热毒充斥肌肤则肌肉皮肤疼痛、肿胀、皮疹；

侵及营血，血凝于肌肤则发为红斑；甚则热毒内攻脏腑，出现内脏损害。

**2. 寒湿痹阻**

脾胃虚寒者，或冒雨涉水，雾露所伤，或因寝卧湿地，致寒湿之邪入里，重伤脾胃。脾虚后天化源不足，气血亏虚，肌肉、四肢无以荣养则肌肉无力，营卫不通则肌肉麻木、疼痛，甚则四肢困重不举，肌肉瘦削，日久萎废；脾虚不能运水化湿，痰湿留滞经络，则肢体肿胀、重着。

**3. 热毒内蕴**

因外受热毒或烈日暴晒，毒热之邪直入体内，或风寒湿热外邪入里，日久化热，热毒入里侵及营血，则见高热、发斑、肌肤肿胀、疼痛或极度乏力，甚则出现神昏、气急、胸闷等危象。

**4. 瘀血阻络**

因积聚癥瘕转化或久病，内生或外感之湿热毒邪困于体内，日久累及气血，气滞血瘀，经络阻滞，不通则痛，症见肌肤斑疹色暗、肌肉疼痛，或萎弱乏力、麻木不仁等。

本病多为先天不足，脏腑亏损，或情志内伤，气血逆乱，以致卫外不固，感受风寒、寒湿、风热、热毒之邪，邪毒蕴阻肌肤所致。本病肌肉无力、疼痛的症状，既可为外感六淫邪阻经络或久病瘀血阻滞而致不通则痛，也可为肺脾亏虚，气虚失运，血虚失养，筋脉不荣所致的不荣则痛。而其皮疹，则多与瘀血阻滞或热毒内蕴有关。本病基本病机，初期主要以肺脾气虚，日久则累及肝肾，出现肝肾阴血不足，同时并见湿热瘀毒，此为标。主要病位在于阳明经脉循行部位及肺脾二脏。

## 四、明确辨证要点

**1. 辨寒热**

平素怕冷畏寒，面色苍白，神疲乏力，大便偏溏，四肢末端遇冷之后则见发白或发紫，遇热缓解，舌淡苔薄白腻，脉浮紧为寒性表现。面颊、眼睑及上胸背部皮肤迅速出现大片鲜红水肿性斑片或紫红色斑片，四肢近端肌肉酸痛、无力，疼痛拒按，舌质紫暗或红绛，苔黄燥而干，脉洪数或弦滑数均为热性。

**2. 辨虚实**

肌痹早期风寒湿邪或毒热邪盛，多实证，以邪盛为主。后期多虚，但往往虚实并见。肌痹的实证多为风热犯肺、热毒炽盛。如发热恶寒，肌痛，皮肤痛，咽痛的风热犯肺证；数日内面颊、眼睑及上胸背部皮肤迅速出现大片鲜红水肿性斑片或紫红色斑片，四肢近端肌肉酸痛、无力，疼痛拒按的热毒炽盛证。本病虚证则见面部、躯干、四肢遗有红斑，色素沉着或色暗，近端肌肉萎缩，四肢肌肉酸痛隐隐的肝肾阴虚证；局部红斑色淡不鲜或消退，或皮肤溃疡，四肢近端肌肉重着、酸痛，抬举乏力的脾虚湿困证。

## 五、确立治疗方略

肌痹的治疗要标本兼顾，分清虚实。病初应以祛邪为主，扶正次之，病急先治标，后治本。对正邪相当，虚实夹杂者，应虚实并重。久病入络，故在肌痹中晚期的治疗中，应重视疏通气血。肌肉与皮肤相连，气血相通，故在治疗肌痹调理脾胃的同时，还应兼顾肺气，以养皮毛，透邪通络。

## 六、辨证论治

### 1. 风热犯肺证

（1）抓主症：发热恶寒，肌痛，皮肤痛，咽痛，咳嗽，少汗，口微渴。

（2）察次症：眼睑紫红，面部红赤，肢软无力，或气短咽干，或胸闷咳嗽。

（3）审舌脉：舌红苔薄白，脉浮数无力。

（4）择治法：清热解表润肺。

（5）选方用药思路：本证多发于皮肌炎早期，以风热表证为主，故应辛凉解表，方用银翘散合清燥救肺汤加减。金银花 20g，淡竹叶 15g，荆芥 15g，牛蒡子 15g，淡豆豉 10g，薄荷 10g，麦冬 15g，玄参 20g。

（6）据兼症化裁：发热不退者加连翘 10g，青蒿 15g；皮肤症状明显者加紫草 15g，葛根 15g，蝉蜕 6g；气血不足者加当归 15g，黄芪 30g。

### 2. 热毒炽盛证

（1）抓主症：数日内面颊、眼睑及上胸背部皮肤迅速出现大片鲜红水肿性斑片或紫红色斑片，触之灼热，四肢近端肌肉酸痛、无力，疼痛拒按，严重者伴有吞咽困难。

（2）察次症：举头乏力，声音嘶哑，时有呛咳，全身瘫软，伴身热不退，时觉心烦，面红目赤，口渴喜冷饮，便结溲赤。

（3）审舌脉：舌质紫暗或红绛，苔黄燥而干，脉洪数或弦滑数。

（4）择治法：清肺解毒，凉血通络。

（5）选方用药思路：本证多发于皮肌炎以皮疹、高热为主要症状者，或伴有明显肌痛、肌无力。病机关键为热邪弥漫气分，治疗在于清气分之热、凉血解毒。方选犀角地黄汤加味。水牛角（先煎）15g，牡丹皮 15g，知母 20g，生地黄 20g，芍药 20g，石膏（先煎）20g。

（6）据兼症化裁：红斑热痛弥漫者，加丹参 30g，白花蛇舌草 30g，野菊花 12g；热势不退者加重石膏用量至 60～120g，另加青蒿 30g，鸭跖草 30g；四肢无力明显者，加川续断 20g，乌梢蛇 30g，牛膝 15g；口渴便秘者加火麻仁 30g，西洋参 6g（另煎），玄参 15g，石斛 30g，生大黄 9g；肝胆火旺者，加栀子 9g，龙胆草 9g，茵陈 9g。

### 3. 内陷心营证

（1）抓主症：发病初期，即见高热、咳嗽，干咳无痰或痰黄稠，时有呛咳，伴气喘息粗，烦躁不安，渴喜冷饮，大便干结，小溲短赤。继则四肢无力，甚则迅速瘫软，皮疹色鲜而肿，遍布全身，心悸怔忡。严重者，神昏不醒，或伴呕血黑便，或见尿闭尿少。若抢救不及时，迅速出现阴阳离决之危象。

（2）察次症：声音嘶哑，胸闷气急，吞咽困难。

（3）审舌脉：舌质绛红而干，苔光绛或黄腻，脉结代无力或滑数。

（4）择治法：清肺解毒，清心凉营。

（5）选方用药思路：本证多发于肌炎合并急性心肌炎、肺间质炎的患者。病机关键在于热毒内盛，内陷心营。治当以清心凉营、润燥救肺为主，故方选清瘟败毒饮合清营汤加减。生地黄 20g，黄连 5g，黄芩 10g，牡丹皮 15g，石膏（先煎）15g，栀子 10g，淡竹叶 10g，玄参 15g，水牛角（先煎）15g，连翘 15g，知母 20g。

（6）据兼症化裁：咳痰黄稠不爽者，加鱼腥草 15g，象贝母 9g，冬瓜子 15g，瓜蒌皮 15g；心悸胸闷、脉结代者加珍珠母（先煎）15g，三七 6g，丹参 15g；皮疹色红、灼热疼痛者，加丹参 30g，白花蛇舌草 30g，野菊花 12g；气急喘促者，加苏子 12g，紫石英（先煎）30g，沉香 6g。

**4. 寒湿入络证**

（1）抓主症：平素怕冷畏寒，面色苍白，神疲乏力，大便偏溏，四肢末端遇冷之后则见发白或发紫，遇热缓解。久坐湿地或外感风寒，突发四肢抬举无力伴酸痛重着，遇冷痛剧，关节周围可见紫红色斑疹，伴脱屑，四肢、面部、眼睑也见暗红色肿胀斑疹。

（2）察次症：身热不扬，周身酸楚，四肢乏力，吞咽不利，关节窜痛或兼肿胀。

（3）审舌脉：舌淡苔薄白腻，脉浮紧。

（4）择治法：散寒化湿，温阳通络。

（5）选方用药思路：本证以多发性肌炎患者多见，在寒湿阻络的同时，可或多或少伴有脾肾不足的表现。治疗可先予外祛寒湿，结合补脾温肾法。方选黄芪桂枝五物汤合防己黄芪汤。黄芪 20g，桂枝 20g，防己 15g，白术 15g，芍药 15g，大枣 10g。

（6）据兼症化裁：手足冰凉、四肢厥冷者，加补骨脂 12g，淫羊藿 15g；肌无力者，加牛膝 12g，乌梢蛇 15g，川续断 15g。

**5. 脾虚湿困证**

（1）抓主症：局部红斑色淡不鲜或消退，或皮肤溃疡。四肢近端肌肉重着、酸痛，甚则肿胀不消，关节酸痛，不能屈伸，四肢行走、抬举乏力。

（2）察次症：面色㿠白，少气懒言，神疲欲寐，时有自汗，头重头痛，食少脘闷，渴不欲饮，大便溏薄不爽，小便短少。

（3）审舌脉：舌淡边有齿印，苔白腻，脉细滑。

（4）择治法：健脾益气，化湿通络。

（5）选方用药思路：本证的关键在于脾虚生湿，湿浊阻络，见肌肤疼痛，或发疮疡，多发于以肌肉无力为主要症状者。治疗以健脾为主，化湿为辅。方选三妙丸合薏苡仁汤。薏苡仁 30g，牛膝 15g，黄柏 15g，苍术 15g，官桂 10g，芍药 20g。

（6）据兼症化裁：如遇湿热入里而现肌肉疼痛、身热不扬、舌苔黄腻者，加黄连 6g，黄芩 9g，忍冬藤 15g，川朴 9g，萆薢 15g，土茯苓 15g；脾虚气血不足者，加赤芍 9g，太子参 15g，丹参 12g，制首乌 15g。

**6. 肝肾阴虚证**

（1）抓主症：面部、躯干、四肢遗有红斑，色素沉着或色暗，近端肌肉萎缩，四肢肌肉酸痛隐隐。时感乏力，行滞语迟，腰酸腿软。

（2）察次症：面色潮红，形体偏瘦，五心烦热，皮肤干涩少泽，头晕目眩，面部烘热，耳鸣健忘，口干咽燥，失眠盗汗。

（3）审舌脉：舌红少苔，有裂纹，脉细数。

（4）择治法：滋补肝肾，养阴和营。

（5）选方用药思路：本证多见于中晚期患者，或病久入络，深入下焦肝肾，或热毒下劫肝肾之阴，而致肝肾阴亏。故治本以滋补肝肾，治标以活血通络。方选一贯煎合左归丸。生地黄 15g，沙参 15g，枸杞子 15g，麦冬 20g，当归 15g，川楝子 10g，山药 15g，山茱萸 15g，牛膝 20g，菟丝子 15g。

（6）据兼症化裁：肌肉萎缩明显者，加僵蚕 15g，蜈蚣 2 条，黄芪 15g；手足拘挛者，加白芍 30g，木瓜 15g；肝肾阴亏、阳亢风动者，加珍珠母（先煎）30g，钩藤（后下）15g。

## 七、中成药选用

（1）银翘片：风热犯肺证，组成：金银花、连翘、薄荷、淡豆豉、牛蒡子、桔梗等；每次 4 片，每日 2～3 次口服。

（2）紫雪丹：内陷心营证，组成：石膏、寒水石、滑石、磁石、玄参、木香、沉香等；每次 1.5～3g，每日 2 次口服。

（3）金匮肾气丸：寒湿入络证，组成：生地黄、茯苓、山药、山茱萸（酒炙）、牡丹皮、泽泻、桂枝、牛膝、车前子、附子（炙）；每次 1 丸，每日 2 次口服。

（4）四妙丸：脾虚湿困证，组成：牛膝、苍术、黄柏、薏苡仁；每次 6g，每日 2 次口服。

## 八、单方验方

（1）雷公藤制剂：有一定毒性，服药期间需监测血常规和肝功能。每次 10～20mg，每日 3 次口服，3 个月为 1 个疗程。雷公藤糖浆：将雷公藤、鸡血藤、红藤等制成糖浆后混合均匀，每毫升含 3 种生药各 1g，每次 10～15ml，每日 3 次口服。

（2）薄盖灵芝注射液：适合于皮肌炎恢复期，系灵芝菌丝体制剂。每次肌内注射 1～2 支，每日 1 次，连用 1～4 个月。灵芝可扶正培本，滋补强壮，具有改善肌萎缩，增进肌力的作用。

（3）活血补气复方：方由党参、黄芪、红藤、生地黄、鸡血藤、紫草、白芍等组成。本方辨病与辨证相结合，据肺主皮毛、脾主肌肉及肾主骨的机制，以调整机体免疫功能。

## 九、中医特色技术

（1）药浴：皮肤、肌肉红斑肿痛者可予中药熏洗，若属寒湿入络，可选用生草乌、生川乌、生南星、细辛、红花、冰片、枯矾等温经散寒、活血通络药予以药浴；若属湿热蕴毒，可选用冬瓜皮、金银花、泽泻、知母、泽兰、土茯苓、黄柏等清热泻火、利水消肿药予以药浴。

（2）面部红斑可外搽氧化锌软膏以避光护肤。

（3）肌肉关节疼痛、无力，皮肤不红，肢端青紫、发凉者，可用木瓜药酒、红花五灵脂药酒涂搽按摩；或用桂枝 15g，透骨草 30g，红花 10g，苏木 20g，木瓜 15g 煎汤，熏洗、浸渍患处。

## 十、预防调护

（1）对 DM 患者，红斑发作时应注意忌口，忌食导致光过敏的食物，如菌菇类、芹菜等；另外要少食炙煿油炸食品，海鲜发物也应忌口。而对 PM 患者饮食可适当放开，并鼓励患者多食健脾补肾的食物，如山药、薏米、淡菜等，以帮助身体恢复。

（2）进食吞咽困难，是 PM/DM 患者临床主要症状之一。当病变累及消化道平滑肌和咽喉部肌肉时，患者会出现不同程度的吞咽困难、呛咳、进食反流的症状。此时应指导患者进食低盐、高热量、高蛋白及高纤维素的软食、流质或半流质饮食。多食新鲜水果、蔬菜，禁食坚硬或油炸、海鲜、辛辣及刺激性的食物，并戒烟酒。注意口腔清洁，可用复方氯己定含漱液漱口，每日 3 次；霉菌感染者用 2%NaHCO$_3$ 溶液漱口，或制霉菌素加甘油涂口。

## 十一、各家发挥

### 1. 痹证、痿证论治

张镜人认为本病属痿证、痹证，其红斑属阴阳毒和斑毒。痿证是由于先天不足，后天失调，脾虚则化源不足，肾虚则精血亏乏，故筋骨、肌肉失养，日久成痿。痹证亦属气血虚弱，血液运行不畅，瘀血阻络所致。斑毒则系正气亏虚，热毒之邪入于营血所致。周耀庭认为本病具有痿、痹双重性质，主要治疗思路是温阳益气起痿与散风利湿除痹并施。

### 2. 从脾肾论治

周仲瑛认为本病为脾肾亏虚，调补脾肾为治疗本病的根本，标在湿热瘀阻，治疗当以补益脾肾、清热化湿、活血化瘀为基本大法。急性期需遵从急则治其标、缓则治其本的原则，治以清热利湿、活血化瘀，佐以补脾肾、益气血，但首先要辨清湿、热、瘀三者的兼夹程度或主次，适当兼顾治疗。缓解期以治本为主，但补益不宜太过，以免助湿生热。若有皮肤发斑、关节痛等合并症则可同时治疗。基本方为白术、苍术、木防己、黄柏、当归、生黄芪、生薏苡仁、萆薢、川牛膝、五加皮、淫羊藿、千年健。热象明显者可加知母；阴伤汗出者加生地黄、石斛；瘀象明显者加葛根、鸡血藤、姜黄、土鳖虫等；下肢痿软明显者可加晚蚕沙、木瓜等；气虚明显者可加大量黄芪。

徐宜厚认为本病以精血亏损，外邪得以乘之居多，强调脾胃健旺，则饮食能受纳腐熟，精微可传输运化，气机升降畅利，津液气血生化有源，形神乃旺。故治以扶脾法论，具体又分护脾阴，治以益胃汤；补脾阳，治以桂枝人参汤加味；益气元，治以还少丹加减。

王占忠认为本病外因主要为外感风寒湿火毒邪，内因为脏腑精气不足，两者交合，卫外不固，浊邪入里，日久内舍于脏腑，气虚血瘀，精气耗损，进而出现肌肉、皮肤、脏腑的改变。脾肺气虚，宣发不利，肾之精气不足为主要病理基础，血瘀则为浊邪闭阻，气虚血行不利所致。

### 3. 从阴阳毒论治

陈亦人指出 DM 与《金匮要略》中阴阳毒相似，张仲景以升麻鳖甲汤治之，旨在解毒滋阴，活血通阳。因无典型的皮肤表现，PM 则类似于痹证。治疗 DM 以化瘀通络，解毒通阳为基本法则。中药与激素联合应用的过程中应注意：激素大量应用期患者多为肝肾阴虚，湿热内蕴证，应当滋补养肾，清热凉血；激素减停过程中，多阳气不足，应适当地补气升阳，逐步撤减激素。

### 4. 分期论治

陈湘君等随访调查发现，PM/DM 急性期主要是热毒或寒湿，缓解期则多累及肝、脾、肾三脏，以气虚、脾虚为主要病理表现，同时有湿困、血瘀、肝旺、肾阳虚等兼夹证。王德馨将 DM 分为急性期和慢性期，急性期以大剂量激素治疗为主，配合清营解毒中药；亚急性和慢性期配合中等剂量和小剂量的激素，中药以扶正培本、活血化瘀为主，以六味地黄汤加减。

张志礼认为本病分期辨证如下：①急性期，以毒邪化热为主，乃风寒湿邪入里化热，侵入营血，化热化火所致。治以清热凉血解毒，活血通络止痛。方药：羚羊角粉 0.6g（或生玳瑁末 3g）（分冲），鸡血藤 30g，忍冬藤 15g，牡丹皮 15g，赤芍 10g，白茅根 30g，生地黄 15g，板蓝根 30g，延胡索 10g，败酱草 15g，丹参 15g，川楝子 10g 等，配合西药糖皮质激素治疗，效果较为理想。②寒湿凝滞证：病情迁延，治以温化寒湿，理气活血，通络止痛。方药：党参 10g，黄芪 15g，白术 10g，桂枝 10g，茯苓 15g，白芥子 10g，鸡血藤 30g，延胡索 10g，丹参 15g，首乌藤 30g，乌梢蛇 10g，秦艽 15g，菟丝子 15g，淫羊藿 10g 等。③阴阳失调、气血两虚证：见于疾病后期，治以益气养阴，调和阴阳，活血通络。方药：黄芪 15g，白术 10g，茯苓 10g，太子参 15g，首乌藤 30g，天仙藤 15g，钩藤 15g，丹参 15g，鸡血藤 30g，沙参 15g，当归 10g。后两型治疗重点应在扶正及活血通络散瘀上，同时可减少激素用量。

（高丽娟）

# 第八节　大动脉炎

大动脉炎（takayasu arteritis，TA）是指主动脉及其主要分支的慢性进行性非特异性炎性疾病。病变多见于主动脉弓及其分支，其次为降主动脉、腹主动脉和肾动脉。主动脉的二级分支，如肺动脉、冠状动脉也可受累。受累的血管可为全层动脉炎。早期血管壁为淋巴细胞、浆细胞浸润，偶见多形核中性粒细胞及多核巨细胞。由于血管内膜增厚，导致管腔狭窄或闭塞，少数患者因炎症破坏动脉壁中层，弹力纤维及平滑肌纤维坏死，而致动脉扩张、假性动脉瘤或夹层动脉瘤。

大动脉炎在中医学文献中无相似病名的记载，根据本病的临床表现，属中医学"脉痹""血痹""眩晕"等范畴。当肢体动脉狭窄和闭塞，缺血严重而发生肢端坏疽者，又称为"脱疽"。

## 一、临床诊断要点与鉴别诊断

（一）诊断标准

### 1. 怀疑标准

40 岁以下女性，具有下列表现 1 项以上者，应怀疑本病：单侧或双侧肢体出现缺血症状，表现为动脉搏动减弱或消失，血压降低；脑动脉缺血症状，表现为单侧或双侧颈动脉搏动减弱或消失，以及颈部血管杂音；近期出现的高血压或顽固性高血压；伴有上腹部 II 级以上高调血管杂音；不明原因低热，闻及背部脊柱两侧、胸骨旁、脐旁等部位或肾区的血管杂音，脉搏有异常改变者；无脉及有眼底病变者。

### 2. 诊断标准

采用 1990 年美国风湿病学会的分类标准：

（1）发病年龄≤40 岁：40 岁前出现症状或体征。

（2）肢体间歇性运动障碍：活动时 1 个或多个肢体出现逐渐加重的乏力和肌肉不适，尤以下肢明显。

（3）肱动脉搏动减弱：一侧或双侧肱动脉搏动减弱。

（4）血压差＞10 mmHg：双侧上肢收缩压差＞10mmHg。

（5）锁骨下动脉或腹主动脉杂音：一侧或双侧锁骨下动脉或腹主动脉闻及杂音。

（6）血管造影异常：主动脉一级分支或下肢近端的大动脉狭窄或闭塞，病变常为局灶性或节段性，且不是由动脉硬化、纤维肌发育不良或类似原因引起。符合上述 6 项中的 3 项者可以诊断本病。此诊断标准的敏感性和特异性分别是 90.5%和 97.8%。

### （二）鉴别诊断

**1. 先天性主动脉缩窄**

先天性主动脉缩窄多见于男性，血管杂音位置较高，限于心前区及背部，全身无炎症活动表现，胸主动脉造影见特定部位狭窄（婴儿在主动脉峡部，成人位于动脉导管相接处）。

**2. 动脉粥样硬化**

动脉粥样硬化常在 50 岁后发病，伴动脉硬化的其他临床表现，血管造影有助于鉴别。

**3. 肾动脉纤维肌发育不良**

肾动脉纤维肌发育不良多见于女性，肾动脉造影显示其远端 2/3 及分支狭窄，无大动脉炎的表现，病理检查显示血管壁中层发育不良。

**4. 血栓闭塞性脉管炎**

血栓闭塞性脉管炎好发于有吸烟史的年轻男性，为周围慢性血管闭塞性炎症，主要累及四肢中小动脉和静脉，下肢较常见。其表现为肢体缺血、剧痛、间歇性跛行，足背动脉搏动减弱或消失。游走性浅表静脉炎，重症可有肢端溃疡或坏死等，与大动脉炎一般不难鉴别。

**5. 白塞病**

大动脉与白塞病均出现主动脉瓣及其他血管的病变，但白塞病常有口腔溃疡、外阴溃疡、葡萄膜炎、结节红斑等，针刺反应阳性。

**6. 结节性多动脉炎**

结节性多动脉炎主要累及内脏中小动脉，与大动脉炎表现不同。

## 二、中医辨病诊断

本病多由先天禀赋不足或后天失调，致气血阴阳不足，复感外邪，留于经脉，气血运行不畅，脉络瘀阻所致。

脉痹可见皮肤红肿疼痛，皮下有硬结，或见指端冷痛，肤色苍白或紫暗，后期有皮肤萎缩；脉痹病在血脉，无论湿热瘀阻证见于脉痹早期或病程中晚期，必有四肢或躯干的脉络灼热疼痛或出现索条状物，按之则痛的特点。

## 三、审析病因病机

**1. 禀赋不足**

先天不足，形体失充，或强劳过度，耗伐肾精肾阳，肾阳为一身阳气之本，肾阳虚衰，阴寒内盛，心阳无力振奋，脾阳运化无力，则推动气血无力，寒凝血脉，痹阻不通，而发本病。

**2. 气血两虚**

久病体虚，气血亏损；或妇女妊娠及产后出血过多，气血两伤；或外感阳热之邪久恋不去，耗气伤阴；或素体内热久蕴，气血内耗。气虚运血无力，血行缓慢，血虚无以化气，经脉空虚，终致瘀阻脉络，血脉闭塞，而罹患本病。

### 3. 正虚感邪

先天不足，气血失调，风寒湿邪外侵，化生热毒，阻于脉络；或素体阳盛，内有蕴热，复感湿热毒邪，内外合邪，热毒蕴结经络，使其壅滞痹塞而发病。或热邪内炽，耗灼阴液；或肝郁化火，灼伤阴津；或久病肝肾阴虚，阴不制阳，水火失济，阳亢于上，阴亏于下，皆可致无脉症。

### 4. 气血瘀阻

忧郁恼怒伤肝，肝郁气滞日久，或术后、产后、外伤后长期卧床伤气，均可因气机郁滞，致血行迟缓，瘀阻血脉，而产生气郁血瘀之脉痹。

### 5. 痰浊瘀阻

素体脾虚，或嗜食膏粱厚味，以致谷不化精，痰浊内生；或情志不遂，肝气郁结，气郁生痰。痰浊流注，阻滞经络，血行受阻而成痰瘀阻脉。

总之，本病为机体虚弱，气血阴阳不足，外感六淫之邪乘虚而入，致瘀血痰浊内作。气血阴阳不足为其本，热毒、瘀血、痰浊为其标，与心、肝、脾、肾关系密切。先期邪气盛，湿热毒瘀；后期正气耗伤，气血两虚，或肝肾阴虚，肝阳上亢，或脾肾阳虚，寒凝血瘀。基本病机以虚损、瘀滞为特点，血瘀贯穿于病程始终。

## 四、明确辨证要点

### 1. 辨寒热

寒证以素体阳气不足，复感寒湿之邪，症见患处皮色青紫或苍白、肢体发凉、恶寒或畏寒、多在入冬或遇寒时发病或加重、得热缓解或减轻、舌淡等为要点。热证以素体阴虚，复感热邪，症见患处皮肤红肿或潮红、肢体发热或触之灼热、舌红为要点。

### 2. 辨虚实

实证以患处肢体肿胀、疼痛较剧，皮肤甲错或顽麻、舌暗或有瘀斑、苔厚腻者为要点。虚证以起病缓，病程长，素体正虚，肢体酸软无力、疼痛，伴虚寒者为要点。

### 3. 辨时期

早期以病位表浅，病变局限，肢体疼痛较轻，疼痛多在活动后出现，静息后逐渐缓解为要点。中期以疼痛加重，常持续不解，日轻夜重，患肢皮色改变较为明显，可见患肢肌肤肿胀、瘀斑、爪甲失营等为要点。晚期以病情进一步加重，病变弥散，疼痛剧烈且持续不解，甚至可继发溃烂、晕厥等为要点。

## 五、确立治疗方略

脉痹的基本病变是血脉瘀阻，故在其病程的始终都应以活血化瘀、通络止痛为治疗原则。由于病因的不同，或机体正虚，或阴阳气血偏颇的差异，又常与其他法则合用。一般常用的祛邪法则有清热凉血、温经散寒、清热利湿、豁痰散结，扶正的法则有益气养血、温补脾肾等。此外，平调阴阳、疏导气机、养阴清热、疏肝理气等法则也较常用。本病以热毒、瘀血、痰浊为标，脏腑阴阳气血不足为本。急性活动期以邪实为主，应用清热解毒或养阴清热、活血通脉法，可控制急性血管炎症，迅速缓解症状。慢性期以脾肾阳虚、气血双亏为主，应用温补阳气、益气养血、活血化瘀法，可扶正固本，改善血运，有利于改善预后。

## 六、辨证论治

### 1. 热毒瘀阻证

（1）抓主症：发热，口干喜饮、烦躁，肌肉关节酸痛。

（2）察次症：患侧肢体发凉、麻木、无脉，大便干，小便黄赤。

（3）审舌脉：舌红苔黄或薄黄，脉数或无脉。

（4）择治法：清热解毒，活血化瘀。

（5）选方用药思路：本证多见于大动脉炎活动期和慢性炎症期。多由脏腑失调，内有蕴热，感受风寒湿邪，从阳化热，或感受湿热毒邪，热毒蕴结经络，脉络瘀阻不通所致。方选五味消毒饮合桃红四物汤加减。金银花 30g，野菊花 15g，蒲公英 30g，紫花地丁 30g，虎杖 20g，桃仁 12g，红花 10g，当归 12g，川芎 15g，赤芍 20g，丹参 15g，鸡血藤 30g。

（6）据兼症化裁：湿热盛出现身体困重，关节肿胀，脘腹胀满，舌苔黄腻者，加黄柏 12g，苍术 15g；午后潮热，自汗盗汗者，加青蒿 15g，白薇、银柴胡各 10g。

### 2. 气血两虚证

（1）抓主症：面色少华，头痛眩晕，心悸气短，倦怠乏力。

（2）察次症：肢体发凉、麻木，活动后加重。

（3）审舌脉：舌质淡，苔薄白，脉沉弱或无脉。

（4）择治法：补气养血，活血通络。

（5）选方用药思路：本证多由久病体虚，气血亏损；或妇女妊娠及产后出血过多，气血两伤；或外邪久恋不去，气血内耗所致。气血亏虚，血脉不荣，脉络瘀滞，而出现本证。多见于本病的稳定期。方选三痹汤加减。黄芪 30g，党参 30g，鸡血藤 30g，熟地黄 15g，当归 15g，川芎 15g，赤芍 15g，丹参 15g，牛膝 15g，白术 15g，茯苓 15g，甘草 10g。

（6）据兼症化裁：瘀血重者，加水蛭 6g，莪术 15g，地龙 10g；胃纳差者，加神曲、鸡内金各 15g；肢体发凉明显者，加制附片（先煎）、桂枝各 15g。

### 3. 阴虚阳亢证

（1）抓主症：腰膝酸软，肢体麻木或偏瘫。

（2）察次症：头痛，眩晕，耳鸣，心烦易怒。

（3）审舌脉：舌红，脉弦数或无脉。

（4）择治法：滋阴潜阳，活血化瘀。

（5）选方用药思路：本证多由阴虚体质之人，或热邪伤阴，或肝郁化火，灼伤阴津，或久病暗伤，肝肾阴虚，阴不制阳，水火失济，阳亢于上，阴亏于下而成。主要涉及肝肾两脏，方选天麻钩藤饮合桃红四物汤加减。天麻 15g，钩藤 20g，石决明 20g，龙骨 30g，牡蛎 30g，川牛膝 15g，川芎 15g，丹参 15g，赤芍 20g，桃仁 10g，红花 10g，鸡血藤 30g。

（6）据兼症化裁：关节痛，ESR 快者，加牡丹皮、虎杖各 20g，秦艽 15g；头痛重者，加白菊花 10g，白芷 12g；血压高者，加夏枯草 15g，磁石 20g。

### 4. 脾肾阳虚证

（1）抓主症：形寒肢冷，腰膝酸软，头晕气短，面色无华，食少纳呆。

（2）察次症：倦怠乏力，肢体麻木。

（3）审舌脉：舌淡，舌体胖大，有齿痕，脉沉细或无脉。

（4）择治法：温肾健脾，散寒活血。

（5）选方用药思路：本证多由素体禀赋阳虚，或病程迁延日久，阴液亏虚，阴损及阳转化而成。脾肾阳气不足，不能温养肢体，经脉失于温煦，阴寒内盛，寒凝血脉，痹阻不通，而发本证。方选熟地黄30g，山萸肉15g，山药20g，黄芪30g，鸡血藤30g，党参15g，干姜10g，赤芍15g，怀牛膝15g，肉桂6g，白芥子10g，熟附子10g，麻黄6g，鹿角胶（烊冲）10g，地龙12g，炙甘草10g。

（6）据兼症化裁：阳虚肢冷甚者，加巴戟天、淫羊藿各15g；便溏者，加薏苡仁30g，莲子肉10g。

**5. 气血瘀阻证**

（1）抓主症：胸背胀痛，四肢麻木，肢体倦怠，头痛目眩，胸闷，善太息。

（2）察次症：女子月经不调，经行腹痛而有血块。

（3）审舌脉：舌质暗，或瘀点瘀斑，苔薄白，脉弦或无脉。

（4）择治法：疏肝理气，活血化瘀。

（5）选方用药思路：本证可单独出现，但往往与前述各证兼夹出现而贯穿于病程始终。故活血化瘀法适用于大动脉炎各个时期的治疗，方选血府逐瘀汤加减。当归10g，生地黄15g，川芎15g，赤芍15g，桃仁10g，红花10g，柴胡10g，枳壳10g，牛膝15g，鸡血藤30g，丹参15g，土鳖虫10g，水蛭6g，甘草6g。

（6）据兼症化裁：气虚者加黄芪20g，党参15g；痛甚者加乳香10g，延胡索15g；头晕易怒者加白菊花10g，草决明15g；经脉拘急者加僵蚕、地龙各10g。

## 七、中成药选用

（1）西黄丸：热毒瘀阻证，组成：牛黄、麝香、乳香（醋制）、没药（醋制）；每次3g，每日2次口服。

（2）八珍丸：气血两虚证，组成：生地黄、芍药、当归、川芎、党参、白术、茯苓、甘草；每次6g，每日2次口服。

（3）大补阴丸：阴虚阳亢证，组成：熟地黄、盐知母、盐黄柏、醋龟甲、猪脊髓；每次9g，每日2次口服。

（4）桂附地黄丸：脾肾阳虚证，组成：熟地黄、山茱萸、山药、牡丹皮、泽泻、茯苓、桂枝、附子；每次6g，每日2次口服。

（5）血府逐瘀口服液：气血瘀阻证，组成：桃仁、红花、当归、川芎、地黄、赤芍、牛膝、柴胡、枳壳、桔梗、甘草；每次20ml，每日3次口服。

## 八、单方验方

（1）雷公藤制剂：每次10～20mg，每日3次，口服，3个月为1个疗程；或雷公藤片，每次2片，每日3次，口服，可连续服用3～4个月。本制剂有一定毒性，服药期间需定期复查血常规和肝功能。

（2）清开灵注射液：40ml加入5%葡萄糖注射液或生理盐水500ml中，静脉滴注，每日

1 次，10～15 日为 1 个疗程。适用于大动脉炎急性活动期。

（3）炎琥宁注射液：320～400mg 加入 5%葡萄糖注射液或生理盐水 500ml 中，静脉滴注，每日 1 次，10～15 日为 1 个疗程。适用于大动脉炎急性活动期。

（4）脉炎消注射液：40～60ml 加入 5%葡萄糖注射液中，静脉滴注，每日 1 次，15 日为 1 个疗程，可连续应用 2～4 个疗程。

（5）川芎嗪注射液：400～800mg 加入 5%葡萄糖注射液或生理盐水 500ml 中，静脉滴注，每日 1 次，10～15 日为 1 个疗程，疗程间隔 5～7 日，可连用 3 个疗程。

（6）复方丹参注射液：20ml 加入 5%葡萄糖注射液 500ml 中，静脉滴注，每日 1 次，15 日为 1 个疗程，停 7 日后再用第 2 个疗程。

（7）黄芪注射液：40ml 加入 5%葡萄糖注射液或生理盐水 500ml 中，静脉滴注，每日 1 次，10～15 日为 1 个疗程，疗程间隔 5～7 日，可连用 3 个疗程。

（8）生脉注射液：40ml 加入 5%葡萄糖注射液或生理盐水 500ml 中，静脉滴注，每日 1 次，10～15 日为 1 个疗程，疗程间隔 5～7 日，可连用 3 个疗程。

## 九、中医特色技术

### 1. 外治法

（1）活血止痛散：透骨草 10g，延胡索 10g，当归 10g，姜黄 10g，川椒 10g，海桐皮 10g，威灵仙 10g，川牛膝 10g，乳香 10g，没药 10g，羌活 10g，白芷 10g，五加皮 10g，苏木 10g，红花 10g，土茯苓 10g。将上药装入纱布袋内，加水煎煮后，熏洗患肢，每日 1～2 次，每次 60min。适用于大动脉炎慢性期瘀血较重，肢体麻木、疼痛者。

（2）回阳止痛洗药：透骨草 30g，当归 15g，赤芍 15g，川椒 15g，苏木 15g，生南星 10g，生半夏 10g，生草乌 10g，川牛膝 10g，白芷 10g，海桐皮 10g。将上药装入纱布袋内，加水煎煮后，熏洗患肢，每日 1～2 次，每次 60min。适用于大动脉炎慢性期属脾肾阳虚证者。

### 2. 针灸

（1）针刺：上肢取曲池、内关、合谷、太渊、尺泽；下肢取足三里、三阴交、血海、阳陵泉、太冲。得气后，强刺激，留针 30min，每日或隔日 1 次，20～30 次为 1 个疗程。

（2）耳穴：主穴为心、交感、肾、肾上腺、皮质下，配穴为脾及相应症状部位。每次 2～3 个穴位，耳针刺，埋针或王不留行籽压穴。

### 3. 其他治法

（1）穴位注射：取曲池、足三里，用氢溴酸山莨菪碱 10mg 患肢穴位注射，每日 1 次，15～30 次为 1 个疗程。

（2）推拿：可采用循经推拿和点穴推拿相结合的方法进行治疗，指力和掌力要透入体内，手法不可过重。

## 十、预防调护

（1）热毒证患者多喜凉恶热，故应告诫患者不可过于贪凉，洗浴以温水为宜，以免寒冷之气从肌表内侵，加重病情。

（2）气血虚和脾肾虚者，患肢怕冷麻木，要注意保暖，用温水浸洗，不能过热，否则会加重患肢缺血。

（3）痰瘀凝滞及气滞血瘀的患者，要保持情绪稳定，切勿急躁生气，还应加强肢体锻炼。

## 十一、各家发挥

### 1. 以热毒血瘀论大动脉炎

初洁秋认为大动脉炎活动期与慢性炎症期的主要病机是由于各种感染所引起的自身免疫性大动脉炎症，其抗原抗体反应造成血管壁增厚、管腔狭窄、血栓形成等病理改变，在临床上表现为急性或慢性炎症期症状。例如，发热、倦怠无力、关节疼痛等宏观证候，以及实验室检查白细胞增高、ESR 增快、抗链球菌溶血素"O"增高、抗主动脉抗体效价增高、γ-球蛋白增高、抗核抗体效价增高等微观所见均属热毒证；而管腔狭窄或闭塞所引起的器官组织供血不全，如无脉、肢体凉麻无力、昏厥、头昏头痛、间歇性跛行、血管疼痛等症状，以及血管杂音、血液高凝状态、动脉造影或血管彩超血流图之所见等微观证候均属血瘀证。即大动脉炎的实质是热毒血瘀证，活动期以热毒证为主，兼血瘀证；慢性期以血瘀证为主，兼缓慢进行的热毒证。故治疗应以清热解毒，活血化瘀法为主。周涛等也持相近的观点。

### 2. 以气虚血瘀论大动脉炎

陈子胜认为本病病因多由先天禀赋不足或后天失调，致气血阴阳不足，外邪风、寒、湿乘虚而入，致瘀血、痰浊内生。气血阴阳不足，尤以气阴双亏为其根本，瘀血、痰浊、寒湿为其标，因虚致瘀为其根本病机，所以益气养阴通脉为治疗本病的通则。其用自拟方（西洋参、黄芪、当归、川芎、桃仁、红花、熟地黄）加减治疗本病。杨能华等认为本病病机为脉络瘀阻、气血运行不畅，即所谓"脉不通、血不流"，患者除了血管闭塞（无脉）外，还常存在气虚的临床表现，故采用益气化瘀法治疗本病，疗效明显优于单纯活血化瘀法。所治患者在治疗前后大部分均作了血液流变学及体液细胞学检查，治疗后多数患者全血黏度、血浆黏度、全血还原黏度、血细胞比容等值均有明显改善，并能降低 IgG、IgA 的含量，从而改善血液黏度，促进血液循环及抑制血小板聚集，证明益气化瘀中药有改变血液流变学性质的作用。

### 3. 以阳虚血瘀论大动脉炎

陈建宗等认为，大动脉炎的主要病机是阳气不足，推动无力，寒凝血脉，痹阻不通，自拟温阳益气通脉汤（附子、干姜、肉桂、细辛、黄芪、当归、丹参、川芎、川牛膝、水蛭）辨证加减治疗后疗效满意。孔海云等认为本病病机特点以禀赋不足、正气内亏为本，瘀血内阻为标，结合中医脏腑理论，治以温阳益气，活血通窍，方用黄芪桂枝五物汤合通窍活血汤加减。或用金匮肾气丸温补肾气治本，再根据受累器官的不同及临床证候的轻、重、缓、急，选用活血通络方剂，如通窍活血汤、桃红四物汤、少腹逐瘀汤、身痛逐瘀汤等。可用温肾纳气，补肺祛痰加活血化瘀药，如济生肾气丸或八味都气丸合血府逐瘀汤加减。

### 4. 以脉络瘀阻论大动脉炎

杨能华等认为大动脉炎的基本病机为脉络瘀阻，气血运行不畅，故治疗重点当益气化瘀，基本方：生黄芪 30g，党参 20g，桂枝 6g，当归 10g，制乳香 6g，赤芍 15g，丹参 20g，生地黄 12g，川芎 10g，红花 6g；并强调益气化瘀法治疗本病，重在补气行气，气足则能催血行、促血生、行血滞，从而达到活血化瘀通脉的目的。

（邓晓威）

# 第九节　贝赫切特病

白塞病（Behcet's disease，BD），又称"贝赫切特综合征"（Behcet syndrome，BS），是一种慢性血管炎症系统性疾病，主要表现为反复发作性的口腔溃疡、生殖器溃疡、眼炎及皮肤损害，也可累及心血管、消化道、神经系统、肺、肾、关节等器官。

## 一、临床诊断要点与鉴别诊断

### （一）诊断标准

**1. 主要指标**

（1）口腔溃疡常为首发症状，为复发性、疼痛性，溃疡可发于舌、唇、颊、口底，单发或成批出现，米粒或黄豆大小，边缘清楚，深浅不一，溃疡1～2周后自行消退，不留瘢痕。

（2）生殖器溃疡常发生于外阴、阴道、肛周、宫颈、阴囊和阴茎等处，溃疡深大，疼痛明显，愈合缓慢。

（3）眼部症状可累及双眼，表现为畏光流泪、目赤如鸠眼、视物模糊等，甚至视力下降。通常表现为慢性、复发性、进行性病程。

（4）皮肤症状包括结节性红斑、多形红斑、疱疹、痤疮样皮疹及血栓静脉炎等，微小创伤（针刺）后的炎症反应及结节性红斑样皮损是特别有诊断价值的皮肤特征。一个患者可有一种或一种以上的皮损。

**2. 次要指标**

（1）关节症状表现为相对轻微的局限性、非对称性关节炎，多累及大关节。关节疼痛、肿胀，一般不引起关节变形。

（2）神经系统损害，又称神经白塞病，多累及中枢神经，可有眩晕、头痛、Horner综合征、感觉障碍、精神异常等，多数患者预后不良。

（3）血管损害，又称血管白塞病，全身大小血管均可受累，血管炎为本病的基本病变。

（4）消化道损害，又称肠白塞病，可累及全消化道，表现为上腹饱胀、吞咽困难、隐痛、腹泻、黑便、便秘等。重者可有消化道出血、肠梗阻等。

注：存在3个及3个以上的主要指标，即可诊断为完全型白塞病；2个主要指标加2个次要指标即可诊断为不完全型白塞病，其中以口腔溃疡为必要指标；仅表现为2个主要指标则为可疑型白塞病。

### （二）鉴别诊断

**1. 以关节症状为主要表现**

（1）类风湿关节炎：类风湿关节炎和白塞病均可见关节疼痛、肿胀。前者常见于女性，多累及小关节，伴有晨僵，呈对称性，严重者出现关节畸形，实验室检查类风湿因子可呈阳性；后者一般为非对称性小关节或单关节疼痛，大小关节均可受累，一般不引起关节变形，其抗核抗体、类风湿因子呈阴性。

（2）强直性脊柱炎：是以中轴关节慢性炎症为主的全身性疾病，最常见的症状为下腰痛僵硬，活动后减轻，肌腱和（或）韧带附着点慢性炎症可引起足跟、足底痛，90%～95%以上患者实验室检查 HLA-B27 阳性；白塞病以外周关节受累为主，呈非对称性，大关节多于小关节，下肢关节多于上肢关节。

**2. 皮肤黏膜损害**

（1）口疮：是在口、舌黏膜上出现大小不等的黄白色疱疹，局部有灼痛，甚则溃烂。其口腔症状与白塞病的口腔溃疡症状相似，但无眼部、外阴症状，以及感觉意识障碍、精神异常等神志改变。

（2）结节性红斑：多见于青年女性，常发于小腿伸侧，为散在的皮下结节，颜色鲜红至紫红色，按之疼痛，大小不等，高出皮面，压之不褪色，多数发病前常有周身乏力、低热、关节及肌肉酸痛等上呼吸道感染史，发病后期结节融合可引起水肿，结节消退后屡见再发。白塞病患者皮肤可见结节性红斑，常伴有口腔、生殖器溃疡及眼部畏光流泪、肿痛、视物模糊等症状，可与单纯结节性红斑相鉴别。

（3）单纯疱疹病毒感染：有口腔溃疡、阴茎溃疡、发热、咽喉痛、皮疹、眼色素膜炎及关节症状，病程较短，有自限性、传染性，病变部位细胞核内可包含疱疹病毒，但一般不引起严重的血管炎。而白塞病是慢性血管炎症系统性疾病。

（4）梅毒：发生在唇、口腔、扁桃体及咽喉，为黏膜斑或黏膜炎，伴黏膜红肿、渗出或灰白膜；鼻中隔骨质破坏，形成马鞍鼻；阴道损害表现为溃疡，可形成膀胱阴道漏或直肠阴道漏等；取患者的可疑皮损（如硬下疳、扁平湿疣、湿丘疹等），在暗视野显微镜下观察，可见到运动的梅毒螺旋体，作为梅毒的确诊依据。

**3. 胃肠道反应**

白塞病合并胃肠道溃疡者又称为肠白塞病，为特殊类型的白塞病。

（1）克罗恩病：多见于青年人，好发于回盲部，为节段性病变，可累及消化道任何部位，典型者黏膜有"铺路石"征象，全肠壁的炎性改变是其特征性表现，包括恶心、呕吐、腹痛、腹泻、脓血便等消化道症状，甚则出现消化道梗阻、穿孔、出血、癌变可能，可合并口腔溃疡、眼部症状、皮肤红斑、疱疹等肠外表现，但外阴溃疡罕见。

（2）单纯性溃疡：是好发于回盲部的圆形或卵圆形深溃疡，其原因不明，组织学表现为非特异性炎症，不伴有白塞病的口腔、外阴溃疡及眼部症状等临床特异性表现。

（3）非特异性溃疡性结肠炎：多见于 20～40 岁，女性多于男性，病变局限于大肠黏膜及黏膜下层，多位于乙状结肠和直肠，也可延伸至整个结肠。其特点为病程长，且反复发作。临床表现为便血、腹痛、腹泻、里急后重，国外又称为"特发性结肠炎"。

**4. 神经系统损害**

白塞病累及神经系统又称为神经白塞病，为特殊类型的白塞病。

（1）多发性硬化病：多发性硬化病病变弥散，可有神经炎、眼肌麻痹、肢体瘫痪、球后视神经炎、锥体束征及精神症状；神经性耳聋和持续性眩晕，转头时眩晕加重并伴恶心呕吐；小脑病变时出现共济失调、肢体及眼球震颤。神经白塞病除有头痛、头晕、Horner 综合征、假性延髓麻痹、呼吸障碍、癫痫、共济失调、偏瘫、失语、不同程度截瘫、尿失禁、双下肢无力、感觉障碍、意识障碍、精神异常等症状外，还应有口腔溃疡、生殖器溃疡、眼炎等症状。

（2）脑脊髓膜炎：前驱期可有低热、咽痛、咳嗽等上呼吸道感染症状。临床表现为剧烈头痛、频繁呕吐、狂躁及脑膜刺激症状，血压可升高而脉搏减慢，重者谵妄、神志障碍及抽搐。败血症期表现为寒战高热、食欲减退、精神委靡、头痛、肌肉酸痛等毒血症症状。体征见黏膜瘀点或瘀斑，关节痛，脾肿大。瘀斑中央坏死部位形成溃疡，后结痂而愈。神经白塞病伴有口腔溃疡、生殖器溃疡、眼炎等症状。

**5. 血管损害**

累及大血管的白塞病又称为血管白塞病。本病的基本病变为血管炎，全身大血管均可受累，可致静脉阻塞，静脉系统受累较动脉系统多见，临床可有头晕、头痛、晕厥、无脉等表现。一般不伴有口腔溃疡、生殖器溃疡、眼炎等症状。

**6. 附睾结核**

附睾结核一般发展缓慢，病变附睾逐渐肿大，无疼痛或略有隐痛，逐渐形成附睾硬结，急性发病时可伴阴囊迅速肿大疼痛，当附睾肿大明显时可与阴囊粘连，最后脓肿破溃形成经久不愈的瘘管，流出脓汁及干酪样坏死组织。白塞病患者中有 4.5%可出现附睾炎，表现为双侧或单侧睾丸肿大、疼痛和压痛。附睾炎伴有白塞病三联征时应与附睾结核早期瘘管未成时相鉴别。

## 二、中医辨病诊断

（1）以口腔溃疡、眼炎、外阴溃疡为主症。
（2）以反复发作、缠绵难愈为特点。
（3）伴有结节性红斑、皮肤瘀点、瘀斑等皮肤损害，皮肤针刺反应阳性，亦伴有关节红肿疼痛等症状。
（4）伴有黑便、急腹症、肠痈等胃肠道症状，可并发子痈（附睾炎）。

## 三、审析病因病机

**1. 脾虚夹湿**

脾喜燥恶湿，若素体脾虚，湿邪中阻，湿郁化热；或寒邪直中脾胃，损伤脾阳，阳气被遏，水湿不运；或嗜食肥甘厚味，酿生湿热；或过用苦寒克伐之剂，脾虚生湿。湿遏热伏，湿热弥散三焦，流注于官窍而出现诸症之候。

**2. 湿热浸淫**

感受湿热毒邪，或湿邪内生，郁久化热；或嗜食肥甘厚味，酿生湿热；或阴虚之体，虚热内生，灼伤津液，变生湿热；或忧思恼怒，致肝木伐克脾土，脾虚生湿，湿郁化热。湿热熏蒸、邪毒壅盛，弥漫于三焦，因脾开窍于口，肝通于目，足厥阴肝经绕阴器，上行连目系，其分支行于颊，环绕口唇，湿热循经阻于脉络，发为疮疡而为病。

**3. 阴虚内热**

情志过极，火邪内生，久而损伤阴精；或热病后期，或杂病日久，邪热伤及津液，致阴虚火动，夹湿熏蒸，循经流注；或房事不节，耗伤阴精，致命门火动，虚火壅湿；或过用汗、下等法，更伤阴津，虚火上扰则口、眼乃发溃疡，下注则外阴溃疡。

**4. 气滞血瘀**

情志不舒，气机不畅，致肝失调达，疏泄失常，气机壅滞，阻遏脉络，致血液运行不畅。《血证论·吐血》说："气为血之帅，血随之而运行，血为气之守，气得之而静谧。"或脏气虚弱，运行乏力而气机阻滞，血行瘀滞，壅滞于经络，则发口、眼外阴溃疡；或病情迁延，久病不愈，则湿毒与瘀血相互交错，深入脏腑，经络气血运行逆乱，邪毒循经脉流注，以致上下俱见蚀烂。

### 5. 脾肾阳虚

若饮食不节，伤及脾阳，不能充养肾阳；或房劳过度，或年高久病，肾阳不足，不能温煦脾阳，导致脾肾阳气同时受损，虚寒内生，温化无权；或过用寒凉攻伐之剂，损伤脾阳，而脾阳以肾阳为之根本，使阳气失于温煦血脉之能，乏于托举生肌之功，导致溃疡色淡、久不愈合，皮肤结节无色或青紫。

本病病位在血脉，病变脏腑为肝、脾、肾，病机涉及湿热火毒瘀虚，病变初期以邪实为主，湿热壅滞，血脉失和；湿热之邪难去，耗伤阴津，久之瘀血阻滞经络，损及脏腑，形成正虚邪实、虚实夹杂之候。

白塞病病理性质有虚有实，初期多以邪实为主，中晚期则是虚中夹实，本虚而标实。多由饮食不节，情志内伤，外感湿热毒邪；或热病后期，余热未尽；或脾失健运，湿浊内生；或阴虚内热，虚火扰动等导致湿热毒邪内停，弥漫于三焦，滞留在经络、肌肤等处，致使气滞血瘀、痰湿凝聚，形成虚实错杂的证候。

## 四、明确辨证要点

### 1. 辨虚实

本虚标实，虚实夹杂是本病病理特点。临床当辨虚实标本，虚者系指脏腑气血阴阳亏虚，实者多指湿热、瘀血、火邪内扰。初期以邪实为主，其湿热之毒为主要病邪，表现为口、眼、外阴处溃疡，下肢瘀斑或结节红斑，关节疼痛，伴见心烦易怒，脘腹胀痛，小便短赤，大便秘结，舌质红，舌苔黄燥，脉多洪大而数等。中期以虚实夹杂为主，其病程漫长、缠绵难愈，此多是由病久热邪耗伤肝肾之阴，因实致虚所致，表现为口腔、眼部、外阴溃疡，疮口灼痛或久不敛口，局部色暗红，下肢瘀斑或结节红斑，舌质红绛或有瘀斑，脉弦细或细涩等。晚期多以正虚为主，多由脾肾阳虚，寒湿阻络所致，可见形寒肢冷，肢体困倦，神疲欲寐，纳少，大便溏薄，小便清长，舌质淡胖，苔白或白腻，脉沉细。

### 2. 辨脏腑

白塞病病在血脉，但与肝、脾、肾三脏功能失调密切相关。脾虚湿蕴之白塞病兼见倦怠乏力，头重如裹，大便溏薄等；肝胆湿热之白塞病兼有目赤肿痛，畏光羞明，心烦易怒，小便黄赤，大便干结等；脾肾阳虚之白塞病，多兼见形寒肢冷，神疲欲寐，关节疼痛僵直，腰膝酸软，大便溏薄，小便清长等。

### 3. 辨溃疡成脓与否

本病的口、眼、外阴等部位常溃烂而化脓，辨其化脓与否，对防治和预后具有重要意义。但临床不必拘泥于能食与否，应注意观察患处疼痛剧烈程度，若疼痛剧烈伴皮薄光亮者为脓成，若患处皮温渐高或脉象洪大、滑数等，为热盛肉腐欲发之象。

## 五、确立治疗方略

治疗本病注重内外并治，以清除湿热、解毒化瘀为主，兼顾四诊，确立治疗狐惑病的早期治疗方案。现代医家则强调健脾与除湿兼顾，脾气健运，则运化水液功能正常，中焦无湿热毒邪停滞，亦无湿邪下注之忧。

在治疗上要抓住病理特点，分清病理阶段。本病初期以邪实为主，湿热毒邪熏蒸为主要病理特点，故清热利湿、泻火解毒为其治疗法则，若兼见气滞血瘀，则用行气活血化瘀之品；中期病久邪热伤津，耗伤肝肾之阴，又当以滋补肝肾、养阴清热为主；病至后期脾肾两虚，精血不足，当以健脾益肾填精为本；若因热毒蕴结，血脉失和而致急性发作期阶段，应以清热解毒、凉血养阴为法。

## 六、辨证论治

### 1. 脾胃积热证

（1）抓主症：口腔黏膜、舌面、牙龈及外阴处红肿溃烂，疮口大小不一，疼痛较甚。

（2）察次症：常有低热心烦，伴见脘腹痞满不适，纳呆纳差，或饥不欲食，渴欲饮冷，干呕欲吐，口臭，小便短赤，大便秘结。

（3）审舌脉：舌质红，舌苔黄燥，脉洪大而数。

（4）择治法：清热凉血，泻火解毒。

（5）选方用药思路：本证多为嗜食肥甘厚味、感受外邪等原因导致湿热之邪蕴结脾胃。应选用清胃散加减。黄连10g，升麻15g，当归身10g，牡丹皮15g，生地黄10g。

（6）据兼症化裁：若关节疼痛加桑枝15g，忍冬藤20g；若热毒壅滞肠道，而见腹中满痛拒按，大便滞涩，臭秽难闻等，可加大黄12g，枳实12g，芒硝9g。

### 2. 肝胆湿热证

（1）抓主症：口腔、咽喉、外阴部溃破灼痛。

（2）察次症：发热，目赤肿痛，伴见羞明畏光，心烦易怒，卧起不安，默默欲眠，小便黄赤，大便干结。

（3）审舌脉：舌质红，舌苔黄腻，脉弦滑数。

（4）择治法：清肝泻火，利湿解毒。

（5）选方用药思路：本证为肝胆湿热，循经上攻下注，方用龙胆泻肝汤加减。方中龙胆草15g，黄芩8g，栀子10g，车前子10g，泽泻10g，当归10g，柴胡8g，生地黄15g，甘草10g。

（6）据兼症化裁：若目赤肿痛甚者，加青葙子15g，密蒙花15g；若兼见发热、黄疸者，加茵陈10g，黄柏10g；若胃肠积热，见大便不通，腹胀腹满者，加大黄10g，芒硝10g；若湿热煎熬，结成砂石，阻滞胆道，症见胁肋剧痛，连及肩背者，可加金钱草30g，海金沙15g，郁金10g，川楝子9g。

### 3. 气滞血瘀证

（1）抓主症：口腔、舌、咽、眼及外阴处溃疡反复发作。

（2）察次症：下肢关节肿胀疼痛，伴见瘀斑或结节红斑，烦躁不安，脘腹胀痛，女子月经不调、痛经。

（3）审舌脉：苔薄白，脉弦细或细涩。

（4）择治法：理气活血，化瘀通络。

（5）选方用药思路：湿热久恋，与气血相搏，阻碍经络及三焦气机，进而脉络瘀阻，选用身痛逐瘀汤加减。方中桃仁15g，红花10g，赤芍10g，柴胡10g，香附10g，甘草6g。

（6）据兼症化裁：关节疼痛甚者，加穿山甲10g，桑枝15g；下肢结节红斑，加夏枯草

15g，生牡蛎 25g；口、阴部溃疡严重者，加黄芩 15g，黄柏 10g；乏力、恶风者，加黄芪 30g，桂枝 15g；若寒凝血瘀或阳虚血瘀，伴畏寒肢冷，脉沉细或沉迟者，可加桂枝 10g，肉桂 15g，人参 10g，附子 10g。

**4. 脾虚湿蕴证**

（1）抓主症：口腔、外阴处溃疡，或眼部溃烂肿痛、溃烂处久不敛口，患处色淡而呈干塌凹陷状。

（2）察次症：低热，神疲乏力，头重如裹，脘腹痞闷，纳呆便溏，不思饮食，神情恍惚。

（3）审舌脉：舌质淡红胖大，苔白或白腻，脉沉濡或沉滑。

（4）择治法：益气健脾，清热除湿。

（5）选方用药思路：脾虚运化失常，湿聚化热，湿热熏蒸，上攻下注，选用补中益气汤合五苓散加减。黄芪 25g，党参 15g，炙甘草 10g，白术 20g，山药 15g。

（6）据兼症化裁：溃疡久不愈和，加凤凰衣；脾虚湿热较甚者，用甘草泻心汤加减以辛开苦降、清热除湿；若湿邪偏重者，症见身重困倦，脘腹满闷，口淡不渴，可加苍术 10g，藿香 15g；若伴恶心呕吐者，加竹茹 15g，橘皮 15g；若脾气虚，日久不愈而累及脾阳，症见四肢不温，加制附子 10g，干姜 15g；若日久脾气下陷，伴见脱肛者，可选用补中益气汤以益气健脾，升阳止泻；若湿郁化热，湿热较重，大便溏泄不爽者，加栀子 15g，黄芩 10g。

**5. 阴虚内热证**

（1）抓主症：口腔、舌、咽、外阴、肛门及眼部溃烂灼痛。

（2）察次症：局部色暗红，目赤肿痛，畏光羞明，午后低热，五心烦热，焦躁不安，失眠多梦，口干口苦，小便短赤，大便秘结。

（3）审舌脉：舌质红绛或光红少苔、无苔，脉弦细数。

（4）择治法：滋补肝肾，清热解毒。

（5）选方用药思路：本证多由素体禀赋不足，或病久阴虚，虚火扰动所致，选用知柏地黄汤加减。熟地黄 20g，山药 10g，山茱萸 10g，牡丹皮 10g，知母 10g，黄柏 10g，茯苓 10g，泽泻 15g。

（6）据兼症化裁：目赤肿痛甚者，加菊花 15g，青葙子 15g，密蒙花 10g；心烦不眠者，加夜交藤 25g，酸枣仁 15g；若阴虚兼有瘀热者，加赤芍 10g，桃仁 15g，红花 10g，郁金 9g。

**6. 脾肾阳虚证**

（1）抓主症：口腔、外阴处溃疡，疼痛不著，色淡平塌凹陷。

（2）察次症：形寒肢冷，肢体困倦，神疲欲寐，关节疼痛、僵直，腰膝酸软，纳少，大便溏薄，小便清长。

（3）审舌脉：舌质淡胖，苔白或白腻，脉沉细。

（4）择治法：健脾补肾，温阳化湿。

（5）选方用药思路：脾肾阳虚，无以化生、敷布气血精微，不荣则痛，选用金匮肾气丸加减。熟地黄 20g，山药 10g，山茱萸 10g，牡丹皮 10g，知母 10g，黄柏 10g，茯苓 10g，泽泻 15g，附子 10g，肉桂 10g。

（6）据兼症化裁：头晕头重者，加石菖蒲 10g，佩兰 10g；腹胀纳差者，加枳壳 15g，焦三仙 15g；若症见浮肿，形寒肢冷，表情淡漠，动作迟缓，治以温补肾阳为主，方用右归丸加减；若肾阳久衰，阳损及阴，可导致肾阴亏虚，症见口渴干燥，五心烦热，舌红，脉细弱等，以滋补肾阴为主，但养阴不宜过于滋腻，以防损及脾胃阳气，方用左归丸加茯苓等；肾虚肝旺致头晕头痛者，加鳖甲 10g，牡蛎 15g，杜仲 10g，桑寄生 15g。

## 七、中成药选用

（1）牛黄解毒丸：脾胃积热证，组成：人工牛黄、雄黄、石膏、大黄、黄芩、桔梗、冰片、甘草；每次 1 丸，每日 2～3 次口服。

（2）龙胆泻肝丸：肝胆湿热证，组成：龙胆草、柴胡、黄芩、栀子（炒）、泽泻、车前子（盐炒）、当归（酒炒）、地黄、炙甘草等；每次 1 丸，每日 2 次口服。

（3）补中益气丸：脾虚湿蕴证，组成：炙黄芪、党参、白术（炒）、当归、升麻、柴胡、陈皮、炙甘草；每次 1 丸，每日 2～3 次口服。

（4）知柏地黄丸：阴虚内热证，组成：知母、黄柏、熟地黄、山药、泽泻、牡丹皮、茯苓、山茱萸。功用滋阴清热。每次 1 丸，每日 2 次口服。

（5）血府逐瘀丸：气滞血瘀证，组成：桃仁、红花、当归、川芎、生地黄、赤芍、牛膝、柴胡、枳壳、桔梗、甘草；每次 1 丸，每日 2 次口服。

（6）金匮肾气丸：脾肾阳虚证，组成：生地黄、茯苓、山药、山茱萸（酒炙）、牡丹皮、泽泻、桂枝、牛膝、车前子、附子（炙）；每次 1 丸，每日 2 次口服。

## 八、单方验方

### 1. 内服单方

（1）狐惑汤：黄连 15g，佩兰 10g。水煎服，每日服 2 次。对口、咽、外阴溃疡长期不敛口者具有清热除湿、泻火解毒之功。

（2）苦参地黄丸：苦参 500g（切片，酒浸湿，蒸晒 9 次为度，炒黄为末），生地黄 200g（酒浸一宿，蒸熟，捣烂）。上药和匀，炼蜜为丸，每次服 1 丸，每日 2 次口服。对口、咽、外阴溃疡，发热疼痛等症状具有清热、利湿、解毒之效。

（3）养阴解毒汤：生地黄 20g，麦冬 10g，薄荷 6g，玄参 15g，牡丹皮 10g，知母 10g，板蓝根 15g，生甘草 10g。水煎服，每日 1 剂，早晚分 2 次服。对口腔、咽部溃疡疼痛之阴虚内热证具有养阴清热、泻火解毒之效。

（4）土茯苓汤：土茯苓 30～40g。煎汤代茶饮。对外阴溃疡，疼痛烦躁等症状具有利尿、敛疮、止痛、清热除烦之功。

（5）白背地锦汤：白背叶 15g，地锦草 30g，虎杖 12g，生地黄 20g，栀子 10g，黄芪 10g，黄柏 10g，当归 10g，木通 15g。水煎服。对口、咽、外阴溃疡较甚者具有泻热解毒、益气生津之功。

（6）赤小豆当归散（《金匮要略》）：赤小豆 50g，当归 15g。上二味为散，水调服。对外阴溃疡较甚者具有健脾利湿、活血止痛之功。

### 2. 外治单方

（1）苦参汤：苦参 100g，蛇床子 50g，白芷 15g，金银花 15g，菊花 100g，黄柏 15g，地肤子 15g，石菖蒲 10g。水煎去渣，外洗，临用时亦可加猪胆汁 4～5 滴。对外阴溃疡疼痛者，具有清热解毒、利湿止痛之功。

（2）银花甘草汤：金银花 10g，甘草 5g。水煎去渣，每日多次漱口。对口、咽溃疡疼痛者，具有清热，泻火，解毒之效。

（3）三黄洗剂：大黄、黄柏、黄芩、苦参各等份。共研细末，取上药 10g，加水 100ml，用时摇匀，以棉花蘸药汁搽患处，每日多次涂抹。对口腔、外阴溃疡者，具有清热消肿、收涩敛疮之功。

（4）青黛散：青黛 50g，石膏 100g，滑石 100g，黄柏 50g。共研细末，和匀，干掺于患处。对口、咽、外阴部溃疡者，具有清热解毒、燥湿收敛之功。

（5）锡类散：象牙屑（焙）6g，冰片 0.6g，壁钱 20 个，珍珠 6g，青黛 12g，牛黄 1g，人指甲 1g。共研极细末，和匀备用。喷入患处。对口、咽、外阴溃疡疼痛较甚者具有收涩止血、敛疮止痛之功。

（6）冰硼散：元明粉（风化）10g，朱砂 1.2g，硼砂（炒）10g，冰片 0.8g。共研细末，和匀备用。喷入患处。用于口、咽、外阴溃疡灼热疼痛者，具有清热止痛、收涩敛疮之效。

## 九、中医特色技术

### 1. 针灸

（1）脾胃积热证：取曲池、合谷、天枢、足三里、内关、公孙、大陵、内庭、陷谷、尺泽等穴，均取双侧，施以毫针泻法。

（2）肝胆湿热证：取曲池、合谷、内关、行间、关冲、阳陵泉、蠡沟等穴，以疏肝利胆、清热利湿，施以毫针泻法。

（3）脾虚湿蕴证：取丰隆、足三里、阴陵泉、内关等穴，以健脾利湿，施以平补平泻法。

（4）阴虚内热证：取太溪、照海、合谷、太冲、内庭、关元、肾俞等穴，以滋阴清热，施以平补平泻法。

（5）气滞血瘀证：取足三里、三阴交、章门、肝俞、血海、太冲、合谷、曲池等穴，以活血行气，施以毫针泻法。

（6）脾肾阳虚证：取中脘、关元、足三里、命门、腰阳关、阴陵泉、肾俞等穴，以温阳健脾。外阴局部溃疡，用灸法，灸时注意以局部红晕为度。施灸时要以溃疡表面糜烂发干为宜。

### 2. 耳针、耳穴

（1）脾胃积热证：取脾、肺、皮质下、交感、内分泌。以王不留行籽贴压穴位，2～3 天交替选穴。

（2）肝脾湿热证：取心、肾、皮质下、内分泌、三焦。以王不留行籽贴压穴位，2～3 天交替选穴。

（3）脾虚湿蕴证：取三焦、脾、肾、交感、内分泌。以王不留行籽贴压穴位，2～3 天交替选穴。

（4）阴虚内热证：取神门、肾上腺、皮质下、内分泌。以王不留行籽贴压穴位，2～3 天交替选穴。

### 3. 穴位贴敷

（1）从证取穴：因湿热之毒为白塞病的主要病邪，可贴敷三阴交、阴陵泉、足三里、丰隆等健脾祛湿之穴；脾肾阳虚可贴敷肝俞、脾俞、肾俞、命门、照海、关元等补肾助阳、疏肝行气之穴；气滞血瘀可贴敷膻中、间使、太冲、气海、三阴交等行气活血之穴。

（2）从症取穴：关节疼痛者贴敷阿是穴、血海、三阴交、太溪、阴陵泉等穴；恶心、呕吐、腹痛、腹泻者贴敷天枢、足三里、中脘、气海、内关等穴；头痛、头晕者贴敷太阳、印堂、肝俞、丰隆等穴。

**4. 食疗**

（1）赤小豆粥：赤小豆 30g，白米 15g，白糖适量。先煮赤小豆至熟，再加入白米做粥，加糖。用以清热解毒。适用于口、眼、外阴溃疡。

（2）参炖猪肝：猪肝 50g，玄参 15g。同放砂锅内，加水适量煮 1h，猪肝切片以素油煸炒，加入葱、姜、酱油、糖、黄酒少许，兑加原汤少许，勾淀粉收汁即可。顿食或分餐食用。适用于阴虚内热证。

**5. 拔罐**

取穴：大椎。局部麻醉后用三棱针在大椎穴挑拨，将皮下肌纤维挑断 8～10 丝，再拔火罐 10min。起罐后敷盖消毒纱布。

## 十、预防调护

加强口腔护理，防止感染。溃疡部位可使用锡类散、青黛散等，于每餐结束后漱口涂药，以保持溃疡面清洁，促进愈合。每日 2 次会阴清洁，以达到保持溃疡面清洁、防止感染的目的。溃疡面局部渗出不多时，可敷溃疡散等。渗出较多时，可外涂2%甲紫溶液消炎收敛。如果溃疡面有感染的情况，用 1∶5000 的高锰酸钾溶液清洗或湿敷，再涂 2.5%金霉素甘油。身热汗出较多的患者，应随时擦干汗液。加强全身皮肤清洁，常更换衣裤、被褥，减少或减轻皮肤痤疮、毛囊炎的发生。一旦出现毛囊炎可用 0.5%聚维酮碘涂于局部，如渗出物较多时，可先用 1%依沙吖啶湿敷治疗。注意避免皮肤任何外伤，减少过敏反应的发生。

## 十一、各家发挥

### （一）从湿热与瘀毒互结论治白塞病

白塞病患者发病，其致病的实质为阴虚体质与湿热瘀毒。阴虚体质即患者具有阴虚内热的禀赋；湿热之邪蕴于体内，循经上攻以致口腔溃疡、目赤肿痛，循经下注二阴则出现外阴溃疡等症状。湿热之邪多是由于感受外邪，或肝胆湿热，或脾失健运等原因造成。故湿热之邪的强盛与否与肝、脾两脏关系最为密切。五志过极，肝郁化火，肝脾不调导致湿热蕴结，伏藏于内，湿热日久，蕴结成毒而致血脉瘀滞不通，湿热瘀毒循经上蒸下注而发为本病；或脾虚聚湿酿热，湿热蕴结日久而发病。张仲景之甘草泻心汤、苦参汤等是除湿热瘀毒，内外兼顾的药方，为后世医家所推崇。

国医大师张琪从事内科疑难病研究多年，在从湿热与血瘀入手治疗疑难病方面尤为擅长。目前人们饮食热能过剩，运动量偏少，久坐少动而伤脾胃，脾胃无力运化而酿湿蕴热，正如薛雪所谓"热得湿而愈炽，湿得热而愈横"。脾为湿土，喜燥而恶湿，湿热阻滞又反过来加重脾虚，湿热阻滞机体气机，气机瘀滞，无力推动血液运行而血行不畅，出现湿热与血瘀交互为患的情况。因此，临证时采用清热通络、养血润燥法。药物为地龙 15g，白僵蚕 15g，生地黄 20g，白芍 20g，当归 15g，黄芩 6g，黄柏 10g，生薏苡仁 15g，桂枝 15g，丹参 20g，甘草 10g。此方着实采用了解毒化瘀法进行治疗，临证时加减化裁，疗效确切。

### （二）从虚论治白塞病

**1. 从阴虚论治白塞病**

此类医家认为，白塞病患者肝肾阴虚，阴液不足，虚火内炽，虚火外浮而致口、咽、外阴部溃疡。对于白塞病患者来说，阴分之虚更为突出，尤以肝肾阴精不足为多见，故治疗上采取补益肝肾、养血护阴之法。曹洪欣强调，治疗白塞病在祛邪的同时，要顾护阴血，切忌过汗、过下，以防劫伤阴血，特别是体虚之人，尤宜养血护阴，故其常选用一贯煎加二至丸化裁，药物为沙参 20g，麦冬 15g，生地黄 15g，当归 10g，川楝子 10g，旱莲草 15g，枸杞子 10g，女贞子 15g，白芍 10g，知母、黄柏各 5g，淫羊藿 10g。全方滋肾养肝与育阴清热并重，共奏养阴祛邪之功。

**2. 从气虚论治白塞病**

白塞病日久，正气亏损，气虚无力推动血液运行，血虚脉道不畅，脉络失和，肌肤失去濡养而致溃疡形成。现代医家认为本病多以正虚为病机，在治疗上多以扶正为主，祛邪为辅。李泽光认为，在本病的缓解期，治疗应以益气养阴扶正为法。药物多用白术、党参补脾胃之气以扶正气，天冬、麦冬、玉竹、桑椹、百合养阴生津。诸药合用，使脾胃健运，中焦气血得以化生，气血充足则肌肤得以濡养，共达治疗目的。

### （三）从脏腑经络论治白塞病

由于本病的发病大多在肝经的循行部位上，肝主疏泄，调畅情志，而经络又是疾病传变的途径，当经络发生病变时，其相应脏腑也会受到影响，故白塞病可见神志不安，精神抑郁等的肝经病变表现。段富津从肝经入手治疗白塞病，其认为白塞病属于湿热蕴结，痹阻经络，方用逍遥散合三仁汤清热利湿，宣畅气机。药物组成：柴胡、当归、白芍、薄荷、茯苓、生姜、大枣、杏仁、半夏、滑石、生薏苡仁、通草、白蔻仁、竹叶、厚朴。因其疗效显著，逐渐得到了众多医家的认可。

### （四）从情志论治白塞病

由于白塞病患者长期忧思郁怒，肝失疏泄，郁久化热，肝木乘土，致湿热互结而为病。朱良春发现本病常伴有神志不安、恍惚迷乱、多疑善虑等症状，与情志变化有关。故其常用自拟基本方"百合梅草汤"治疗，方取百合交心益志，通调水道，导泻郁热之功，又取其益气利气，养正祛邪，渗利和中之妙用；土茯苓味甘淡而平，益脾胃，清湿热，除湿毒；本病因湿热相搏而成病，责其脾胃虚弱，肝木克伐之，故用乌梅敛肝疏脾；重用甘草乃取仲景"甘草泻心汤"之意。脾经湿热还可合用泻黄散。

### （五）从湿热论治白塞病

古代医家认为狐惑病为湿热邪毒内蕴所致。路志正治疗狐惑病，多从湿邪入手。其常着眼于中焦，调脾胃、除湿热以畅中焦气机。路志正多采用辛开苦降除湿热、清肝泻火除湿热、调理脾胃泻实火、健脾消食除湿热、暑令除湿宜轻灵等方法来治疗狐惑病。若病久不愈，湿热化燥伤阴，其又多采用益气养阴以补虚之法，多选用石斛、功劳叶、仙鹤草等性味平和之品，以养肺胃经之气阴。在祛邪与补虚的同时，路志正亦重视狐惑病发作期间的局部外用治疗，他常让患者以冰硼散、锡类散混合涂敷患处，以达促进溃疡愈合的目的。

（张春芳）

# 第十节　混合性结缔组织病

混合性结缔组织病（mixed connective tissue disease，MCTD）是一种与系统性红斑狼疮、类风湿关节炎、系统性硬化症、多发性肌炎/皮肌炎等疾病的症状相重叠为特征的风湿性疾病，其特征性临床表现包括关节炎或关节痛、雷诺现象、手指肿胀、肢端硬化、肌炎、肺弥散功能降低、淋巴结病变、食管蠕动异常及血管炎等。MCTD 血清学特点为高滴度的斑点型抗核抗体（ANA）和抗核糖核蛋白（U1RNP）抗体。与系统性红斑狼疮相比，MCTD 重度肾功能损害和中枢神经系统损害较少，激素治疗效果较好，但并发重度肺动脉高压的患者预后较差。

由于本病是一组综合征，所以病因病机较为复杂，临床表现也多种多样。有关节、肌肉、皮肤表现者可归属于中医学"痹证"范畴，与皮痹、周痹、肌痹、历节病、阴阳毒等有相似之处；有肾功能损害、肾炎者可归属于中医学"水肿"范畴；有肝脏损害者可归属于中医学"胁痛""黄疸"范畴；有呼吸系统表现者可归属于中医学"喘证""咳嗽""哮证"范畴；有心脏系统损害者可归属于中医学"心悸""胸痹""心痹"范畴；有消化系统表现者可归属于中医学"呃逆""胃痛""呕吐""腹痛"等范畴。雷诺现象可归属于中医学"脉痹"范畴。

## 一、临床诊断要点与鉴别诊断

### （一）诊断标准

对有关节痛或关节炎、雷诺现象、手肿胀、肌痛的患者，如果有高滴度斑点型 ANA 和高滴度抗 U1RNP 抗体阳性，而抗 Sm 抗体阴性者，要考虑 MCTD 的可能，高滴度抗 U1RNP 抗体是诊断 MCTD 必不可少的条件。如果抗 Sm 抗体阳性，应首先考虑系统性红斑狼疮。1986 年在日本东京的 MCTD 会议上，Sharp、Kasukawa 和 Alarcon-Segovia 宣布了各自的 MCTD 诊断标准。1991 年 Kahn 提出了新的标准。至今在世界范围内仍还没有统一的诊断标准，以下 4 种均可参考。

**1. Sharp 诊断标准**（美国）

（1）主要标准：①严重肌炎；②肺部受累：CO 弥散功能＜70%和（或）肺动脉高压和（或）肺活检显示增生性血管病变；③雷诺现象或食管蠕动功能减低；④手指肿胀或手指硬化；⑤抗 ENA≥1∶1000（血凝法）、U1RNP 阳性和抗 Sm 阴性。

（2）次要标准：①脱发；②白细胞减少；③贫血；④胸膜炎；⑤心包炎；⑥关节炎；⑦三叉神经痛；⑧颊部红斑；⑨血小板减少；⑩轻度肌炎；⑪手肿胀。

注：肯定诊断：符合 4 条主要标准，抗 U1RNP 滴度≥1∶4000（血凝法）及抗 Sm 阴性。可能诊断：符合 3 条主要标准及抗 Sm 阴性；或 2 条主要标准和 2 条次要标准，抗 U1RNP 滴度 1∶1000（血凝法）。可疑诊断：符合 3 条主要标准，但抗 U1RNP 阴性；或 2 条主要标准，伴抗 U1RNP≥1∶1000；或 1 条主要标准和 3 条次要标准，伴有抗 U1RNP≥1∶100。

**2. Kasukawa 诊断标准**（日本）

（1）常见症状：①雷诺现象；②手指或手肿胀；③抗 snRNP 抗体阳性。

（2）混合症状：①系统性红斑狼疮样表现：多关节炎；淋巴结病变；面部红斑；心包炎或胸膜炎；白细胞或血小板减少。②系统性硬化症样表现：指端硬化；肺纤维化，限制性通气障碍或弥散功能减弱；食管蠕动减少或食管扩张。③肌炎样表现：肌肉无力；血清肌酶水平升高；肌电图示肌源性损害。

注：确诊标准：3 条常见症状中至少 2 条阳性，必须包括抗 snRNP 抗体阳性，以及 3 种混合表现中，任何 2 种内各具有 1 条以上的症状。

**3. Alarcon-Segovia 诊断标准**（墨西哥）

（1）血清学标准：抗 U1RNP 滴度≥1：1600（血凝法）。

（2）临床标准：①手肿胀；②滑膜炎；③生物学或组织学证实的肌炎；④雷诺现象；⑤肢端硬化。

注：确诊标准：血清学标准及至少 3 条临床标准，必须包括滑膜炎或肌炎。

**4. Kahn 诊断标准**（法国）

（1）血清学标准：存在高滴度抗 U1RNP 抗体，相应斑点型 ANA 滴度≥1：1200。

（2）临床标准：①手肿胀；②滑膜炎；③肌炎；④雷诺现象。

注：确诊标准：血清学标准阳性，雷诺现象和以下 3 项中至少 2 项：滑膜炎、肌炎、手指肿胀。

（二）鉴别诊断

MCTD 诊断的关键线索是雷诺现象、多关节炎、手肿胀、炎性肌病、高滴度的斑点型 ANA 和抗 U1RNP 抗体。诊断 MCTD 之前，应与其他风湿病鉴别。

**1. 系统性红斑狼疮**

系统性红斑狼疮是自身免疫介导的，以免疫性炎症为突出表现的弥漫性结缔组织病。血清中出现以抗核抗体为代表的多种自身抗体和多系统受累是系统性红斑狼疮的两个主要临床特征。其血液中存在特征性的抗 dsDNA 抗体、抗 Sm 抗体。与系统性红斑狼疮相比，MCTD 的肌炎、双手肿胀、肺受累和食管运动障碍更多见；而中枢神经受累和严重的肾脏病变较系统性红斑狼疮少见；MCTD 抗 dsDNA 抗体、抗 Sm 抗体和 LE 细胞为阴性，血清补体水平没有降低。

**2. 多发性肌炎/皮肌炎**

多发性肌炎/皮肌炎两者均为炎性肌病，是一组综合征。临床上主要表现为肌无力，多累及颈部及四肢近端肌群，皮肌炎还伴有特征性皮疹。病理上则以骨骼肌纤维变性和间质炎性改变为特征。而 MCTD 的关节炎、雷诺现象、双手指肿胀、肺受累、食管运动障碍等表现较多发性肌炎/皮肤炎明显多见，没有多发性肌炎/皮肌炎的特有抗体：抗 Jo-1 抗体和抗 PM-1 抗体，有高滴度的抗 U1RNP 抗体。

**3. 系统性硬化症**

系统性硬化症以弥漫性或局限性皮肤增厚和纤维化为特征，是可影响心、肾、肺和消化道等内脏器官的结缔组织病，其血液中特征性抗体为抗 Sc1-70 及抗着丝点抗体。与系统性硬化症相比，MCTD 的多发性关节炎、淋巴结病、肌炎、高球蛋白血症和白细胞减少的发生率较高。

**4. 类风湿关节炎**

类风湿关节炎患者主要以小关节肿痛为主，呈对称性。类风湿关节炎肌炎、雷诺现象和指端硬化相对较少，抗 U1RNP 抗体阳性率和滴度比 MCTD 低，但 AKA、APF、抗 CCP 抗体多阳性。与类风湿关节炎相比，MCTD 的 AKA、APF、抗 CCP 抗体多呈阴性，且骨质破坏和关节畸形少见。

## 二、中医辨病诊断

请参照阴阳毒（系统性红斑狼疮）、尪痹（类风湿关节炎）、皮痹（系统性硬化症）、肌痹（多发性肌炎/皮肌炎）等诊断标准。

## 三、审析病因病机

### 1. 先天禀赋不足

先天禀赋不足，阴阳失调，外邪乘虚而入，"邪入于阴则痹"。痹阻先在阴分，阴虚为本，血虚有火。病久阴血暗耗，阴损及阳，气阴两虚，遇外感诱发，病深则阴阳两虚。

### 2. 肾阳衰微

素体肾阳衰微，阴寒内凝，复感外邪。病程迁延日久，痹阻络脉之邪可内舍于脏腑，使脏腑功能失调，元阳虚亏，真阴不足，气血虚衰，全身多部位和脏器损害，甚至危及生命。

### 3. 六淫外感

风、寒、暑、湿、燥、火等邪气均外能伤肤损络，内能损营血脏腑。素体营血不足，卫外不固，腠理不密，风寒湿邪乘虚而入，凝结于肌肤腠理，阻滞经络，使营卫失和，气血瘀滞，痰瘀痹阻，肌肤脏腑失于濡养；或外邪郁而化热，化热伤阴，湿热交阻或暑热由皮肤入里，酿成热毒；燥气伤津，津亏血燥。

### 4. 瘀血痰阻

病久气血运行不畅，血停为瘀，湿凝为痰。痰瘀互结，复感外邪，内外互结，阻闭肌肤、关节、经络、血脉，甚至脏腑。阻塞上焦，心肺受损，气喘胸闷，则胸痛、心悸；阻于中焦，脾胃受损，运化失职，胃纳不佳，生血不足，血虚生火，热迫血行，血不循经，逸于脉外则衄血、紫斑皮疹或见血尿；阻于下焦，肝肾损伤，则腰酸浮肿，腹水贫血；瘀热内生或痰瘀交阻，凝聚肌肤腠理，失于濡养则手浮肿呈腊肠样，指尖皮肤变硬，甚或溃疡和坏死；上巅入脑则偏瘫、癔症；阻于经络肌腠关节则肌肉关节酸痛无力；血脉痹阻，阳气不达四末，故肢端皮肤或白或青紫。

本病病因复杂，先天禀赋不足，外感六淫之邪，自毛皮乘虚而入，客于肌肤经络之间，营卫不和，气血凝滞，瘀血痰阻，血脉不通，皮肤受损，渐及皮肉筋骨，则病变由表入里，损及脏腑而发本病。

## 四、明确辨证要点

早期以风热犯肺为主，为轻证，实证。慢性活动期以阴虚内热证为主，此证最常见，可贯穿整个疾病的过程，阴虚内热又常与瘀热、血热相互交结，较易因外邪诱发而急性发作。急性发作时以气营热盛证为主，待高热退下后，转向阴虚内热证。

## 五、确立治疗方略

早期风热犯肺证，治以宣肺清胃，佐以通络。急性发作期气营热盛证，治以清热泻火，化瘀解毒。慢性活动期阴虚内热证，治以养阴清热，佐以化瘀通络。中晚期瘀热痹阻，治以清热凉血，活血化瘀；热郁积饮证，治以清热蠲饮，化瘀通痹；脾肾两虚证，治以健脾益肾，化瘀利水。

## 六、辨证论治

### 1. 风热犯肺证

（1）抓主症：发热恶风，咽痛咳嗽，肢体肌肉关节酸痛。

（2）察次症：眼睑浮肿，手指浮肿，面部及全身皮肤肿胀或多样红斑皮疹，肢端发白或青紫。

（3）审舌脉：舌淡红，苔白，脉数。

（4）择治法：宣肺清胃，佐以通络。

（5）选方用药思路：本证多见于 MCTD 早期轻证。风热外邪，伤肤损络，闭阻于表，肺失宣降。方选银翘散合白虎汤加减。石膏（先煎）20g，知母 20g，金银花 15g，连翘 15g，淡竹叶 15g，荆芥 15g，牛蒡子 15g，薄荷 20g。

（6）据兼症化裁：若肌肉关节酸痛较重，加片姜黄 15g，透骨草 15g，威灵仙 15g，苍术 15g，五灵脂 10g，忍冬藤 20g，以祛湿通络止痛；若汗出恶风较重，酌加桂枝 10g，白芍 10g，黄芪 20g，白术 15g，以益气固表，调和营卫，扶正祛邪。

### 2. 阴虚内热证

（1）抓主症：长期低热，手足心热，面色潮红，斑疹鲜红，淋巴结肿大。

（2）察次症：齿衄咽痛，便秘，溲赤，眼睑呈紫蓝色，四肢肌肉关节酸痛，掌趾瘀点，五指难展，指端青紫。

（3）审舌脉：舌红，苔薄，脉细数。

（4）择治法：养阴清热，佐以化瘀通络。

（5）选方用药思路：本证多见于 MCTD 慢性活动期，为阴血耗伤，阴虚火旺所致。方选玉女煎、增液汤加减。玄参 20g，麦冬 20g，熟地黄 20g，知母 15g，牛膝 15g。

（6）据兼症化裁：咽喉肿痛重加连翘 15g，金银花 20g，牛蒡子 10g，板蓝根 20g；肌萎无力加白鲜皮 30g，当归 10g，鸡血藤 30g，苍术 10g，木瓜 15g，防己 10g；口干较重加石斛 15g，芦根 15g，玉竹 15g；低热重加地骨皮 15g，青蒿 15g，白芍 10g；热伤血络则瘀点紫斑皮疹迭起，齿衄、溲赤较重者，加紫草 10g，茜草 15g，牡丹皮 10g，白茅根 15g，旱莲草 15g；脱发加首乌 20g，旱莲草 20g；淋巴结肿大重用玄参，加夏枯草 20g，川贝母 15g，牡蛎 20g，青皮 15g。

### 3. 气营热盛证

（1）抓主症：高热不恶寒或稍恶寒，红斑红疹，颜面红赤，渴喜冷饮，咽干口燥，尿赤短少。

（2）察次症：手浮肿呈腊肠样肿胀，关节酸痛，肢端皮肤变化明显或白或青紫，眼睑紫蓝，掌趾瘀点，肌酸无力。

（3）审舌脉：舌红绛少苔或舌红苔黄，脉洪数或滑数。

（4）择治法：清热泻火，化瘀解毒。

（5）选方用药思路：本证为热毒炽盛，气营两伤，相当于 MCTD 感染诱发急性发作期。高热常由感染诱发，感染为热毒内盛，治疗以清热解毒为主，并及时控制感染。本证方选清瘟败毒饮加减。水牛角（先煎）20g，知母 20g，牡丹皮 15g，生地黄 15g，黄连 5g，黄芩 10g，栀子 15g。

（6）据兼症化裁：若稍有恶寒者可加桂枝 15g，调和营卫，温通经络。尿血、衄血，加茜草 20g，藕节炭 15g，白茅根 20g，以清热凉血；如有呕吐、头痛、寒战，舌苔黄厚，为热毒较盛，黄连加至 15g，加栀子 10g，大黄 10g，黄柏 10g，板蓝根 15g，贯众 10g，以清热解毒；渴喜冷饮、咽干较重者，加芦根、麦冬、沙参、石斛、五味子各 15g。

**4. 瘀热痹阻证**

（1）抓主症：手浮肿呈腊肠样肿胀，手足瘀点累累，斑疹斑块暗红，双手白紫相继，双腿青斑如网，鼻衄肌衄，口舌糜烂。

（2）察次症：关节红肿热痛，脱发，肌肉酸痛无力，眼睑紫蓝，小便短赤，低热或自觉烘热，烦躁不安。

（3）审舌脉：舌红苔薄或舌尖红边有刺或边有瘀斑，脉细弦数。

（4）择治法：清热凉血，活血化瘀。

（5）选方用药思路：本证相当于 MCTD 慢性活动期，MCTD 血管炎和雷诺现象，多为阴虚内热，瘀热痹阻，脉络受损所致。控制血管炎症，应以养阴清热为主，并结合凉血化瘀。关节炎、关节和肌肉酸痛是湿热阻络，痰瘀交阻所致。方选清热地黄汤加减。生地黄 15g，黄连 5g，白芍 15g，知母 15g，黄柏 15g，当归 15g。

（6）据兼症化裁：妇女闭经加益母草 20g；肌衄加首乌 15g，生藕节 15g，生地榆 15g；雷诺现象较重，寒热错杂，加桂枝 10g，红花 15g，寒热并用。

**5. 热郁积饮证**

（1）抓主症：咳嗽气喘，心悸怔忡，胸闷胸痛，时有低热，咽干口渴，烦躁不安。

（2）察次症：手浮肿呈腊肠样肿胀，红斑红疹，肢端青紫，肌肉酸痛无力，眼睑紫蓝。

（3）审舌脉：舌红苔厚腻，脉滑数、濡数，偶有结代。

（4）择治法：清热蠲饮，化瘀通痹。

（5）选方用药思路：本证为热郁上焦，心肺受阻，相当于 MCTD 引起的心肺损害。积饮本为阴邪，但因本证热郁上焦，心肺受阻，气血瘀滞，肃降失司，水为火郁，积饮内停。故治疗上重在清热蠲饮佐以化瘀通痹，而不能用宣痹通阳之法治积饮，切不能忘记本证养阴清热为治病之本。方选葶苈大枣泻肺汤、泻白散加减。葶苈子 15g，大枣 20g，桑白皮 20g，地骨皮 20g，白芥子 20g。

（6）据兼症化裁：咳嗽重加川贝母 15g，陈皮 15g，炙百部 10g，半夏 10g，清肺化痰止咳；白痰多重用白芥子，祛皮里膜外之痰涎；心悸、脉结代重加玉竹 20g，石菖蒲 10g，五味子 15g，丹参 20g，龙齿 10g；胸痛彻背加薤白 15g，丹参 20g；气短胸闷加瓜蒌皮 20g，炙苏子 10g，川厚朴 15g，旋覆花 15g，宽胸顺气；发热加生石膏 30g，以加强清热之力。

**6. 脾肾两虚证**

（1）抓主症：面色无华，但时有潮红，指甲亦无华，神疲乏力，畏寒肢冷，但时而午后烘热，面浮肿，两腿浮肿如泥。

（2）察次症：口干舌燥，斑疹暗红，眼睑紫蓝，手浮肿呈腊肠样肿胀，指尖皮肤变硬，肢端或白或青紫，进而腰股俱肿，关节肌肉酸痛麻木无力，脘腹胀满，纳呆食少，小便短少。

（3）审舌脉：舌体胖，舌质偏淡或偏红，苔薄腻或薄白，脉细数或弦细或细弱。

（4）择治法：健脾益肾，化瘀利水。

（5）选方用药思路：本证可见于 MCTD 慢性期，治疗要以补益气血、活血通络为主，方选真武汤合独活寄生汤加减。茯苓 20g，白术 15g，附子（先煎）5g，生姜 10g，芍药 20g，独活 15g，秦艽 15g，防风 15g，牛膝 15g。

（6）据兼症化裁：血红蛋白、白细胞下降明加当归 10g，黄芪 20g，首乌 15g，黄精 20g，女贞子 15g，鸡血藤 20g；畏寒肢冷、脉细弱，舌淡苔薄，加附子 15g，桂枝 10g；蛋白尿、血尿，加芡实 15g，山萸肉 15g，白茅根 20g，山药 20g，并重用黄芪 30g；虚火上浮，加知母 15g，黄芩 15g，黄柏 15g，牡丹皮 10g；腰痛、膝酸重用杜仲 20g，桑寄生 20g，加川续断 20g。

## 七、中成药选用

（1）尪痹颗粒：肝肾不足证，组成：生地黄、熟地黄、续断、附子、独活、骨碎补、桂枝、淫羊藿、防风、威灵仙、白芍、狗脊、知母、伸筋草、红花；每次 6g，每日 3 次口服。

（2）寒湿痹冲剂：寒湿痹阻证，组成：附子、制川乌、黄芪、桂枝、麻黄、白术、当归、白芍、威灵仙、木瓜；每次 5g，每日 3 次口服。

（3）知柏地黄丸：阴虚内热证，组成：知母、黄柏、熟地黄、山药、山茱萸（制）、牡丹皮、茯苓、泽泻；一次 1 丸，一日 2 次口服。

（4）四妙丸：湿热痹阻证，组成：苍术、牛膝、薏苡仁、黄柏；每次 6g，每日 2 次口服。

（5）新癀片：湿热蕴毒证，组成：肿节风、三七、人工牛黄、猪胆汁膏、肖梵天花、珍珠层粉、水牛角浓缩粉、红曲等；每次 2～4 片，每日 3 次口服。

## 八、单方验方

（1）疏血通注射液（水蛭、地龙）：疏血通注射液有活血化瘀、通经活络、抗凝溶栓作用。用法：临床推荐用量 10～12ml，加入 5% 葡萄糖注射液（或生理盐水）250～500ml 中，缓慢滴入。

（2）注射用血栓通（三七总皂苷）：注射用血栓通功能活血化瘀，通脉活络。用法：每支 150mg，每次 4～6 支加入 10% 葡萄糖注射液或氯化钠注射液 250～500ml 中稀释，静脉滴注。

以上 2 种注射用药对 MCTD 的肺动脉高压、心脑血管疾病、肺间质纤维化，以及雷诺现象、手指硬化和肿胀，甚或溃疡和坏死等都有很好的治疗和预防作用。

（3）积雪苷（积雪草提取物）：文献报道积雪苷能抑制成纤维细胞的增殖，动物实验亦证实其对结缔组织的基质和纤维成分具有抑制作用。每次服 3～4 片（每片含积雪苷 6mg），每日 3 次；或肌内注射 2ml（含积雪苷 20mg），每周 2～3 次，连续用 3 个月能使肿胀硬化皮肤变软。对愈合溃疡、缓解关节疼痛等均有疗效。适用于 MCTD 的手指肿胀或硬化，关节痛或关节炎，雷诺现象和指端溃疡。

## 九、中医特色技术

（1）阎小萍将本病辨寒热予以外治法：①寒证：离子导入，激光，药疗，超声波，针灸，走罐，拔罐，骨质增生治疗仪。治疗药物：寒痹外用方（桂枝 15g，川乌 10g，透骨草 20g，乳香 10g，制延胡索 15g，没药 10g），辣椒碱，穴位贴敷。②热证：湿包裹，激光，药敷，骨质增生治疗仪。治疗药物：热痹外用方（黄柏 15g，大黄 15g，知母 15g，冰片 6g，紫花地丁 20g，忍冬藤 20g），如意金黄散，新癀片，冰硼散，穴位贴敷。

（2）单味黄药子：黄药子 250g 加水煎熬，趁热熏洗双手，用于 MCTD 雷诺征和双手硬皮样改变者。

（3）伸筋草洗方（《赵炳南临床经验集》）：伸筋草 30g，艾叶 30g，透骨草 15g，刘寄奴 15g，官桂 15g，桑枝 30g，苏木 9g，草红花 9g，穿山甲 15g。上药碾碎，装入纱布袋内，煮水后浸泡用。功能活血通络，温经软坚，用于双手硬皮样改变和雷诺征者。

（4）紫草洗方（《赵炳南临床经验集》）：紫草 30g，白芷 15g，茜草 15g，赤芍 15g，南红花 15g，苏木 15g，木通 15g，厚朴 15g。水煮 15～20min，外洗。功能行气活血，化瘀消肿。

## 十、预防调护

### 1. 心理护理

MCTD 以女性多见，其反复发作、病程长，给患者带来较大的经济和精神压力，患者常有焦虑、紧张、抑郁等不良情绪，而人的情绪可直接影响免疫系统。因此，医务人员要了解患者的心态，认真倾听患者主诉，加强与患者的交流和沟通，鼓励患者进行情感宣泄，以取得患者的信任。要仔细观察病情，一旦发现不良情绪和行为应及时进行疏导；指导家属及朋友多安慰、陪伴患者，避免因情绪波动、精神紧张而加重血管收缩；向患者介绍同类疾病好转的病例，使患者树立战胜疾病的信心。

### 2. 饮食护理

原则上给予高蛋白、高热量、高维生素饮食。多食蛋类、肉类、鱼类、豆类、乳类和新鲜水果、蔬菜。禁食辛辣、油腻、海鲜及刺激性食物。禁饮咖啡和浓茶，戒烟酒。不吃或少吃黄花菜、芹菜、香菇等增强光敏感或促进免疫功能的食物。

### 3. 功能锻炼

日常生活中，提醒患者站、行、坐、走都要保持良好的姿势。嘱患者坚持功能锻炼，急性期要鼓励患者多休息，平时应维持正确的姿势，但应避免固定不动。缓解期要鼓励患者积极进行功能锻炼，如屈伸双臂、肘、膝及抬腿等活动，并逐渐增加活动量。若病情允许，宜经常下地行走，保健操、太极拳、瑜伽、五禽戏等运动能有效防止症状发作。有关节僵硬者，可以按摩、热浴或物理疗法协助肢体被动锻炼，以增加组织软化。肢体运动以抬腿、抬臂和伸展运动为主，运动前要进行肢体按摩，以松解肌肉的紧张状况。

### 4. 症状护理

（1）雷诺现象的护理。四肢末端保暖是预防和缓解雷诺现象的重要措施。指导患者选择柔软、宽松、无弹性的衣服、袜子、手套和鞋子，避免因衣物过紧而影响四肢血液循环；注意保暖，以防因受寒冷刺激而引起反射性效应。平时应避免外伤，避免接触冷水和冰冷物体，每晚行局部按摩，用温水浸泡手脚，以促进局部血液循环。禁止末梢采血，皮肤瘙痒时勿搔抓，以免皮肤破溃感染；已有溃疡者，保持皮肤清洁、干燥，皮损处可用红花酒加温外涂后，给予适当按摩，动作要轻。疼痛剧烈者可给予止痛药。

（2）硬化皮损的护理。由于疾病所致末梢循环差，故肢端易并发感染，且感染不易控制。

应注意患者个人卫生，常给患者修剪指甲，并交代患者不要用手抠鼻。洗澡水温度要适宜，水温过低易引起血管痉挛，过高则会因组织充血水肿加重而影响血液循环。禁止用热水烫洗。如皮肤干燥、瘙痒，洗浴后用滋润皮肤的温和润滑剂止痒，如 3%水杨酸软膏、维生素 $B_6$ 软膏等；防止皮损长期受压；避免强阳光暴晒及冷热刺激。发热者应多饮水，行物理降温时，应避免酒精擦浴使皮肤小血管扩张，否则会增加感染机会。体温下降时，要及时擦干汗液，及时更换衣物，并保持病室内空气清新。减少探视，慎防交叉感染。伴有血小板严重减低的患者，所有损伤性操作均要小心谨慎。对伴有精神异常者，要防止意外发生。

## 十一、各家发挥

### 1. 阳虚论治

刘华认为 MCTD 主要病机为阳气虚弱、寒邪侵袭、血脉瘀滞，应治以温阳益气、祛寒活血通络法，常用黄芪桂枝五物汤、补阳还五汤、二仙汤及三藤汤（鸡血藤、雷公藤、红藤）等方药。

### 2. 虚实论治

张华东报道 MCTD 早期以风热犯肺为主，其病情较轻；急性发作期为风热犯肺和气营热盛证，待高热退后，向阴虚内热转化；在慢性活动期以阴虚内热为主，阴虚内热常与瘀热、血热互结贯穿整个疾病过程，较易为外邪所诱发而急性发作；中晚期患者多以痰热瘀阻、脾肾两虚、气血不足为主，病程缠绵，日久难愈。因此本病风热犯肺证多实证，病在卫气，以发热、皮肤改变及关节肌肉为辨证要点；气营热盛证为实证，病在气营，以高热、神昏和皮肤瘀点及红斑红疹改变为辨证要点；阴虚内热证为虚证，病在脾肾，以潮热盗汗、筋骨痿软、关节灼痛为辨证要点；脾肾两虚证为虚证，病在脾肾，以指尖皮硬、手足呈腊肠样肿胀、畏寒肢冷、关节肌肉酸麻无力、肢端或青紫或白为辨证要点。

（高丽娟）

# 第十一节　风湿性多肌痛

风湿性多肌痛（poly-myalgia rheumatica，PMR），由 Barber 于 1957 年首先命名，是以四肢和躯干近端疼痛为主要特征，伴 ESR 显著增快和非特异性全身症状的临床综合征。

PMR 因其以肌肉疼痛、僵硬为主要表现，与中医"痛痹""肌痹""历节"症状极为相似。

## 一、临床诊断要点与鉴别诊断

（一）诊断标准

（1）发病年龄＞50 岁，女性多见。

（2）颈、肩胛带及骨盆带部位至少 2 处肌肉疼痛和晨僵，时间≥1 周。

（3）ESR 和（或）CRP 明显升高（ESR≥50mm/h）。

（4）小剂量糖皮质激素（泼尼松≤15mg/d）有效。

（5）患者肌力正常，无肌力减退或肌萎缩及肌肉红肿热。

（6）排除其他类似 PMR 表现的病变，如类风湿关节炎、肌炎肿瘤和感染等。
如符合以上 6 条可确诊为 PMR。

（二）鉴别诊断

**1. 类风湿关节炎**

类风湿关节炎是一种病因未明的慢性、以炎性滑膜炎为主的系统性疾病。其特征是手、足小关节的多关节、对称性、侵袭性关节炎症，经常伴有关节外器官受累及血清类风湿因子阳性，可以导致关节畸形及功能丧失。X 线提示有骨破坏表现，不难与 PMR 鉴别。类风湿因子阴性的类风湿关节炎有时和具有关节症状的 PMR 较难鉴别，一般来说，有腕关节受累的多为类风湿关节炎，无则为 PMR，部分难于鉴别者需要长期随访。

**2. 多发性肌炎**

多发性肌炎是一种以肌无力、肌痛为主要表现的自身免疫性疾病，病因不清，主要临床表现为以对称性四肢近端、颈肌、咽部肌肉无力，肌肉压痛，血清酶增高为特征的弥漫性肌肉炎症性疾病。肌电图提示有肌源性损伤，肌活检可有典型的炎性肌病的表现。

**3. 纤维肌痛综合征**

该病症的患者躯体疼痛有固定的敏感压痛点，有颈肌枕部附着点、斜方肌上缘中部、冈上肌起始部、肩胛棘上方近内侧缘、肱骨外上髁下 2cm 处、臀部外上象限臀肌褶皱处、大转子后 2cm 处和肘关节内侧鹅状滑囊区等 9 处，共 18 个压痛点。并伴有睡眠障碍，紧张性头痛。其表现有激惹性肠炎、激惹性膀胱炎、ESR 正常、类风湿因子阴性、糖皮质激素治疗反应不佳等，可与 PMR 鉴别。

**4. 其他风湿性疾病和慢性感染**

其他风湿性疾病和慢性感染，如亚急性细菌性心内膜炎，可有全身症状及近端关节痛，类似于 PMR，发热时可做血培养以鉴别诊断。

**5. 恶性肿瘤、慢性感染**

PMR 多发生于健康人群，无肿瘤的消耗症状，肿瘤相关检查如肿瘤标记物及影像学检查为阴性，激素治疗有效，可与恶性肿瘤鉴别。而慢性感染虽可出现关节肌肉症状，但多可找到感染的症状、感染部位及相关的病原微生物，均有助于诊断。

## 二、中医辨病诊断

（1）发病情况：发病及病情的轻重常与劳累，以及季节、气候的寒冷、潮湿等天气变化有关；某些痹证的发生和加重可与饮食不当有关。

（2）发病年龄：本病可发生于各年龄段，但不同年龄的发病与疾病的类型有一定的关系。

（3）临床症状：肢体关节、肌肉疼痛，屈伸不利，或疼痛游走不定，甚则关节剧痛、肿大、强硬、变形。

## 三、审析病因病机

**1. 素体正虚，卫外不固**

久病损及肝肾，正气不足，腠理不密，卫外不固；或过度劳累、妇女产后，瘀血阻滞，新血不生，以致精血暗耗，阴血亏虚，"女子以血为本"，"肾精不充"，冲任督带气血不足，外邪趁虚侵袭而发为历节。

**2. 感受外邪，血行不畅**

感受外邪，血行不畅是导致本病发生的重要原因，气候乖异，寒暑不均，冷热无常，或久居湿地，冒雨涉水，邪气趁虚侵袭人体，留滞皮肤、经络、关节，气血被阻，运行不畅。风寒湿邪虽各有偏盛，但常合而为病，若以风邪为首，则疼痛多走窜经络，流注关节；若以湿邪为主，则肌肉酸痛，重着乏力；若以寒邪为主，则疼痛固定，甚则痛如针刺。

**3. 痰浊内生，瘀血阻滞**

正气虚弱，风寒湿邪气闭阻，则五脏气机紊乱，升降无序，导致脏腑经络功能失调，均可造成痰浊、瘀血闭阻留滞筋骨关节，引起或加重本病。

正虚卫外不固是发病的内在基础，感受外邪是发病的外在条件，邪气痹阻经脉为发病根本。病初以邪实为主，邪在经脉，累及筋骨、肌肉、关节。病久使正气耗伤，呈现不同程度的气血亏损或肝肾不足等本虚标实证候；痹证日久不愈，病邪由经络而累及脏腑，进而出现脏腑痹的证候，尤以心痹较为多见。

## 四、明确辨证要点

**1. 辨邪气的偏盛**

临床痹痛游走不定者为行痹，属于风邪盛；痛势较甚，痛有定处，遇寒加重者为痛痹，属寒邪盛；关节酸痛、重着、漫肿者为着痹，属湿邪盛；关节肿胀，肌肤嫩红，灼热疼痛者为热痹，属热邪盛。关节疼痛日久，肿胀局限，或见皮下结节者为痰；关节肿胀，僵硬，疼痛不移，肌肤紫暗或瘀斑者为瘀。

**2. 辨别虚实**

一般说来，痹证新发，风、寒、湿、热之邪明显者为实；痹证日久，耗伤气血，损及脏腑，肝肾不足为虚；病程缠绵，日久不愈，常为痰瘀互结，肝肾亏虚之虚实夹杂证。

## 五、确立治疗方略

**1. 发时祛邪**

痹证以风、寒、湿、热、痰、瘀之邪痹阻经络气血为基本病机，其治疗应以祛邪通络为基本原则，根据邪气的偏盛，分别予以祛风、散寒、除湿、清热、化痰、行瘀，兼顾"宣痹通络"。痹证的治疗，治风宜重视养血活血，即所谓"治风先治血，血行风自灭"；治寒宜结合温阳补火，即所谓"阳气并则阴凝散"；治湿宜结合健脾益气，即所谓"脾旺能胜湿，气足无顽麻"。

**2. 扶正固本**

久痹正虚者，应重视扶正，补肝肾、益气血是常用之法。张介宾说："痹证大抵因虚者多，因寒者多，唯气不足，故风寒得以入之；唯阴邪留滞，故筋脉为之不利，此痹之大端也。"也就是说，痹证的形成与正气亏虚密切相关，故即便病之起初时，在驱邪的同时，也要顾护人体的正气。结合中医藏象学说肾主骨生髓、肝主筋、脾主肌肉的理论，脾虚治当健脾益气，投药宜重甘温燥剂，因脾喜温燥而为中运之脏，得甘则补，温燥能升运脾湿，甘补温燥，能振奋中气以持燥土之性；肾虚治当补肾纳气，常纳阴柔养阴诸品于温热壮阳药物之中，藉以使阴生阳长，元阳振复，下施固摄之权，上以温助肺金；肝阴虚治当滋补肝阴，投药宜重滋阴润燥，因肝主藏血，为阴中之阳脏，得阴则补，能濡养筋脉，筋脉舒利则疼痛自去。要结合不同疾病的主要表现，适当地兼顾补肾、调肝、健脾、补气，只有这样病情才能迅速控制，缩短治疗疗程。

## 六、辨证论治

### （一）风寒湿痹证

**1. 行痹**

（1）抓主症：肢体关节、肌肉疼痛酸楚，屈伸不利，可涉及肢体多个关节，疼痛呈游走性。

（2）察次症：初起可见有恶风、发热等表证。

（3）审舌脉：舌苔薄白，脉浮或浮缓。

（4）择治法：祛风通络，散寒除湿。

（5）选方用药思路：本证为风邪兼夹寒湿，留滞经脉，闭阻气血，故选用防风汤加减。方用防风 15g，麻黄 5g，桂枝 10g，葛根 15g，茯苓 15g，生姜 10g，大枣 10g，甘草 10g。

（6）据兼症化裁：腰背酸痛为主者，多与肾气虚有关，加杜仲 15g，桑寄生 15g，淫羊藿 10g，巴戟天 10g，续断 15g；若见关节肿大，苔薄黄，邪有化热之象者，宜寒热并用，用桂枝 10g，芍药 10，知母 15g。

**2. 痛痹**

（1）抓主症：肢体关节疼痛，痛势较剧，部位固定，遇寒则痛甚，得热则痛缓。

（2）察次症：关节屈伸不利，局部皮肤或有寒冷感。

（3）审舌脉：舌质淡，舌苔薄白，脉弦紧。

（4）择治法：散寒通络，祛风除湿。

（5）选方用药思路：本证为寒邪兼夹风湿，留滞经脉，闭阻气血，故选用乌头汤加减。方用制川乌（先煎）10g，麻黄 5g，芍药 15g，甘草 10g，蜂蜜 10g，黄芪 10g。

（6）据兼症化裁：若寒湿甚者制川乌可改用生川乌（先煎）10g 或生草乌（先煎）10g；关节发凉，疼痛剧烈，遇冷更甚加附子（先煎）10g，细辛 5g，桂枝 10g，干姜 10g，全当归 15g。

**3. 着痹**

（1）抓主症：肢体关节、肌肉酸楚、重着、疼痛，肿胀散漫。

（2）察次症：关节活动不利，肌肤麻木不仁。

（3）审舌脉：舌质淡，舌苔白腻，脉濡缓。

（4）择治法：除湿通络，祛风散寒。

（5）选方用药思路：本证湿邪兼夹风寒，留滞经脉，闭阻气血，故选薏苡仁汤加减。方用薏苡仁 15g，苍术 10g，甘草 10g，羌活 15g，独活 15g，防风 10g，麻黄 5g，桂枝 10g，制川乌（先煎）10g，当归 15g，川芎 10g。

（6）据兼症化裁：若关节肿胀甚者加萆薢 15g，木通 15g；若肌肤麻木不仁者加海桐皮 10g，豨莶草 15g；若小便不利，浮肿加茯苓 15g，泽泻 15g，车前子 15g；若痰湿盛者加半夏 15g，胆南星 10g。

（二）风湿热痹证

（1）抓主症：游走性关节疼痛，可涉及一个或多个关节，活动不便，局部灼热红肿，痛不可触，得冷则舒，可有皮下结节或红斑。

（2）察次症：常伴有发热、恶风、汗出、口渴、烦躁不安等全身症状。

（3）审舌脉：舌质红，苔黄或黄腻，脉滑数或浮数。

（4）择治法：清热通络，祛风除湿。

（5）选方用药思路：风湿热邪壅滞经脉，气血闭阻不通，故选白虎加桂枝汤合宣痹汤加减。方用生石膏 10g，知母 10g，黄柏 10g，连翘 15g，桂枝 10g，防己 10g，杏仁 10g，薏苡仁 10g，滑石 10g，赤小豆 10g，蚕沙 5g。

（6）据兼症化裁：若皮肤有红斑者加牡丹皮 15g，赤芍 10g，生地黄 15g，紫草 10g；若发热、恶风、咽痛者加荆芥 10g，薄荷（后下）10g，牛蒡子 10g，桔梗 15g；若热盛伤阴，症见口渴，心烦者加玄参 15g，麦冬 15g，生地黄 10g。

（三）痰瘀痹阻证

（1）抓主症：痹证日久，肌肉关节刺痛，固定不移，或关节肌肤紫暗、肿胀，按之较硬，肢体顽麻或重着，或关节僵硬变形，屈伸不利，有硬结、瘀斑。

（2）察次症：面色黧黯，眼睑浮肿，或胸闷痰多。

（3）审舌脉：舌质紫暗或有瘀斑，苔白腻，脉弦涩。

（4）择治法：化痰行瘀，蠲痹通络。

（5）选方用药思路：痰瘀互结，留滞肌肤，闭阻经脉，故选双合汤加减。方用桃仁 10g，红花 15g，当归 10g，川芎 10g，白芍 15g，茯苓 15g，半夏 10g，陈皮 15g，白芥子 10g，竹沥 10g。

（6）据兼症化裁：痰浊滞留，皮下有结节者加胆南星 10g，天竺黄 10g；瘀血明显，关节疼痛、肿大、强直、畸形，活动不利，舌质紫暗，脉涩者加莪术 10g，三七 10g，土鳖虫 10g；痰瘀交结，疼痛不已者加穿山甲（先煎）10g，白花蛇 10g，全蝎 10g，蜈蚣 1 条，地龙 15g；有痰瘀化热之象者，加黄柏 15g，牡丹皮 10g。

（四）肝肾两虚证

（1）抓主症：痹证日久不愈，关节屈伸不利，肌肉瘦削，腰膝酸软。

（2）察次症：畏寒肢冷，阳痿，遗精，或骨蒸劳热，心烦口干。

（3）审舌脉：舌质淡红，苔薄白或少津，脉沉细弱或细数。

（4）择治法：培补肝肾，舒筋止痛。

（5）选方用药思路：肝肾不足，筋脉失于濡养、温煦，故选补血荣筋丸加减。方用熟地黄 15g，肉苁蓉 10g，五味子 15g，鹿茸 15g，菟丝子 10g，牛膝 15g，杜仲 10g，桑寄生 10g，天麻 10g，木瓜 15g。

（6）据兼症化裁：肾气虚，腰膝酸软，乏力较著者加鹿角霜 10g，续断 15g，狗脊 15g；阳虚，畏寒肢冷，关节疼痛拘急者加附子（先煎）10g，干姜 10g，巴戟天 10g；肝肾阴亏，腰膝疼痛，低热心烦，或午后潮热者加龟板（先煎）10g，熟地黄 15g，女贞子 15g。

## 七、中成药选用

（1）尪痹冲剂：肝肾不足证，组成：地黄、熟地黄、续断、附子、独活、骨碎补、桂枝、淫羊藿、防风、威灵仙、白芍、狗脊、知母、伸筋草、红花；每次 6g，每日 3 次口服。

（2）湿热痹冲剂：湿热痹阻证，组成：苍术、牛膝、地龙、防风、防己、萆薢、黄柏、连翘、忍冬藤、桑枝、威灵仙、薏苡仁；每次 6g，每日 2 次口服。

（3）大活络丸：肝肾不足证，组成：白花蛇、乌梢蛇、威灵仙、天麻、何首乌、龟甲、乌药等；每次 1 丸，每日 1~2 次口服。

（4）知柏地黄丸：阴虚内热证，组成：知母、黄柏、熟地黄、山药、山茱萸（制）、牡丹皮、茯苓、泽泻；每次 1 丸，每日 2 次口服。

（5）益肾蠲痹丸：肝肾不足证，组成：骨碎补、熟地黄、当归、徐长卿、土鳖虫、僵蚕、蜈蚣、全蝎、蜂房、地龙、乌梢蛇等；每次 8g，每日 3 次口服。

## 八、单方验方

（1）芍药甘草汤化裁：芍药 60g，炙甘草 20g，杜仲、牛膝、淫羊藿、白术、金狗脊各 15g，田七、延胡索、制乳香各 9g，蜈蚣 3 条。3 剂，水煎服，每日 1 剂。

（2）肾着汤化裁：干姜、桂枝、制附子、制乳香、延胡索各 9g，白术、杜仲、续断、牛膝、茯苓各 15g，苍术 12g，炙甘草 6g。3 剂，水煎服，每日 1 剂。

（3）乌头汤加味：制川乌（先煎）10g，麻黄 10g，黄芪 18g，白芍 15g，甘草 10g，蜂蜜 30g。风胜者加羌活 15g；痛以上肢为主加威灵仙 18g，川芎 10g；痛以腰背为主加杜仲 10g，桑寄生 15g，续断 10g；痛以膝、踝关节为主加独活 15g，牛膝 18g。

（4）热证：水牛角 15g，赤芍 10g，石膏 15g，知母 10g，萆薢 10g，晚蚕沙 10g，忍冬藤 10g，牡丹皮 10g，苍术 10g，汉防己 10g，地龙 10g。

（5）虚证：生黄芪 18g，野台参 9g，当归 9g，麦冬（带心）9g，知母 9g，生明乳香 9g，生明没药 9g，莪术 3g，三棱 3g。

（6）瘀证：鹿角霜 12g，制附子 10g，桂枝 10g，细辛 5g，羌活、独活各 10g，防己 15g，生黄芪 30g，当归 15g，赤芍、白芍各 10g，生地黄 30g，生薏苡仁 30g，广地龙 10g，蜈蚣 3 条，乌蛇肉 10g，生甘草 12g。

（7）治痹证（民间验方）：用瘦猪肉加桑枝煨汤，多有效验。药用鲜桑枝 30g，瘦猪肉 250g，盐少许，煨汤顿服，每周 1 次，服 3 个月左右，疗效显著。

（8）三藤酒（民间验方）：络石藤 90g，海风藤 90g，鸡血藤 90g，桑寄生 90g，木瓜 60g，五加皮 30g。以上 6 味，切薄片，置入容器中，加白酒 3L 浸润，制成药酒，每日 1~2 次，每次 30ml，空腹温饮。用于风湿性多肌痛引起的肩颈及髋部肌肉僵痛。

（9）豨莶根猪蹄汤（福建民间草药）：豨莶草根 60g，猪蹄 1 个，黄酒 100ml。上三物同放入水中，文火炖致猪蹄熟烂，食肉饮汤。用于风湿性多肌痛引起的筋骨不利，肌肉麻木不仁。

## 九、中医特色技术

### 1. 中药蜡疗

中药蜡疗可以治疗诸多临床疾病，是集药物、穴位刺激、温热疗法、中药透皮吸收为一体的行之有效科学方法，它作用迅速、简便、价廉、安全、且毒副作用小。本疗法首先将中药进行煎煮后浸泡无纺布，再将浸泡好的无纺布外面覆盖温热的蜡饼加温，使之"气闭藏而不泄"，局部形成一种汗水难以蒸发扩散的密闭状态，使患处的角质层含水量由5%～15%增至50%，角质层经水合作用，可能膨胀成多孔状态，易于药物穿透，不仅能使脂溶性的中药成分穿透皮肤，也能使水溶性成分穿透皮肤，从而使中药充分发挥疗效，从而取得理想的治疗效果。

**2. 针灸**

（1）体针：第一组：患者仰卧，取合谷、太冲、曲池、太阳、上星、百会；第二组：患者俯卧，取后溪、申脉、风池、天柱、天宗、臑腧、秉风、曲垣、肩中俞、肩外俞。操作：合谷、太冲、风池、天柱、后溪、申脉进针后施以捻转泻法；曲池、臑腧、天宗、秉风、曲垣、肩中俞、肩外俞进针后施以提插泻法；上星、百会、太阳平刺0.5寸，不施手法以免出血。疼痛剧烈者施以温灸，并配合刺络拔罐。

（2）"合谷刺"加梅花针：按疼痛部位，取阿是穴为主，取5寸芒针针入近骨处之深部肌肉，刺入后提针至皮下，分别向左右两侧各斜刺1针，成"个"字形，留针0.5h后出针不按压针孔，每天1次，15天为1个疗程，疗程间休息几天，连用3个疗程，按要求每个疼痛部位均需采用压痛最显著点（阿是穴）。针毕，按经络循行，在原阿是穴上或下配取1～2穴，局部皮肤常规消毒后，用梅花针叩刺（范围略大于火罐），见皮肤出血后，即用闪火法，将罐罩上，留罐5～10min，起罐后，用消毒干棉球将血污擦净，再用艾条温和灸5～10min，隔2天治疗1次，5次为1个疗程，疗程间休息5天。据初步观察，用梅花针叩刺后，每次可拔出5～10ml液体。

（3）温针灸治疗：以膀胱经及督脉取穴为主，配穴局部取穴。大椎、肾俞、风门、曲池（双）、天宗（双）、命门（双）、承扶（双）、委中（双）、承山（双）、环跳（双）、秩边（双）。操作方法：患者仰卧，常规消毒，用2.0寸毫针刺入上述穴位，得气后，用预先备置好的长度为1cm，直径为0.5cm的艾炷捏于针柄上，点燃，直到燃尽为止，使热力投入患处，每穴2～3壮，留针30min。

（4）电针治疗：电针可加强针感、促进气血运行，其所产生的热效应能促进血液循环，达到改善局部组织代谢的效果。

**3. 药物离子导入法**

药物离子导入法是结合现代医疗仪器将药物以离子状态导入体内，利于药物的吸收。通过用离子机脉冲电位对穴位进行刺激，从而减少组织液渗出，解除对神经的压迫，通络而镇痛。我们将中药研碎、滤液后加陈醋进行中药离子导入，该法通过对患者穴位、经络进行定时、定温的热气雾反复冲击给药，能较长时间发挥药物作用，缓解疼痛。中药经离子导入，还增强了透皮吸收能力，使病变局部形成离子堆，可使炎症消退。

**4. 中药熏蒸疗法**

中药熏蒸疗法是利用药物煮沸后产生的蒸汽来熏蒸肌体，通过热、药的双重作用而取效。热能疏通腠理，开发汗孔，活血通经，松弛痉挛的肌筋；药能对症治疗，疗病除疾，两者配合运用，可使全身经络通利，达到治疗疾病，养生保健的作用。

**5. 经筋疗法**

（1）以头、颈、肩、背筋区为施治的重点区域，以理筋手法，进行舒筋解结。

（2）运用多种针刺法，对颞筋区的颞动脉的病灶及筋结病灶，施以移行点刺、轻点刺络、病灶直刺等法；对炎症的颞动脉，运用微针针尖，对其管壁，施以微量移行点刺；同时，对颈项筋区、肩背筋区及牵连受累的肌筋，施以针刺治疗。

（3）对可行拔火罐治疗的额、颞、颈、背筋区，施以拔火罐治疗，令之筋舒络活。

（4）运用紫草油或煎剂、生姜片对硬结的颞动脉、颞肌与颞筋膜，实施擦治，起到舒筋活络的作用。

（5）教导患者练习"静功"、自我按摩点穴等持之以恒且简便自我的调治方法，以便机体的功能平衡。

## 十、预防调护

### 1. 预防

因本病是由风、寒、湿等邪气闭阻经络，影响气血运行而致。故应注意气候影响，防风、防寒、防潮，做好防寒保暖，避免久居暑湿之地，防止外邪诱发。宜戒烟酒，饮食宜清淡而富营养，忌生冷、肥甘、辛辣、海膻发物等，以免伤脾生痰。防止过度疲劳和情志刺激。

### 2. 运动

鼓励患者根据个人身体情况，选择太极拳、内养功、八段锦、散步或慢跑等方法长期锻炼，增强体质，预防外邪侵袭。

### 3. 调摄

痹证初发，应积极治疗，防止病邪传变。保持乐观心境，多摄入富于营养、易于消化的饮食，有利于疾病的康复。

## 十一、各家发挥

### 1. 从热论治

汉代华佗在《中藏经·论痹》中说："痹者，风寒暑湿之气中于人脏腑之为也"，首次提出暑邪也为致痹之因。而《金匮翼·热痹》则曰："热痹者，闭热于内也……腑脏经络，先有蓄热，而复遇风寒湿气客之，热为寒郁，气不得通，久之寒亦化热"，说明感受热邪，或郁而化热可致热痹。此外，火热毒邪也能致痹，如李中梓在《证治汇补》中云："风流走不定，久则变成风毒，痛入骨髓，不移其处。或痛处肿热，或浑身壮热。"

### 2. 从正虚论治

正气虚衰是痹证发生的内因。由于正气虚弱，易感受外邪而发病。《灵枢·五变》说："粗理而肉不坚者，善病痹。"《类证治裁·痹证》说："诸痹，良由营卫先虚，腠理不密，风寒湿乘虚内袭，正气为邪气所阻，不能宣行，因而留滞，气血凝涩，久而成痹。"可见正气虚可表现在营卫不调、气血不足、肝肾亏虚上。《素问·痹论》曰："荣者水谷之精气也，和调于五脏，洒陈于六腑，乃能入于脉也。故循脉上下，贯五脏，络六腑也。卫者水谷之悍气也，其气慓疾滑利，不能入于脉也。故循皮肤之中，分肉之间，熏于肓膜，散于胸腹，逆其气则病，从其气则愈，不与风寒湿气合，故不为痹"，指出风寒湿邪侵袭机体，营卫之气的逆调与否和痹证的发生有着密切的关系。张仲景在《金匮要略·中风历节病脉证并治》则更进一步论述了历节的病因与营卫的关系，其曰："营气不能，卫不独行，营卫俱微，三焦无所御，四属断绝，身体羸瘦，独足肿大，黄汗出，胫冷。假令发热。便为历节也。"还指出："少阴脉浮而弱，弱则血不足，浮则为风，风血相搏，即疼痛如掣"，说明气血不足，不能充养经络筋骨，风邪乘虚外袭，使经脉痹阻。故气血不足也是痹证发生的一个重要因素。此外，肾藏精主骨，肝藏血主筋，若肾精、肝血不足，外邪乘虚而入，痹证由是而生，如《金匮要略·中风历节病脉证并治》曰："寸口脉沉而弱，沉即主骨，弱即主筋，沉即主肾，弱即为肝。汗出入水中，如水伤心，历节黄汗出，故曰历节。"

### 3. 从饮食论治

《金匮要略·中风历节病脉证并治》说："酸则伤筋，筋伤则缓，名曰泄，咸则伤骨，骨伤则痿，名曰枯，枯泄相搏，名曰断泄"，说明饮食的偏嗜，可致肝肾亏虚，导致痹证发生。此外，饮食不节，或饮食不洁，脾之运化失权，水湿不化，蕴久化热，湿热由内而生，湿热之邪流注肢体关节而发生痹证。如《素问·痹论》曾说："其客于六腑者何也……此亦其食饮居处，为其病本也。六腑亦各有俞，风寒湿气中其俞，而食饮应之。"

### 4. 从情志论治

肝喜条达，具有疏泄之功，肝之疏泄功能正常，则气机条达舒畅，气行则血行。如《血证论》曰："肝属木，木气冲和条达，不致遏郁，则血脉得畅"，若情志失调，肝气郁滞，气机不畅，则血行受阻发生瘀滞而闭阻脉络，可致周身疼痛而发生痹证，表现在肢体上可出现关节和肌肉的疼痛、麻木、重着、屈伸不利。如《中藏经》所说："气痹者，愁思喜怒过多，则气结于上……宜节忧思，慎喜怒，不能食者，用蠲痹汤加减"，说明了情志失调可引起气痹。《医学入门》则进一步指出："痹者，气闭塞不通流也……周身掣痛麻者，谓之周痹，乃肝气不行也"，论述了肝气郁结不行，气机不畅可导致周身掣痛麻木而发生痹证。

### 5. 从瘀血痰浊论治

瘀血和痰浊都是机体在致病因素作用下的病理产物，同时也作为病因而引起进一步的病理改变。瘀血是痹证中常见的病理变化，在实证中邪气阻于皮肉筋骨脉，或阻于脏腑，首先影响脏腑组织的气血运行，血行瘀滞则会形成瘀血证；在虚证中气虚、阳虚，乃至阴虚均可以引发瘀血证。清代医家王清任在《医林改错》中指出："凡肩痛、臂痛、腰痛、腿痛，或周身疼痛，总名曰痹证""用湿热药不愈""用利湿降火药无功""用滋阴药又无效""因不胜风寒湿热，邪入于血管，使血凝而为痹"，明确了瘀血在痹证中的重要意义。痰浊是由水液输布障碍，水湿停滞，聚湿而成。在痹证中痰浊的形成有多方面的原因。清代医家喻嘉言在《医门法律·中风门》中曰："风寒湿三痹之邪，每借人胸中之痰相援。故治痹方中，多兼用治痰之药。"此外，脏腑功能失调，可致瘀血痰浊与六淫之邪合至，成为致病因素作用于人体，致脉络闭阻而成痹证，正如《医学传心录·痹症寒湿与风乘》所说："风寒湿气侵入肌肤，流注经络，则津液为之不清，或变痰饮，或成瘀血，闭塞隧道，故作痛走注，或麻木不仁。"

（佟　颖）

# 第十二节　结节性红斑

结节性红斑（erythema nodosum，EN）是由多种原因引起的发生于皮下脂肪的非特异性炎症性疾病，以皮肤血管炎和脂膜炎为病理基础，以散在的皮下结节，鲜红色至紫红色，大小不等，按之疼痛，好发于小腿伸侧，愈后不留瘢痕为临床特征。

中医古代文献中没有关于"结节性红斑"的明确记载，但是从其临床表现来看，类似于中医古籍中的"瓜缠藤""三里发""湿毒流注""腓腨"等疾病。结节性红斑亦常被诊断为"梅核丹""梅核火丹""痰核""肌衄"等。

## 一、临床诊断要点与鉴别诊断

### （一）诊断标准

参照《临床疾病诊断依据治愈好转标准》中有关本病的诊断依据：

（1）好发于青年女性，春秋季多见。

（2）多发于小腿胫前及大腿皮肤，为直径 1~5cm 的红色结节，自觉疼痛和压痛，结节不融合、不破溃。

（3）伴有轻微的全身症状，如低热、全身不适、肌肉和关节疼痛。

### （二）鉴别诊断

**1. 硬红斑**

硬红斑起病缓慢，病程较长，疼痛较轻，好发于小腿屈侧，一般数目少，结节可融合形成斑块，亦可破溃，形成难以愈合的溃疡，愈合后也易形成萎缩性瘢痕。组织病理表现为小叶性脂膜炎，可有结核性或结核样肉芽肿浸润。

**2. 结节性多动脉炎**

结节性多动脉炎多发生于前臂、小腿及足部，质较硬，结节较小，单个或成群，沿血管发生，并出现局部组织缺血。组织病理表现为真皮与皮下组织交界处及皮下组织中的小动脉炎。

**3. 结节性脂膜炎**

结节性脂膜炎主要位于臀、股、胸、腹部，成团出现，消失后留有碟形凹陷和局部萎缩，每次发作均有发热，病理改变为脂肪间隔内小血管炎及炎性细胞浸润。

## 二、中医辨病诊断

（1）皮损好发于小腿伸侧，呈结节状，略高出皮面，色淡红或鲜红，继而变为暗红或紫红色，不溃破，常对称发生，自觉烧灼性疼痛。

（2）发病前常有发热、全身不适、关节痛等症状。

（3）好发于青年女性，春秋多见，常反复发作，患者多有风湿病或结核病史。

## 三、审析病因病机

**1. 外感邪气，内有湿热**

表虚之人，腠理空疏，风寒湿邪易入侵，外邪与体内湿热之邪相搏，蕴蒸肌肤，经络痹阻，瘀血凝滞而成。

**2. 湿毒下注，郁于肌肤**

素体脾虚；或过食肥甘厚味、醇酒炙煿食品；或忧思伤脾，损伤脾胃，湿浊内生；或寒湿日久不化，中焦脾阳不运，致使湿浊积聚，湿毒循经流注肌肤，阻隔经络，气滞血瘀而成。

**3. 痰瘀互结，气血郁滞**

脾气虚弱，痰浊内生，阻碍气机，从而瘀血内生；或病久入络，气机不畅，水液停滞，聚而为痰，痰气、痰瘀互结而发。

**4. 血热内蕴，发为红斑**

或阴虚生热，或素体血热，或过食辛辣之品，血热内生，又外感湿热，瘀阻发斑。

**5. 阳气虚弱，寒湿凝聚**

阳虚之人，卫外失固，易感寒湿之邪，客于肌肤，阻塞腠理经络，气血凝滞而发病。

中医认为本病的病因为内、外二因。外因多与过度劳累、久居潮湿之地、风寒湿毒邪气入侵有关；内因与正气不足、营卫失调、阴虚血热、过食辛辣厚味有关。

## 四、明确辨证要点

结节性红斑的主要病机在于湿热、瘀血阻滞脉络。湿为重浊有质之邪，热易伤津耗气，影响气的升降，使气机郁滞，从而影响血的运行；而血瘀的形成，易于阻滞气机，同时瘀血亦能郁而化火生热。两者相互影响，进一步影响血液运行，导致血行不利，瘀而为结。

## 五、确立治疗方略

早期风热夹湿证，治以疏风散热，除湿通络；湿热下注证，治以清热利湿，活血通络；血热内蕴证，治以清热凉血，化瘀通络；寒湿阻络证，治以温经散寒，除湿通络。慢性期气滞血瘀证，治以活血化瘀，软坚散结。

## 六、辨证论治

**1. 风热夹湿证**

（1）抓主症：红斑色红，高起，疼痛。

（2）察次症：发热，恶寒，头痛，肢节酸痛。

（3）审舌脉：舌色淡红，苔薄白略腻，脉浮数或浮滑。

（4）择治法：疏风散热，除湿通络。

（5）选方用药思路：素体表虚，腠理空疏，风寒湿邪入侵，外邪与体内湿热之邪相搏，蕴蒸肌肤，经络痹阻，瘀血凝滞而成。方选清热通络汤加减。金银花 20g，连翘 15g，苍术 15g，黄柏 15g，鸡血藤 20g，地龙 15g。

（6）据兼症化裁：若发热、汗出加知母 15g，石膏 20g，柴胡 10g；咽痛加薄荷 5g，牛蒡子 10g；湿盛加滑石 10g，薏苡仁 20g。

**2. 湿热下注证**

（1）抓主症：红斑及结节大小不等，色鲜红，灼热，绕胫而发，时有疼痛。

（2）察次症：伴有口渴不欲饮，胸闷脘痞，困倦嗜卧，关节沉重酸痛，小便黄。

（3）审舌脉：舌质红，苔厚腻，脉滑数。

（4）择治法：清热利湿，活血通络。

（5）选方用药思路：素体脾虚；或过食肥甘厚味、醇酒炙煿食品；或忧思伤脾，损伤脾胃，湿浊内生；或寒湿日久不化，中焦脾阳不运，致使湿浊积聚，湿毒循经流注肌肤，阻隔经络，气滞血瘀而成。方选茵陈赤小豆汤合三妙丸加减。茵陈 15g，赤小豆 20g，牛膝 15g，黄柏 15g，薏苡仁 20g。

（6）据兼症化裁：结节肿大者加生牡蛎 15g，夏枯草 15g；下肢浮肿者加冬瓜皮 15g。

**3. 血热内蕴证**

（1）抓主症：结节大小不一，颜色鲜红，压痛明显，或灼热疼痛。

（2）察次症：发热，口渴烦躁，关节肿痛，大便秘结，小便短赤。

（3）审舌脉：舌红少苔，脉弦数。

（4）择治法：清热凉血，化瘀通络。

（5）选方用药思路：或阴虚生热，或素体血热，或过食辛辣之品，血热内生，又外感湿热，瘀阻发斑。方选通络方加减。川芎 15g，当归 15g，泽兰 15g，桂枝 20g，茯苓 15g，地龙 15g，防风 15g，木瓜 15g，丹参 20g，代赭石 15g。

（6）据兼症化裁：血热甚者加生地黄 15g，玄参 20g，紫草 15g；瘀滞甚者加三棱 10g，莪术 10g，地龙 15g；痛甚者加乳香 10g，没药 10g。

**4. 寒湿阻络证**

（1）抓主症：结节色淡或紫暗，遇寒加重，常反复发作。

（2）察次症：面色白，关节痛，手足逆冷。

（3）审舌脉：舌淡，苔白腻，脉沉细无力。

（4）择治法：温经散寒，除湿通络。

（5）选方用药思路：阳虚之人，卫外失固，易感寒湿之邪，客于肌肤，阻塞腠理经络，气血凝滞而发病。方选当归四逆汤加减。当归 20g，桂枝 15g，芍药 15g，细辛 3g。

（6）据兼症化裁：寒甚者加干姜 15g，吴茱萸 15g；湿甚者加茯苓 15g，白术 20g；瘀滞甚者加川芎 10g，丹参 20g。

**5. 气滞血瘀证**

（1）抓主症：病情缓慢，反复发作。

（2）察次症：皮损略红，稍高出皮面，疼痛拒按。

（3）审舌脉：舌质暗或有瘀斑，脉沉涩。

（4）择治法：活血化瘀，软坚散结。

（5）选方用药思路：脾气虚弱，痰浊内生，阻碍气机，从而瘀血内生；或病久入络，气机不畅，水液停滞，聚而为痰，痰气、痰瘀互结而发。方选桃红四物汤加减。桃仁 15g，红花 10g，熟地黄 20g，白芍 15g，当归 15g，川芎 15g。

（6）据兼症化裁：若病初有湿热者加金银花 20g，薏苡仁 15g，黄柏 12g；痒者加苦参 15g，白鲜皮 15g；结节肿大者加夏枯草 15g，生牡蛎 30g；痛甚者加延胡索 12g。

## 七、中成药选用

（1）四妙丸：湿热蕴毒证，组成：牛膝、苍术、黄柏、薏苡仁；每次 6g，每日 2 次口服。

（2）消癥丸（黑龙江中医药大学附属第一医院院内制剂）：气滞血瘀证，组成：水蛭、土蟅虫、鳖甲、三棱、莪术、蜈蚣、黄芪、槟榔、大黄等；每次 9g，每日 2 次口服。

（3）新癀片：湿热蕴毒证，组成：肿节风、三七、人工牛黄、猪胆汁膏、肖梵天花、珍珠层粉、水牛角浓缩粉、红曲等；每次 2～4 片，每日 3 次口服。

（4）昆仙胶囊：邪犯卫表证，组成：昆明山海藻、淫羊藿、枸杞子、菟丝子；每次 2 粒，每日 3 次口服。

## 八、中医特色技术

（1）熏洗方：威灵仙 30g，生地榆 60g，红藤 60g，苦参 30g，煎药汁湿敷外洗，每日 2 次。

（2）赤小豆适量，捣烂碾细末，水调后外敷，每日 1 次。

（3）金黄如意膏外敷，每日 1 次。

## 九、预防调护

### 1. 生活护理

告知患者该病病程较短，病情较轻，一般不留后遗症，勿情绪紧张。春秋季节注意下肢保暖防寒，避免寒冷刺激。避免过度劳累，不要久立、久行。患病后注意卧床休息，减少活动，抬高患肢，有利于疾病恢复。

### 2. 饮食护理

结节性红斑患者宜多食用清淡性凉利湿之物，慎用辛辣、油腻、鱼腥发物之品。谷类大多甘平或偏凉，一般均可食用，其中，薏苡仁清热利湿，绿豆、赤小豆清热解毒，煮粥或煮汤饮用均可，攻邪而不伤正，补益而不恋邪。鱼虾性发，均不宜食用。

蔬菜水果除韭、葱、辣椒等性热之品外，一般均可食用，其中，马齿苋、芹菜、慈菇、鲜藕等尤长于清热解毒凉血。热重伤津者，宜选用西瓜、梨、丝瓜、冬瓜、番茄等，或生食或挤汁，或煮汤代茶饮。

### 3. 药物护理

对肾上腺皮质激素类药物有过敏史患者禁用激素。高血压、血栓栓塞、胃与十二指肠溃疡、精神病、电解质代谢异常、心肌梗死、内脏手术、青光眼等患者一般不宜使用激素。有胃肠道症状、肝肾功能损害者慎用非甾体类抗炎药。用药期间定期复查血常规、肝肾功能。

## 十、各家发挥

### （一）病因病机

#### 1. 从瘀论治

崔德彬等认为本病的关键是"结节"，其形成因素不外乎寒湿、湿热、痰湿等因素瘀滞在经脉，最终根本还是在瘀滞上，下肢的紫红色硬结节，也是瘀和热引起的，所以选用清热凉血化瘀的药物，既能清热消炎，又能化瘀消肿散结，改善局部微循环，故活血化瘀之品有积极的治疗作用。常用加味桃核承气汤治疗。本病的病因病机归纳起来有三点：其一，湿热蕴结，流注下肢，阻滞经脉；其二，瘀血阻滞，日久不去，瘀阻脉络；其三，寒湿凝滞，运行不畅。可见湿热、瘀滞、寒湿是本病的主要病理因素，临床上三者往往相互夹杂，病情复杂。

石红乔认为结节性红斑病机在寒瘀，病位在筋脉，表象为瘀热，故治疗应从寒瘀入手，标本兼治，防护为重。结节性红斑好发于中青年女性，妇女以血为本，由于情志失畅、劳累过度或贪凉受冻等原因，导致卫表不固，气血虚弱，难以抵御寒邪侵袭，阴寒之邪阻遏阳气而致病。初病为寒邪隐伏，故以温化寒瘀、行滞通络为治疗原则。

**2. 从湿论治**

王以文认为结节性红斑病机为湿热下注，郁久化热，血行不畅，阻滞经络，故治疗注重清热利湿、凉血化瘀。杨国欣认为，本病为外感风邪，内有湿热，蕴蒸肌肤，以致经络阻隔，瘀血凝滞而成。马延萍认为，本病为血分蕴热，外感湿邪，湿热相结，阻塞脉络而致气血瘀滞，凝为结节；或由于脾虚，水湿内生，湿郁化热下注，阻滞脉络，瘀滞而生结节。病机总属湿热蕴结，气血瘀滞。杨玉屏等认为结节性红斑总由风、寒、湿邪蕴结肌肤，郁久化热，气血经脉阻遏而发病。李霞认为结节性红斑常因脾虚失运，水湿内生，湿郁化热而下注；或体虚之人，气血不足，寒湿易于外袭，客于腠理，终致脉络阻塞，气血壅滞而生结节。本病好发于下肢，因脾主肌肉四肢，故本病治疗重点在脾。

## （二）辨证分型

周宝宽将结节性红斑归为 3 型：①湿热蕴结型：症见疹色鲜红，灼热肿胀等，治疗在清热利湿的基础上加解毒、化瘀之品；②寒湿阻络型：症见皮损暗红，伴关节疼痛等，治疗在温经散寒、除湿通络的基础上加夏枯草解毒散结；③气滞血瘀型：症见结节紫红或暗红，疼痛等，治疗在疏肝解郁、化瘀散结的基础上加夏枯草解毒散结。

石红乔等将结节性红斑辨证为 3 型：①寒凝气滞型：治疗以温经散寒、行气活血止痛为主，用基础方加乳香、鹿角胶、没药等；②痰湿阻络型：治疗以健脾除湿、行气化痰为主，基础方加没药、路路通、乳香、苍术、白芥子、白术、茯苓等；③湿热内蕴型：治疗以清热利湿、行气活血通络为主，用基础方加栀子、黄柏、夏枯草、白花蛇舌草、大黄等。

根据患者的体质差异和感邪殊同，李学勇等将本病分为 3 型：①寒痰瘀滞型：治疗以温脾化痰、祛瘀散结为主，用阳和汤加减；②痰湿蕴结型：治疗以健脾化湿、消痰祛瘀为主，用四君子汤合活络效灵丹加减；③痰热壅结型：治疗以涤痰散瘀、清热解毒为主，用温胆汤加味。

金起凤根据临床体会，将结节性红斑分为 3 型：①寒湿瘀滞型：治疗以温养健脾泄湿、活血化瘀为主，用防己、赤芍、白术、黄芪、当归、怀牛膝等；②湿热瘀阻型：治疗以清热利湿、活血化瘀为主，用草薢渗湿汤合桃红四物汤加减；③瘀痰互凝型：治疗以滋肾健脾、育阴益气、化瘀消痰为主，用熟地黄、当归、生地黄、莪术等。

戴行赘将结节性红斑辨证为 4 型，均用自拟祛瘀散结汤治疗：①血热夹瘀型：用祛瘀散结汤加黄柏、山栀子、连翘、金银花等；②寒凝血瘀型：用祛瘀散结汤加麻黄、制附子、桂枝、鹿角霜等；③气滞血瘀型：用祛瘀散结汤加延胡索、香附等；④气虚血瘀型：用祛瘀散结汤加黄芪、党参等。

（高丽娟）

# 第三章　与脊柱相关的关节炎

## 第一节　强直性脊柱炎

强直性脊柱炎（ankylosing spondylitis，AS）是一种以中轴关节和肌腱韧带骨附着点的慢性炎症为主的全身性疾病，以炎性腰痛、肌腱端炎和不对称外周大关节炎为特点，主要累及骶髂关节和脊柱，最终发展为纤维性和骨性强直。

在中医学中虽然并无"强直性脊柱炎"的病名，但根据其临床症状属于中医"痹证"范畴，古人称之为"龟背风""竹节风""骨痹""肾痹"。现代著名老中医焦树德提出用中医的病名"大偻"来指代强直性脊柱炎，已得到中医界的普遍认同。

### 一、临床诊断要点与鉴别诊断

本病发病隐匿，大多数患者早期只出现腰背部或骶髂部疼痛和（或）晨僵，少数患者会出现半夜痛醒，翻身困难，晨起或久坐后起腰部晨僵明显，但活动后减轻的症状。部分患者有臀部钝痛或骶髂部剧痛，偶尔向周边放射的症状，咳嗽、打喷嚏、突然扭动腰部疼痛可加重，病变数月后疼痛多发展为双侧并呈持续性疼痛。多数患者随病情进展由腰椎向胸、颈部脊椎发展，且出现相应部位疼痛、活动受限或脊柱畸形。

（一）诊断标准

对本病诊断的主要线索基于患者的症状、体征、关节外表现和家族史。AS 最常见和特征性的早期主诉为下腰背晨僵和疼痛。腰背痛是普通人群中极为常见的一种症状，但大多数为机械性非炎性背痛，而本病则为炎性疼痛。

近年来诊断 AS 较多用 1984 年修订的 AS 纽约标准。对一些暂时不符合上述标准者，可参考有关脊柱关节病（SpA）的诊断标准，主要包括 Amor、欧洲脊柱关节病研究组（ESSG）和 2009 年 ASAS 推荐的中轴型 SpA 分类标准。

**1. 1984 年修订的 AS 纽约标准**

（1）下腰背持续疼痛至少 3 个月，疼痛随活动改善，但休息不减轻。

（2）腰椎在前后和侧屈方向活动受限。

（3）胸廓扩展范围小于同年龄和性别的正常值。

（4）双侧骶髂关节炎Ⅱ～Ⅳ级，或单侧骶髂关节炎Ⅲ～Ⅳ级。

如患者具备（4）并分别附加（1）～（3）条中的任何1条可确诊为AS。

**2. ESSG 诊断标准**

炎性脊柱痛或非对称性以下肢关节为主的滑膜炎，并附加以下任何1项：①阳性家族史；②银屑病；③炎性肠病；④关节炎前1个月内的尿道炎、宫颈炎或急性腹泻；⑤双侧臀部交替疼痛；⑥肌腱端病；⑦骶髂关节炎。符合者可列入此病进行诊断和治疗，并随访观察。

**3. 2009 年 ASAS 推荐的中轴型 SpA 分类标准**

起病年龄＜45岁和腰背痛＞3个月的患者，加上符合下述中的1种标准：①影像学提示骶髂关节炎加上≥1个下述的SpA特征。②HLA-B27阳性加上≥2个下述的其他SpA特征。

其中影像学提示骶髂关节炎指的是：①MRI提示骶髂关节活动性（急性）炎症，高度提示与SpA相关的骶髂关节炎；②明确的骶髂关节炎影像学改变（根据1984年修订的纽约标准）。SpA特征包括：①炎性背痛；②关节炎；③起止点炎（跟腱）；④眼葡萄膜炎；⑤指（趾）炎；⑥银屑病；⑦克罗恩病，溃疡性结肠炎；⑧对非甾体类抗炎药（NSAIDs）反应良好；⑨SpA家族史；⑩HLA-B27阳性；⑪CRP升高。

**4. 2009 年国际 AS 评估工作组（ASAS）炎性背痛专家推荐诊断炎性背痛标准**

以下5项中至少满足4项：①发病年龄＜40岁；②隐匿起病；③症状活动后好转；④休息时加重；⑤夜间痛（起床后好转）。符合上述5项指标中的4项，诊断为AS炎性背痛。其敏感性为79.6%，特异性为72.4%。

（二）鉴别诊断

**1. 椎间盘突出**

椎间盘突出是引起腰背痛的常见原因之一。该病限于脊柱，有疲劳感、消瘦、发热等全身表现，多为急性发病，多只限于腰部疼痛。活动后加重，休息缓解；站立时常有侧屈。触诊在脊柱骨突有1～2个触痛扳机点。所有实验室检查均正常。它和AS的主要区别可通过CT、MRI或椎管造影检查得到确诊。腰部X线显示椎间隙狭窄、前窄后宽或前后等宽；椎体缘后上或下角屑样增生或有游离小骨块。CT可证实。

**2. 弥漫性特发性骨肥厚综合征**

本病发病多为50岁以上男性，也有脊椎痛、僵硬感及逐渐加重的脊柱运动受限的症状。其临床表现和X线所见常与AS相似，但是，该病X线可见韧带钙化，常累及颈椎和低位胸椎；经常可见连接至少4节椎体前外侧的流注形钙化与骨化，而骶髂关节和脊椎骨突关节无侵蚀。晨起僵硬感不加重，ESR正常及HLA-B27阴性。

**3. 髂骨致密性骨炎**

髂骨致密性骨炎多见于中、青年女性，尤其是有多次怀孕、分娩史或从事长期站立职业的女性。主要表现为慢性腰骶部疼痛，劳累后加重，有自限性。临床检查除腰部肌肉紧张外无其他异常。诊断主要依靠前后位X线片，典型表现为在髂骨沿骶髂关节之中下2/3部位有明显的骨硬化区，呈三角形且尖端向上，密度均匀，不侵犯骶髂关节面，无关节狭窄或糜烂，界限清楚，骶骨侧骨质及关节间隙正常。

**4. 其他**

AS 是 SpA 的原型，在诊断时必须与骶髂关节炎相关的其他 SpA 如银屑病关节炎、肠病性关节炎或赖特综合征等相鉴别。此外，脊柱骨关节炎、RA 和结核累及骶髂关节或脊柱时，需进一步根据相关的其他临床特征加以鉴别。

## 二、中医辨病诊断

本病发病前多有受寒、受潮或外伤史。患者有长时间的腰背部僵硬疼痛或四肢大小关节的肿痛史，腰背或四肢大小关节固定性剧烈疼痛，关节屈曲难伸，或有僵直、畸形。表现为全身乏力、沉重酸胀，低热或怕风冷，多汗，心烦。

## 三、审析病因病机

**1. 先天不足**

先天禀赋不足，阴阳失调，肾气亏虚，外邪乘虚而入。若兼房室不节，水亏于下，火炎于上，阴火消烁，真阴愈亏；病久阴血暗耗，阴损及阳，时有外感风寒、湿热诸邪，深侵肝肾，筋骨失荣。

**2. 肾督亏虚**

《素问·逆调论》中说："肾者水也，而生于骨，肾不生则髓不能满，故寒甚至骨也。病名曰骨痹，是人当挛节也。"《素问·脉要精微论》指出："腰者肾之府，转摇不能，肾将惫矣"，说明肾虚会使人腰部活动困难。肾主骨生髓，肾气不足，寒湿内盛，兼寒湿之邪乘虚内侵，内外合邪，使气血运行不畅，不通则痛。因脊柱乃一身之骨主，骨的生长发育又全赖骨髓的滋养，而骨髓乃肾中精气所化生，故肾中精气充足，骨髓充盈，则骨骼发育正常，坚固有力；肾中精气不足，骨髓空虚，则骨松质脆，酸软无力。督脉循行于背部正中，对全身阳经起到调节作用，为阳脉之总督，肾虚寒湿深侵，肾气不足，督脉失养，脊骨受损而致本病。

**3. 感受外邪**

风、寒、湿、热诸邪由腠理而入，经输不利，营卫失和，气血阻滞脉络，经脉痹阻，不通则为病。如《素问·痹论》说："风寒湿三气杂至，合而为痹也。"《素问·痹论》亦云："所谓痹者，各以其时，重感于风寒湿之气也"，指出了风寒、湿热等外邪为本病病因。《济生方·痹》曰："皆因体虚，腠理空虚，受风寒湿气而成痹也"，说明痹病也可由体虚而感受外邪所致，或因风寒湿邪（尤其是寒湿偏重者）深侵肾督，脊背腰胯之阳失于布化，阴失营荣，加之寒凝脉涩，必致筋脉挛急，脊柱僵曲可生大偻之疾；或因久居湿热之域及素嗜辛辣伤脾蕴湿，化热交结，伤骨则骨痹僵曲、强直而不遂，损筋则"软短""弛长"而不用，损肉则肉消倦怠，形体尪羸，亦可生大偻之疾；或因肾督虚，邪气实，寒邪久郁，或长服温肾助阳之药后阳气骤旺，邪气从阳化热，热盛伤阴，阳之布化受抑，阴之营荣乏源，筋脉挛废，骨痹痛僵，还可生大偻之疾；若兼邪痹胸胁、四肢、关节、筋骨，则胸胁不展，肢体肿痛僵重，屈伸不利等。

**4. 瘀血阻络**

AS 病程漫长，反复发作，迁延难愈，日久必入血入络，形成瘀血。清代王清任在《医林改错》中云："凡肩痛、臂痛、腰疼、腿疼或周身疼痛，总名曰痹证，明知受风寒，用温热发散药不愈；明知有湿热，用利湿降火药无功，实难见效。因不思风寒湿热入皮肤，何处作痛；入于气管，痛必定流走；入于血管，痛不移处；已凝之血，更不能活。如水遇风寒，凝结成冰，冰成风寒已散，明此义，治痹证何难"，指出痹证日久有合并瘀血的现象，故血瘀证伴随于强直性脊柱炎的各期、各型。

本病多与先天禀赋不足或后天调摄失调有关，房室不节、惊恐、郁怒或病后失于调养，遂致肾中阳气不足，复因风寒湿三邪（尤其是寒湿偏盛）深侵肾督，内外合邪，深入脊柱。病久肝肾精血亏虚，使筋挛骨弱而邪留不去，渐致痰浊瘀血胶结而成。本病的病因病机是禀赋不足，肝肾精血不足，肾督亏虚，风寒湿之邪乘虚深侵肾督，筋脉失调，骨质受损。其性质为本虚标实，以肾督亏虚为本，风寒湿邪为标。寒湿之邪深侵肾督，脊骨受损，日久瘀血阻络，使病情加重，又可累及全身多个脏腑。

## 四、明确辨证要点

### 1. 明标本
分清标本，决定治则。本病以正气虚弱，气血不足，肝肾亏损为本，以风寒湿热、痰浊、瘀血为标。急则治标，缓则治本，或标本兼治。

### 2. 辨虚实
本病一般新病多实，久病多虚。病初，多因外邪入侵，阻闭气血，以邪为主；如反复发作，邪气壅滞，营卫不和，湿聚成痰，血脉瘀阻，痰瘀互结，多为正虚邪实；病久入深，气血亏耗，肝肾损伤，以正虚为主。临床所见有纯虚，亦有纯实，然而更多见虚实夹杂，多证候相兼。

### 3. 分寒热
本病虽证型复杂，但不外寒热两端，历节多夹湿，故临床主要为寒湿或湿热两大证候，寒湿胜者以关节肿大、冷痛、触及不热、喜热畏寒、天阴加重，舌淡苔白腻为特点；湿热胜者以关节肿大、热痛、触及发热，舌苔黄腻为特点。

### 4. 审体质
体质的偏胜偏衰在本病的发病、证候类型、转归、预后等方面有重要意义。如阳盛或阴虚体质多热化而成热痹；阴盛或阳虚体质多寒化而为寒痹；血虚体质多患行痹；气虚体质多患湿痹。

### 5. 识病邪
本病的病邪有风、寒、湿、热、痰浊、瘀血之异，临床表现各有特点。如风邪轻扬，善行数变，其痛游走不定；寒邪凝滞，痛处固定，挛急痛剧，遇寒加重；湿邪黏滞，缠顽难愈，关节肿胀，重着酸楚；热邪易伤津液，关节红肿热痛，触及发热，身热口渴；痹多夹痰，又多夹瘀，症见关节痛如针刺、麻木、肿胀、变形、僵硬，舌暗苔腻等，往往风寒湿热、痰浊、瘀血相互兼夹。

### 6. 查病位
本病的病位，早期病轻，一般在肌肉、血脉、关节；继则筋骨、关节；中晚期病重，多在筋骨，甚则入脏。病在经脉、关节、肌肉者易治，治以散风、祛湿、温经、通络、祛邪为主，兼以扶正；病在关节、筋骨、脏腑者难疗，治以补肝肾、健脾胃、益气血、调脏腑为主，兼以祛邪。

## 五、确立治疗方略

本病的治疗原则必须本着病初以祛邪为主，病久以扶正祛邪为主的原则。虽然六淫皆可致病，但祛邪必须分清寒热两端。如若互相悖谬，势必贻误病机，难以取效。久病必虚，气血耗损，痰瘀互结，当以培补气血，活血化瘀为主。对于年轻或老弱患者，病位在于颈项腰背者，当以补益肝肾、活血通络为主。

治疗时首先要分清虚实，辨明寒热，方可或补或攻，或清或温。其次要考虑患者体质、气候条件、生活习惯等。如体质阳虚者，以温补为主，阴虚体质者以养阴为主，血虚体质者以养血为主，气虚体质者以益气为主，再兼以祛邪等。气候条件不同，其生理特点和历节的病变特点也不尽相同，因而治疗用药也随之有异。如西北地区地势高寒，人体腠理开少而闭多；南方地区地势低而温湿，人体腠理开多而闭少。以本病的证候为例，北方地区多患风寒湿证，而南方地区多患湿热证候。即使同一证候，如风寒湿证，在选用祛风散寒除湿药时，西北地区须比南方地区药力雄而量大；如患湿热证，在选用清热化湿通痹药时，南方比北方地区用量须大。因此，在治疗历节时，不能孤立地考虑病证，而要因患者的体质、气候、地域之不同，全面考虑，具体分析，方能收到良好的效果。

## 六、辨证论治

### 1. 湿热阻络证

（1）抓主症：关节或肌肉局部红肿、灼热、疼痛、晨僵、有重着感。

（2）察次症：发热，口渴不欲饮，步履艰难，烦闷不安。

（3）审舌脉：舌质红，苔黄腻，脉濡数或滑数。

（4）择治法：清热化湿，宣痹通络。偏于热胜者，以清热为主，兼以化湿通络；偏于湿胜者，以化湿为主，兼以清热通络。

（5）选方用药思路：本证为湿热阻络证，可见湿热攻于关节肌肤，导致红肿热痛等症状，方选宣痹汤化裁。防己10g，秦艽15g，忍冬藤30g，土茯苓30g，蚕沙10g，生薏苡仁24g，赤小豆20g，黄柏10g，滑石30g，连翘15g，栀子10g。

（6）据兼症化裁：热甚者加生石膏10g，生地黄10g；湿甚者加木通5g，白茅根10g；痛甚者加全蝎6g，地龙5g，蜂房5g，白芍10g；屈伸不利者加木瓜10g，伸筋草10g等。

### 2. 寒湿阻络证

（1）抓主症：关节或肌肉冷痛重着，痛处固定，触之发凉，阴雨天加重，遇寒加剧，得热则缓。

（2）察次症：畏寒喜暖，夜间加重。

（3）审舌脉：舌淡胖，苔白腻，脉弦紧或弦缓或沉紧。

（4）择治法：温经散寒，祛湿通络。兼以温肾阳以散阴邪，健脾气以化湿浊。

（5）选方用药思路：本证为寒湿阻络于关节肌肉，犯及筋脉、血脉闭阻，方选乌头汤化裁。乌头（先煎）6g，附子（先煎）10g，麻黄10g，细辛5g，桂枝10g，黄芪30g，白芍10g，甘草10g。

（6）据兼症化裁：腰膝酸软者，加熟地黄24g，巴戟天15g，独活15g，补骨脂15g；肿甚者，加薏苡仁24g，苍术15g，土茯苓30g；痛甚者，加制乳香5g，制没药5g，蜂房5g，制马钱子粉 0.5g（分 2 次冲服）。

**3. 热毒阻络证**

（1）抓主症：关节红赤肿热、疼痛剧烈，触之发热，得凉则舒，壮热烦渴。

（2）察次症：关节肿胀，皮下结节，其色红紫，面赤咽痛，甚则神昏谵语。

（3）审舌脉：舌红或红绛，苔黄或黄腻，脉滑数或弦数。

（4）择治法：清热解毒，凉血宣痹。本证属历节之活动期重症，在清热解毒与凉血宣痹的比重上，要侧重于清热解毒。

（5）选方用药思路：本证为热毒阻络证，症见关节肌肤红赤肿热、疼痛剧烈，热毒阻络于肌肉经络，方选清热地黄汤加味。水牛角 30g，生地黄 30g，赤芍 30g，牡丹皮 10g，生石膏 30g，黄柏 10g，生薏苡仁 30g，甘草 10g。

（6）据兼症化裁：热毒伤津者，加丹参 15g，玄参 20g，白芍 15g；夹湿者，加萆薢 15g，防己 10g，蚕沙 10g；痛甚者，加制马钱子粉 0.5g（分 2 次冲服）；神昏谵语者，加石菖蒲 15g，郁金 10g。

**4. 风寒湿阻络证**

（1）抓主症：关节肌肉冷痛、重着，痛处游走不定。

（2）察次症：或见关节肿胀，屈伸不利，阴天加重，得热则舒，遇寒加重，恶风畏寒。

（3）审舌脉：舌淡红或暗，苔薄白或白腻，脉浮紧或弦紧或弦缓。

（4）择治法：祛风除湿，散寒通络。

（5）选方用药思路：本证为风寒湿阻络证，症见关节肌肤冷痛喜温，得热后痛减，方选蠲痹汤化裁。羌活 15g，独活 15g，桂枝 10g，秦艽 15g，海风藤 30g，当归 10g，川芎 15g，乳香 6g，木香 6g，细辛 10g，甘草 5g，黄芪 30g。

（6）据兼症化裁：风偏胜者加防风 10g，荆芥 10g；寒偏胜者加附子 10g；湿偏胜者加防己 10g，薏苡仁 10g，苍术 10g。

**5. 痰瘀阻络证**

（1）抓主症：痹阻日久，肌肉、关节刺痛、固定不移；关节肌肉肿，色暗，按之稍硬，肢体顽麻或重着。关节僵硬变形，屈伸不利，有硬结，瘀斑。

（2）察次症：胸闷痰多，面色黧黯，眼睑浮肿。

（3）审舌脉：舌质紫暗或瘀斑，苔白腻，脉弦涩。

（4）择治法：活血化瘀，祛痰通络。痰瘀互结，缠顽胶着，且有轻重之别。痰胜者，以化痰为主，兼以活血；瘀重者，以活血为主，兼以化痰。

（5）选方用药思路：本证为痰瘀阻络证，症见痰瘀阻滞关节、肌肤、筋脉，导致肢体顽麻或重着，方选身痛逐瘀汤合二陈汤化裁。桃仁 15g，红花 15g，川芎 10g，当归 15g，地龙 15g，制没药 6g，羌活 15g，陈皮 10g，秦艽 15g，半夏 10g，茯苓 15g，甘草 5g，全蝎 6g，蜈蚣 2 条。

（6）据兼症化裁：若痰流关节，皮下结节者，加制南星 10g，白芥子 10g；痰瘀不散，疼痛不已者，加炮山甲 10g，白花蛇 10g，细辛 10g，土鳖虫 10g；面色不华，神疲乏力者，加党参 10g，黄芪 30g；恶寒肢冷者，加附子 10g；兼有热象者，加桑枝 10g，土茯苓 30g，黄柏 10g，忍冬藤 30g。

**6. 气血两虚，血脉痹阻证**

（1）抓主症：面黄少华，关节肌肉酸痛无力，活动后加剧；心悸气短，头晕自汗，肢体麻木酸痛，指甲淡白。

（2）察次症：关节变形，肌肉萎缩；头目昏眩，食少便溏。

（3）审舌脉：舌淡苔白，脉弱或缓。

（4）择治法：补益气血，宣痹通络。

（5）选方用药思路：本证为气血两虚，血脉痹阻，症见气血不足导致肢体关节肌肉酸痛无力，方选黄芪桂枝五物汤化裁。生黄芪 30g，党参 10g，白术 15g，当归 15g，白芍 15g，川芎 10g，熟地黄 24g，鸡血藤 30g，桂枝 10g，细辛 10g，甘草 5g，全蝎 6g。

（6）据兼症化裁：寒胜者，加附子 10g，川乌 6g；湿胜者，加苍术 15g，薏苡仁 30g，荆芥 10g；血瘀者，加地龙 15g，丹参 15g；夹痰者，加陈皮 10g，半夏 10g，茯苓 10g，白芥子 6g。

**7. 肝肾阳虚，经脉痹阻证**

（1）抓主症：关节筋骨冷痛、肿胀，昼轻夜重，屈伸不利，腰膝酸软，足跟疼痛，下肢痿软。

（2）察次症：或见畏寒喜暖，遇寒加重，手足不温；或面色白，口淡不渴；或头发早白或脱落，齿松早脱；或面浮肢肿；或妇女月经不调；或小便频数。

（3）审舌脉：舌质淡胖，苔白滑，脉沉弦无力。

（4）择治法：温补肝肾，通络止痛。

（5）选方用药思路：本证为肝肾阳虚，经脉痹阻，症见肝肾阳虚导致肢体关节、肌肉、筋骨冷痛、肿胀，腰膝酸软，足跟疼痛，下肢痿软，方选补肾祛寒治尪汤化裁。附子 10g，熟地黄 30g，川续断 15g，补骨脂 15g，淫羊藿 10g，狗骨 10g，独活 15g，川芎 10g，桂枝 10g，威灵仙 15g，白芍 15g，牛膝 15g，麻黄 10g，苍术 15g，穿山甲 10g，甘草 5g。

（6）据兼症化裁：上肢痛甚者加羌活 15g，片姜黄 10g；血瘀者加全蝎 6g，苏木 10g，地龙 15g，乳香 6g，没药 6g；湿胜者加炒薏苡仁 30g，茯苓 15g；气虚者加炙黄芪 30g，党参 30g；骨骼变形者加透骨草 15g，寻骨风 15g，自然铜 10g；脊柱僵化变形者加金狗脊 15g，鹿角胶 10g，羌活 10g。

**8. 肝肾阴虚，经脉痹阻证**

（1）抓主症：关节热痛，筋脉拘急，腰膝酸软，昼轻夜重。

（2）察次症：或见五心烦热，形体消瘦、头晕目眩、咽干耳鸣、关节屈伸不利；或见关节肿胀变形，肌肉萎缩，男子遗精，女子经少。

（3）审舌脉：舌红少苔或无苔，脉细数或弦细数。

（4）择治法：滋补肝肾，壮骨通络。

（5）选方用药思路：本证为肝肾阴虚，经脉痹阻，症见肝肾阴虚导致肢体关节、肌肉、筋骨热痛，筋脉拘急，腰膝酸软，五心烦热，方选虎潜丸化裁。知母 15g，黄柏 15g，生地黄 30g，龟甲 30g，当归 15g，白芍 15g，狗骨 15g，牛膝 15g，川续断 15g，山萸肉 15g，甘草 5g。

（6）据兼症化裁：热胜者加秦艽 10g，忍冬藤 10g，防己 10g，牡丹皮 10g；湿胜者加生薏苡仁 10g，防己 10g，滑石 10g，木通 5g；血瘀者加地龙 5g，全蝎 6g，蜈蚣 2 条；夹痰者加半夏 10g，竹茹 10g，枳壳 10g；上肢痛甚者加桑枝 10g，片姜黄 10g；下肢痛者加独活 10g，马钱子 0.5g。

## 七、中成药选用

（1）金乌骨通胶囊：肝肾不足，风寒湿痹证，组成：金毛狗脊、淫羊藿、威灵仙、乌梢蛇、土牛膝、木瓜、葛根、姜黄、补骨脂、土党参；每次 2 粒，每日 3 次口服。

（2）天麻壮骨丸：风湿阻络证，组成：天麻、独活、豹骨、人参、细辛、鹿茸、杜仲（盐炙）、五加皮、秦艽、稀莶草、防风等；每次 4 粒，每日 3 次口服。

（3）寒湿痹颗粒（片）：寒湿痹阻证，组成：附子、制川乌、黄芪、桂枝、麻黄、白术、当归、白芍、威灵仙、木瓜；每次 5g，每日 3 次口服。

（4）湿热痹颗粒（片）：湿热痹阻证，组成：苍术、牛膝、地龙、防风、防己、萆薢、黄柏、连翘、忍冬藤、桑枝、威灵仙、薏苡仁；每次 5g，每日 3 次口服。

（5）瘀血痹片：瘀血阻络证，组成：乳香、威灵仙、红花、丹参、没药、牛膝、川芎、当归、姜黄、香附、黄芪；每次 5 片，每日 3 次口服。

（6）四妙丸：湿热痹阻证，组成：苍术、牛膝、薏苡仁、黄柏；每次 6g，每日 2 次口服。

## 八、单方验方

（1）寒湿阻络者：鲜羊花侧根 500～800mg，牛膝 60～90g，熟鸡蛋 10 个。先将鸡蛋去壳，放入药中文火熬 6 天 6 夜，待蛋白变黑、蛋黄微黑即可，每日早饭后蒸服 1 个，10 天为 1 个疗程。疗程间隔 7 天。轻者 3～4 个疗程，重者 9 个疗程。生地黄 100g，切碎，加水 600～800ml，煮 1h，分 2 次服。

（2）温热阻络者：生地黄 100g，切碎，加水 60～800ml，煮 1h，分 2 次服。10 日为 1 个疗程。疗程间隔 7 日，3～4 个疗程可见效果。

## 九、中医特色技术

### 1. 穴位贴敷、熏蒸

根据病情选用中药寒痹外用方或热痹外用方选取相应穴位热敷，或使用中药进行蒸汽熏蒸和药浴。

### 2. 针灸

取穴以足太阳经、督脉穴为主，配足少阴肾经穴，或配阿是穴（即以痛为腧），并应特别注意选用交会穴。寒证、阳虚证，针用补法，宜深刺留针，加灸疗；阴虚证单用针刺；热证，针用泻法、浅刺；热甚者，可在大椎穴叩刺放血。穴位贴敷法是将药膏直接贴敷于人体体表穴位来治疗疾病的一种方法，其适应证和选穴、配穴的方法基本同针灸疗法。

### 3. 拔罐疗法

以走罐配合留罐。脊背部较为平坦，面积大，适合走罐的施行，可沿督脉和膀胱经的循行方向走罐，待皮肤潮红后，再选取几个穴位留罐，可选肩井、命门、肾俞等，并配以患者自觉疼痛最明显的阿是穴。

### 4. 理疗

随着科技的进步，为了达到更好的治疗效果，普遍使用仪器增强药物的吸收，以提高疗效。如直流电中药离子导入法、红外线疗法、激光疗法及中药超声透皮疗法等穴。用离子导入疗法治疗可以减轻关节肿胀、强直等症状，效果明显，以缓解关节症状，减轻患者痛苦。

**5. 体育疗法**

医疗体操是 AS 现代体育疗法的主要方式，目前多数医生采用医疗体操对 AS 患者进行辅助治疗。阎小萍根据自己多年的临床经验，以保持脊柱灵活性，维持胸廓活动度及肢体运动功能为目标，创建了一套适合 AS 患者的医疗体操，应用于临床已取得了良好的疗效。动作主要分为站立运动、垫上运动、呼吸运动三部分。

## 十、预防调护

（1）本病病程冗长，缠绵难愈，故应鼓励患者增强战胜疾病的信心，保持心情舒畅，适当休息，避免过劳。

（2）保持室内的干燥、温暖，空气新鲜，避免居住环境的潮湿寒冷。

（3）注意适度保暖，提倡温热水洗浴，尽量戒掉烟酒。

（4）饮食方面应该选择高蛋白、高维生素、高热量、营养丰富、易消化的食品，如牛奶、鸡蛋、鲜鱼、豆制品、精肉、新鲜的青菜、水果、谷物等，冬天还可多进食一些温补性的食物，如牛肉、羊肉、骨头汤等。又因 AS 的患者多伴发不同程度的骨质疏松，故还需选用含钙较高的食品，如虾皮、酥鱼、奶制品、骨头汤等。每天保证喝 500ml 牛奶是最佳的补钙良方，并且牛奶中的白蛋白还有利于人体损伤组织的修复。

## 十一、各家发挥

**1. 以肾督阳虚，寒湿深侵论 AS**

焦树德提出，肾督阳虚是本病的内因，寒湿深侵是外因，内外合邪，阳气不化，寒邪内盛，筋骨失于荣养而发本病，治疗法则以补肾强督为主，佐以祛寒化湿、活血通脉、强壮筋骨。陈湘君认为本病为先天肾阳虚衰，督脉失温，外感寒邪，内寒与外寒相合，寒性凝滞，凝痰成瘀，导致脊柱疼痛僵硬，强直变形。尹玉茹认为 AS 的病因病机是肾气不足，太阳经疏，督脉失养，风寒湿热诸邪由足太阳膀胱经而入，内舍督脉，消伐肾精。

**2. 以肾督阴亏、湿热瘀滞论 AS**

朱良春认为本病的病因病机主要在于肾督阴亏、湿热瘀滞，经络气血不通而致病，力倡益肾蠲痹，善用虫类药物搜剔经络。王为兰将 AS 的主要病因病机概括为肾督为病、脊强厥冷，肾之阳虚阴亏、精气不足，既可内生寒热湿瘀痰邪，又可由六淫邪气及外伤而诱发，终致督脉虚滞，痹阻脊柱而成疾，以补肾通督为治疗大法，根据证候寒热不同加减变化。冯兴华等认为 AS 的发病与肝、脾、肾三脏相关，其中尤与肾脏关系密切，肾虚是 AS 发病的病机关键。

**3. 以外邪交结，虚实错杂论 AS**

陈纪藩将 AS 总的病机特点概括为风、寒、湿、热、痰、瘀交结不解，肝肾气血不足，虚实相兼，寒热错杂。潘中恒按活动期、稳定期论治，认为活动期多为寒郁化热之湿热瘀毒互结的寒热错杂证，稳定期则为肾亏寒凝、痰湿聚集之虚实夹杂证。陶锡东认为活动期为标证，属湿热痰瘀痹阻型，稳定期为本证，属肾虚寒湿、痰瘀痹阻型，应对其进行标本论治。

# 第二节　银屑病关节炎

银屑病关节炎（psoriatic arthritis，PsA）是一种与银屑病相关的炎性关节病，具有银屑病皮疹并伴有关节和周围软组织疼痛、肿大、压痛、僵硬和运动障碍，部分患者可有骶髂关节炎和（或）脊柱炎。其病程迁延、易复发、晚期可因关节强直，导致残疾。约75%PsA患者皮疹出现在关节炎之前，同时出现者约15%，皮疹出现在关节炎后者约10%。

在中医学中本病应属痹证范畴，尤其与尪痹、历节病、骨痹和肾痹较为相似，其皮肤损害则相当于"白疕""蛇虱""疕风"等病种。

## 一、临床诊断要点与鉴别诊断

本病起病隐匿，约1/3呈急性发作，起病前常无诱因。一般认为遗传、免疫和环境因素是参与发病的重要因素。本病的基本病理改变是滑膜炎，受累关节改变和严重而广泛的皮肤病变，经常伴发骶髂关节炎。

### （一）诊断标准

国内外尚缺乏统一的诊断标准。国外PsA的分类和诊断标准有多个，应用较为广泛的是Moll和Wright标准，此标准需满足以下3个条件：①炎性关节炎：即存在外周关节炎和（或）骶髂关节炎或脊柱炎；②存在银屑病；③常规血清学检查类风湿因子（RF）阴性。按照本标准，PsA可分为5个亚型：单纯远端指（趾）间关节炎型、不对称性少关节炎型、多关节炎型、脊柱炎型和残毁性关节炎型。本标准诊断PsA的特异性为99.4%，敏感性为94%。由于本标准将RF阳性作为诊断PsA的必要条件，而PsA确有少数患者RF为阳性，所以其诊断PsA的敏感性略低。

Vasey和Espinoza标准需要银屑病加上外周关节病变或脊柱关节病变2项即可临床诊断PsA，其特异性达99.3%，敏感性为99.1%。本标准中有3个指标。指标Ⅰ为银屑病，累及皮肤或指甲。指标Ⅱ为外周关节病变，包括4项：远端指间关节疼痛、软组织肿胀和（或）活动受限，持续4周以上；不对称性外周关节疼痛、软组织肿胀和（或）活动受限，包括腊肠指（趾），持续4周以上；持续4周以上的对称性外周关节炎，RF阴性或无皮下结节；放射学检查显示"带帽铅笔"样畸形，末端指骨变尖，绒毛状骨膜炎和关节骨性强直。指标Ⅲ为中轴关节病变，包括3项：脊柱疼痛、僵硬伴运动受限，持续4周以上；符合纽约标准的2级对称性骶髂关节炎；3级或4级单侧骶髂关节炎。确诊PsA须符合指标Ⅰ和指标Ⅱ或Ⅲ中的1项。

### （二）鉴别诊断

**1. 类风湿关节炎（RA）**

两者均有小关节炎，但PsA有银屑病皮损和特殊指甲病变、指（趾）炎、附着点炎，常侵犯远端指间关节，RF阴性，特殊的X线表现如笔帽样改变，部分患者有脊柱和骶髂关节病变；而RA多为对称性小关节炎，以近端指间关节、掌指关节和腕关节受累常见，可有皮下结节，RF阳性，X线以关节侵蚀性改变为主。

**2. 强直性脊柱炎（AS）**

侵犯脊柱的PsA，脊柱和骶髂关节病变不对称，可为跳跃式病变，发病常为年龄大的男性，症状较轻，有银屑病皮损和指甲改变；而 AS 发病年龄较轻，无皮肤、指甲病变，脊柱、骶髂关节病变常呈对称性。

### 3. 骨关节炎（OA）

两者均侵蚀远端指间关节，但 OA 无银屑病皮损和指甲病变，可有赫伯登结节、布夏尔结节、无 PsA 典型的 X 线改变，发病年龄多为 50 岁以上。

## 二、中医辨病诊断

本病病因多由机体阴阳失调，复感外邪，或因素体阳盛，内有蕴热，复感阳邪，内外相合，闭阻经络，窜入关节，腐蚀营血所致，多数患者可有银屑病皮疹并伴有关节和周围软组织疼痛、肿胀、压痛、僵硬和运动障碍。部分患者可有骶髂关节炎和（或）脊柱炎，病程迁延，易复发。

## 三、审析病因病机

### 1. 肝气郁结

由于情志不遂，郁怒伤肝，肝气郁结，郁久化火，火热伤阴，阴虚血燥，既不能充润肌表，又不能通利关节筋骨，由此引发本病。

### 2. 感受风寒

由于素体阳虚，卫气不固，腠理空疏，风寒湿热阻于经络关节，发为痹证；寒为阴邪，其性凝滞，脉络瘀阻，不能通达肌肤，表皮失荣，发为白疕。

### 3. 感受风热

由于素体阳盛，内有蕴热，复感风热，内外合邪，热势膨胀，热伤阴液，阴虚血燥，表皮失润，发为白疕；风热侵袭筋骨，发为痹证。

### 4. 感受热毒

热毒炽盛可以直中肌肤，侵扰皮表，攻注关节，引发本病。本病原因多由机体阴阳失调，复感外邪所致；或因素体阳虚，复感风寒湿邪；或因素体阳盛，内有蕴热，复感阳邪，内外相合，闭阻经络，阴津营血不能达于肌表，由此造成皮肤关节等损害。

以上病因不外乎寒热两个方面，总体而言，因于热者常见，因于寒者为数不多。然而，因于寒者，脉络凝滞，易生瘀血；因于热者，热伤阴液，阴虚血燥，血行不畅，易于产生瘀血，因此瘀血的产生往往贯穿于病机的全过程。

## 四、明确辨证要点

### 1. 明标本

分清标本，决定治则。本病以正气虚弱，气血不足，肝肾亏损为本，以风寒湿热、痰浊、瘀血为标。

### 2. 辨虚实

本病一般新病多实，久病多虚。病初，多因外邪入侵，阻闭气血，以邪为主；如反复发作，邪气壅滞，营卫不和，聚湿成痰，血脉瘀阻，痰瘀互结，多为正虚邪实；病久入深，气血亏耗，肝肾损伤，以正虚为主。临床所见有纯虚，亦有纯实，然而虚实夹杂更为多见。

### 3. 分寒热

本病虽证型复杂，但不外寒热两端。历节多夹湿，故临床主要为寒湿或湿热两大证候，寒湿胜者以关节肿大、冷痛、触及不热、喜热畏寒、阴天加重、舌淡苔白腻为特点；湿热胜者以关节肿大、热痛、触及发热、舌苔黄腻为特点。

### 4. 审体质

体质的偏胜偏衰在本病的发病、证候类型、转归、预后等方面有重要意义。如阳盛或阴虚体质多热化而成热痹；阴盛或阳虚体质多寒化而为寒痹；血虚体质多患行痹；气虚体质多患湿痹。

### 5. 识病邪

本病的病邪有风、寒、湿、热、痰浊、瘀血之异，临床表现各有特点。如风邪轻扬，善行数变，其痛游走不定；寒邪凝滞，痛处固定，挛急痛剧，遇寒加重；湿邪黏滞，缠顽难愈，关节肿胀，重着酸楚；热邪易伤津液，关节红肿热痛，触及发热，身热口渴；痹多夹痰，又多夹瘀，症见关节痛如针刺、麻木、肿胀、变形、僵硬，舌暗苔腻等，往往风寒湿热、痰浊、瘀血相互兼夹。

### 6. 查病位

本病的病位，早期病轻，一般在肌肉、血脉、关节；继则筋骨、关节；中晚期病重，多在筋骨，甚则入脏。

## 五、确立治疗方略

急则治标，缓则治本，或标本兼治。依据虚实孰多孰少，决定或攻或补，或攻补兼施之法。但扶正大法贯穿于本病治疗的全过程。热胜多养阴以清热，寒胜多温阳以散寒，湿胜多健脾以祛湿，风胜多养血以息风等。以清热祛湿通络，或散寒祛湿通络为本病治疗的基本法则。病在经脉、关节、肌肉者易治，治以散风、祛湿、温经、通络、祛邪为主，兼以扶正；病在关节、筋骨、脏腑者难疗，治以补肝肾、健脾胃、益气血、调脏腑为主，兼以祛邪。

## 六、辨证论治

### 1. 风寒阻络证

（1）抓主症：多见于儿童或初发病例。皮损红斑不显，鳞屑色白而厚，皮损多散见于头皮或四肢，冬季易加重或复发，夏季多减轻或消退。

（2）察次症：关节疼痛游走不定，遇风、冷则加重，得热则舒。

（3）审舌脉：舌质正常，苔薄白，脉弦紧。

（4）择治法：祛风散寒，活血通络。

（5）选方用药思路：本证多因风寒阻络肌肤、关节导致出现皮损以及关节疼痛游走不定，方选黄芪桂枝五物汤合身痛逐瘀汤加减。生黄芪20g，桂枝12g，秦艽15g，羌活15g，当归15g，桃仁10g，红花10g，乌梢蛇15g，川牛膝20g，地肤子12g，炙甘草6g。

（6）据兼症化裁：如皮损增厚，瘙痒较重，可加莪术、白鲜皮各10g；关节疼痛较重，加川椒、苏木、红花各10g。恶寒肢冷，遇风、冷关节痛甚，得温则舒，可加制川乌或熟附子各 3g。

**2. 血热风燥证**

（1）抓主症：皮损遍及躯干四肢，且不断有新的皮损出现。皮损基底部皮色鲜红，鳞屑增厚，瘙痒，夏季加重。

（2）察次症：常有低热，关节红肿发热，疼痛较为固定，得热痛增。大便干结，小便黄赤。

（3）审舌脉：舌质红，苔黄，脉弦细而数。

（4）择治法：散风清热，凉血润燥。

（5）选方用药思路：本证多因血热风燥，影响肌肤、关节导致关节红肿发热，皮色鲜红，鳞屑增厚，瘙痒，方选消风散合解毒养阴汤加减。金银花 20g，蒲公英 20g，生地黄 30g，牡丹皮 20g，赤芍 20g，丹参 20g，蝉蜕 10g，石斛 15g，苦参 12g，知母 15g，生石膏（先煎）30g，地肤子 20g。

（6）据兼症化裁：如皮损继续扩大或有新起者，可加菝葜、鬼箭羽各 15g。服药后胃内不适或大便稀溏者，去苦参、生石膏，加炒白术 10g，生地黄酌情减量或改用天冬、麦冬。如关节疼痛不减甚或加重者，酌加苏木、红花、片姜黄各 10g。

**3. 湿热蕴结证**

（1）抓主症：皮损多发于掌跖及关节屈侧和皮肤皱褶处，皮损发红，表皮湿烂或起脓疱；低热，关节红肿，灼热疼痛；下肢浮肿或有关节腔积液；阴雨天症状加重。

（2）察次症：神疲乏力，纳呆，下肢酸胀沉重。

（3）审舌脉：舌质暗红，苔黄腻，脉滑数。

（4）择治法：清热利湿，祛风活血。

（5）选方用药思路：本证多因湿热蕴结，导致湿邪留滞于肌肤、关节导致皮损发红，表皮湿烂或起脓疱；低热，关节红肿，灼热疼痛，方选四妙散合身痛逐瘀汤加减。苍术 10g，黄柏 12g，生薏苡仁 20g，秦艽 15g，羌活 15g，白鲜皮 20g，苦参 12g，茯苓 30g，猪苓 15g，桃仁 10g，土茯苓 30g，川牛膝 20g。

（6）据兼症化裁：体温持续升高，皮损无好转者，酌加金银花、连翘各 15g；栀子、牡丹皮各 10g；关节肿胀积液增多者，可加车前草、防己各 12g；全身乏力、下肢沉重者，加生黄芪 30g，木瓜、络石藤各 10g。

**4. 热毒炽盛证**

（1）抓主症：全身皮肤鲜红或呈暗红色，或有表皮剥脱，或有密集小脓点；皮肤发热，或有高热，口渴喜冷饮。

（2）察次症：便干，尿黄赤，四肢大小关节疼痛剧烈，屈伸困难。

（3）审舌脉：舌质红绛，苔少，脉象洪大而数。

（4）择治法：清热解毒，凉血活血。

（5）选方用药思路：本证多因热毒留滞于肌肤、关节导致皮损发红、发热，或有高热，四肢大小关节疼痛剧烈，屈伸困难，方选解毒清营汤加减。金银花 30g，连翘 20g，蒲公英 20g，板蓝根 20g，生地黄 20g，牡丹皮 20g，知母 15g，生石膏 60g，石斛 15g，赤芍 20g，丹参 20g，水牛角粉 30g。

（6）据兼症化裁：如高热持续不退者，重用以上清热解毒药，或加用紫花地丁、白花蛇舌草各 30g；也可同时增服紫雪丹、羚羊角粉；如口干渴，大便干秘者，加大黄 10g，玄明粉 3g，以通腑泄热。

**5. 肝肾亏虚证**

（1）抓主症：病程迁延不愈，皮损红斑色淡，大多融合成片，鳞屑不厚，关节疼痛、强直变形。

（2）察次症：腰酸肢软，头晕耳鸣，男子多有遗精阳痿，妇女月经量少、色淡或经期错后。

（3）审舌脉：舌质暗红，苔白，脉象沉缓，两尺脉弱。

（4）择治法：补益肝肾，祛风活血。

（5）选方用药思路：本证多因肝肾亏虚导致关节疼痛、强直变形，皮损红斑色淡，大多融合成片，鳞屑不厚，方选大补元煎合身痛逐瘀汤加减。生地黄 20g，熟地黄 20g，当归 15g，杜仲 12g，山茱萸 12g，枸杞子 15g，秦艽 15g，桃仁 10g，红花 10g，羌活 12g，川芎 12g。

（6）据兼症化裁：如银屑病皮损加重或不断有新的皮损出现，则应去羌活、川芎之辛燥药味，加牡丹皮、赤芍各 15g，水牛角粉 5g，以清热凉血。关节红肿者，去滋腻之生地黄、熟地黄，加金银花、连翘、板蓝根各 15g，黄柏、川牛膝各 10g，以清热化湿、活血通络。

## 七、中成药选用

（1）小活络丸：寒湿痹阻证，组成：天南星、制川乌、制草乌、地龙、乳香、没药；每次 1 丸，每日 2 次口服。

（2）大活络丸：肝肾不足证，组成：白花蛇、乌梢蛇、威灵仙、天麻、何首乌、龟甲、乌药等；每次 1 丸，每日 1～2 次口服。

（3）尪痹冲剂：肝肾不足证，组成：生地黄、熟地黄、续断、附子、独活、骨碎补、桂枝、淫羊藿、防风、威灵仙、白芍、狗脊、知母、伸筋草、红花；每次 6g，每日 3 次口服。

## 八、单方验方

（1）阿维 A 酯冲剂：每袋 6g，每次 1 袋，每日 2～3 次。

（2）清开灵注射液：每日 20ml，加入生理盐水 250ml，或 5%葡萄糖注射液 250ml，静脉滴注，适用于毒热炽盛、发热明显者。

（3）苦参注射液：每日 5～10ml，加入生理盐水 250ml 或 5%葡萄糖注射液 250ml，静脉滴注，适用于湿热明显者。

（4）肿节风注射液：肌内注射，每日 2ml；静脉滴注，每日 2～8ml，适用于湿热蕴结，关节肿胀明显者。

（5）川芎嗪注射液：40～80mg，加入 250ml 5%葡萄糖注射液或生理盐水中，静脉滴注，每日 1 次，10 天为 1 个疗程。

（6）丹参粉针：0.4～0.8g，加入 250ml 5%葡萄糖注射液或生理盐水中，静脉滴注，每日 1 次，10 天为 1 个疗程。

## 九、中医特色技术

### 1. 中药熏蒸

全身肌肉关节症状明显者，如多关节疼痛、肿胀及屈伸不利，可用药物全身熏蒸、泡洗疗法。肢体关节局部症状明显者，如单个关节晨僵、肿胀、疼痛、畏寒，可用药物局部熏蒸、泡洗疗法或穴位贴敷、热熨等疗法。关节疼痛部位固定的患者可以局部使用疼痛贴来减轻患者痛苦。

肢体关节红肿热痛者，可选用生石膏、苍术、黄柏、苦参、土茯苓、忍冬藤、青风藤、茵陈、连翘等药物。肢体关节畏风、怕凉者，可选用生川乌、生草乌、桂枝、麻黄、蜀椒、生黄芪、威灵仙、海桐皮、细辛等药物。以上两型常需配合活血化瘀、通络止痛之品，如桃仁、红花、乳香、没药、当归、川芎、赤芍、伸筋草、透骨草、桑枝等外用。肢体关节肿大变形者，可选用山慈菇、白芥子、胆南星、僵蚕、白芷、夏枯草等药物。肢体关节屈伸不利，活动受限可以选用当归、白芍、伸筋草等药。

**2. 外治法**

普连膏：成分为黄芩末 1 份，黄柏末 1 份，凡士林 8 份，均匀涂于皮损处，每日 2 次，治疗银屑病进行期或血热型。镇银膏：主要成分有白鲜皮、黄连、花椒、知母、麻油等，外涂皮损处，后用聚乙烯塑料薄膜包封，5 天换药 1 次，2 个月为 1 个疗程。祛风活血洗药：蛇床子、地肤子、苦参、黄柏、透骨草各 15g，大黄、白鲜皮、乳香、没药、苏木、红花、大枫子各 10g，水煎成 500ml，熏洗四肢关节及皮损处，每日 1 次。

**3. 火针疗法**

著名针灸专家贺普仁言："火针运用于临床，无论寒热虚实，病灶轻重远近，无所不宜。盖寒病得火而散，犹如烈日消冰，有寒随温解之义。"采用火针疗法，取天应穴、夹脊穴、四肢小关节局部腧穴治疗银屑病关节炎。宜于三伏天针刺。

## 十、预防调护

对患者进行健康教育，增加患者对疾病的认识，配合治疗。加强心理护理，避免不良情志刺激，使患者保持乐观情绪。教育患者注意避免银屑病的诱发因素，如上呼吸道感染；某些药物如碳酸锂、β-受体阻滞剂、血管紧张素转换酶抑制剂等；可能致敏的化妆品、染发剂等；吸烟、饮酒及外伤等。注意皮肤护理，患者应穿着宽松、柔软、棉质的衣裤，勤沐浴，每天或隔日 1 次，床铺保持清洁，不要搔抓皮损。风寒型的患者，应注意适当保暖。关节红肿明显者，不宜使用热敷或热疗。鼓励患者适当进行关节功能活动，但应注意避免劳累。因关节间隙变窄或因肌腱、韧带挛缩而造成的关节运动障碍者，每天应进行被动性活动，促使功能改善。活动困难的患者应给予拐杖、推车等辅助工具，下蹲困难的患者，排便时应准备能搬动的椅式或凳式厕坐器。

## 十一、各家发挥

### 1. 以阴阳失调，复感外邪论银屑病关节炎

房定亚认为本病病因多由机体阴阳失调，复感外邪，或因素体阳盛，内有蕴热，复感阳邪，内外相合，闭阻经络，窜入关节，腐蚀营血，由此造成皮肤、关节等损害。银屑病关节炎急性期多为热毒之邪胶着关节，使气机阻滞，导致关节红热，痛如锥刺或如毒虫咬伤，且起病急骤，病情发展迅速。卢君健认为本病是在肾阴亏损或阴阳失衡的基础上引起的血热。外受风邪或夹杂燥热之邪客于皮肤，内外合邪而发病。风邪客于经络，留于关节，加以风热

相搏、气血壅滞，湿毒留恋则关节肿胀，表现为肝胆湿热、脾胃不和、胸脘痞闷、口苦咽干而不欲饮者，为本病之关节型。病程日久耗伤阴血，阴虚甚而血燥，肌肤失养，血燥生风而层层白屑。若气血郁滞于皮肤则致肥厚，疹大如地图。治疗血热证当以清热凉血为原则。

**2. 以外感邪淫闭阻经络论银屑病关节炎**

王玉玺认为本病病机为寒湿痹阻经络，流注关节，气血凝滞，不通则痛，瘀久化热成毒，发于皮肤而成白疕，寒湿毒邪凝滞为病本。治疗当以祛寒除湿、温经通络、化瘀止痛为主，本解标自消，方用自拟乌头通痹汤（麻黄、桂枝、苍术、防风、蜂房、制附片、制川乌、威灵仙、雷公藤、菝葜、鬼箭羽、鸡血藤、络石藤、防己、全蝎、生甘草）。

# 第三节　炎性肠病性关节炎

炎性肠病性关节炎主要指的是由溃疡性结肠炎（UC）和克罗恩病（CD）两种炎性肠道疾病所引起的关节炎。溃疡性结肠炎和克罗恩病统称为炎性肠病。两者虽然是不同的疾病，但临床表现都具有慢性迁延、反复发作、不易根治的特点。

炎性肠病性关节炎在中医学文献中无相似病名的记载，但其典型的肠道和关节临床表现在许多古典医籍中有类似的描述。现代多数学者认为宜将本病归属痹病范畴中的"肠痹"或"痢风"加以辨证分析，也有将炎性肠病归于"久泻""痢后风"范畴。

## 一、临床诊断要点与鉴别诊断

### （一）诊断标准

炎性肠病性关节炎目前没有统一的诊断标准。炎性肠病包括对溃疡性结肠炎和克罗恩病的诊断。除临床表现外，还要依赖于结肠镜检查和黏膜活检来明确诊断。炎性肠病性关节炎虽然属于脊柱关节病的一种，应符合脊柱关节病的诊断，但其诊断的关键在于，该关节炎必须首先具备明确的溃疡性结肠炎或克罗恩病诊断后，才能确诊为炎性肠病性关节炎。以下临床表现可作为诊断本病的依据。

**1. 关节表现**

（1）外周关节病变：多于炎性肠病后出现，有的患者关节病变先于肠道病变几年出现。表现为少数非对称性、一过性、游走性周围关节炎，以膝、踝和足等下肢大关节受累为主，其次是肘、腕或指关节等。任何外周关节均可受累。关节炎严重程度与肠道病变严重程度相关，并伴随炎性肠病的治疗而消退。多数不遗留关节畸形，偶有小关节和髋关节破坏。可见大关节积液、腊肠指（趾）、肌腱末端病、跟腱和跖底筋膜炎。克罗恩病关节炎可出现杵状指和骨膜炎。

（2）中轴关节受累：4%～7%的炎性肠病患者在肠道病变前可出现明显的脊柱炎或骶髂关节炎，与肠道病变程度不一定关联。临床表现为腰背、胸、颈或臀部疼痛，腰和颈部运动受限，扩胸度降低。炎性肠病伴发的脊柱炎在症状、体征及X线片表现上难与特发性强直性脊柱炎鉴别。

**2. 消化系统表现**

患者病程持续时间一般为4～6周以上。

（1）腹痛：80%～90%的患者有腹痛，早期轻型患者有腹部不适与胀痛，可由粗糙食物诱发，伴肠鸣音增多。肠腔狭窄引起不完全肠梗阻时，有肠绞痛、肠胀气与肠型。病变累及幽门、十二指肠及胃部者，腹痛与消化性溃疡相似。回结肠炎的腹痛可经排便和排气获得缓解。后期有腹腔内脓肿与瘘管形成，腹痛呈持续性，多局限在右下腹或病变所在处，伴明显压痛。

（2）腹泻：85%～90%的患者可有腹泻，开始为糊样便，每日2～3次，可自行缓解。每因饮食不当而诱发。重症或晚期加重，便次增多，可见少量黏液，伴腹部阵痛，顽固难愈。病变累及结肠者则出现黏液便或脓血便，肛门、直肠受累者常有里急后重的表现。小肠病变广泛者可因吸收不良而产生泡沫状恶臭的脂肪泻。

（3）腹部包块：约1/3的患者可扪及包块，多位于左下腹，可在脐周和下腹扪及，有时经直肠、阴道检查时发现。包块由增厚的肠袢、腹腔内粘连、肿大的淋巴结、瘘管与脓肿等引起，包块质地中等，较固定，伴压痛。

**3. 黏膜表现**

（1）口腔黏膜病变：克罗恩病常伴牙质、口腔及胃黏膜损害。口腔黏膜损害表现为颊部黏膜、舌侧表面和口腔底部有肿胀、结节、疼痛感及溃疡，特点为分布在黏膜皱襞间的凹陷处，呈线形或阿弗他样溃疡，边缘增厚，稍隆起，表面覆盖白色纤维薄膜，典型的溃疡称为"鹅口疮"样溃疡。溃疡和增生互相交替，形成"铺路石"样改变。口腔病变是诊断克罗恩病的重要临床依据。

（2）皮肤黏膜表现：克罗恩病最常见的皮肤病变为结节性红斑，表现为疼痛、红斑样或紫色结节，最常见于腿部，病变呈多发性，可发生于四肢。坏疽性脓皮病较严重，可出现坏死性溃疡，有时病程与肠道炎症不一致。典型病变发生于下肢，但也可见于身体任何部位，偶见于手术切口。溃疡性结肠炎则表现为不常见的较严重的坏疽性脓皮病，黏膜表现以深在性口腔溃疡多见。

**4. 眼部表现**

患者可伴眼色素膜炎，多为单侧及一过性，易复发。

**5. 其他表现**

发热、贫血、营养不良及血管炎（可表现为网状青斑、血栓性静脉炎和小腿溃疡）等均可出现。

**6. 实验室检查**

（1）炎性肠病患者的HLA-B27阳性率并不高于正常人，但并发脊柱炎的炎性肠病患者有50%～60%的阳性率，在仅有骶髂关节炎存在时，HIA-B27的阳性率较低。

（2）类风湿因子（RF）：70%～90%的患者RF阴性。

（3）血常规中白细胞增高，血小板明显增高，贫血是慢性炎症和慢性胃肠道失血的反映。

（4）ESR增快，CRP和免疫球蛋白升高，补体下降。

（5）P-ANCA及C-ANCA：P-ANCA的阳性率为60%～80%，C-ANCA的阳性率为10%～20%。通常为核周型P-ANCA。

（6）关节液检查为非特异性炎症，细菌培养为阴性。

（7）抗胰蛋白酶、IL-1、IL-2、IL-3升高。

（8）结肠镜检查：溃疡性结肠炎可见①黏膜有多发性浅溃疡，伴充血、水肿，病变大多从直肠开始，且呈弥漫性分布，溃疡隐窝脓肿；②黏膜粗糙，呈细颗粒状，黏膜血管模糊且脆，易出血，或附有脓性分泌物；③可见假性息肉，结肠袋往往变钝或消失。克罗恩病从食管到结肠均有累及，以结肠最为多见，其次为小肠、回盲部及直肠。其最早、最明显的损害是细小而边界清楚的黏膜溃疡，称为"阿弗他"溃疡（或鹅口疮样溃疡），常呈多灶性分布。也可见黏膜充血、水肿，伴有圆形、口疮样、线形或沟槽样溃疡；肠壁普遍增厚感，呈卵石样或炎性息肉表现；病灶之间黏膜正常或轻度充血（节段性/跳跃式分布）。

（9）钡剂灌肠检查：溃疡性结肠炎见①黏膜粗乱和（或）有细颗粒变化；②多发性浅龛影或小的充盈缺损；③肠管缩短，结肠袋消失，可呈管状。克罗恩病有小肠节段性狭窄，正常黏膜相消失；黏膜增粗，管壁僵硬，或见龛影或卵石样表现；末端回肠与邻近右结肠部位线形征。

（10）黏膜活检：溃疡性结肠炎组织学检查呈炎症性反应，固有膜全层侵害，同时常可见糜烂、溃疡隐窝脓肿、腺体排列异常、杯状细胞减少及上皮变化。克罗恩病可见淋巴细胞浸润、肉芽肿形成、裂隙状溃疡与黏膜下层增宽等表现。

（11）腹部 B 超探查：克罗恩病可见肠蠕动减弱、肠壁增厚与狭窄、近端扩张等声像改变。

## （二）鉴别诊断

炎性肠病性关节炎需与类风湿关节炎、银屑病关节炎和强直性脊柱炎等相鉴别。

### 1. 类风湿关节炎

本病以青中年女性多见，好发于四肢小关节，表现为对称性多关节炎，关节呈梭形肿胀，常伴晨僵，可引起关节畸形，类风湿因子多呈阳性，X 线片可见关节面粗糙和关节间隙狭窄，晚期可有关节面融合，一般不累及肠道。炎性肠病性关节炎多于炎性肠病后出现，表现为少数非对称性、一过性、游走性周围关节炎，以膝、踝和足等下肢大关节受累为主，无晨僵，类风湿因子为阴性，X 线片极少见关节破坏。

### 2. 银屑病关节炎

本病可累及脊柱和骶髂关节，也可表现为非对称性关节炎，应与炎性肠病性关节炎相鉴别。银屑病关节炎常累及远端指（趾）间关节、掌指关节和跖趾关节，伴银屑病皮肤或指甲病变，去除皮疹鳞屑后为发亮的薄膜，除去薄膜可见点状出血（Auspitz 征），多无消化道症状。

### 3. 强直性脊柱炎

强直性脊柱炎临床特点为腰背部不适、疼痛和晨僵，主要累及双侧骶髂关节及脊柱，呈对称性，90%～95%的患者 HLA-B27 阳性，无炎性肠病的消化道表现。炎性肠病伴发的脊柱炎在症状、体征及 X 线片表现上难与特发性强直性脊柱炎鉴别，只是前者 HLA-B27 阳性率（大约50%）比后者低。

值得注意的是，诊断炎性肠病时需与其他疾病包括缺血性结肠炎、显微镜下结肠炎、放射性肠炎、扭转性肠炎、非甾类抗炎药诱发性肠病、过敏性紫癜、恶性淋巴瘤和其他肿瘤相鉴别，其中，溃疡性结肠炎与感染性、缺血性或药物性结肠炎，克罗恩病与肠结核的鉴别尤为重要。一些难以与炎性肠病鉴别的疾病，甚至需 3～6 个月的随访观察来明确诊断。

克罗恩病与肠结核的相互误诊率达 50%以上。对克罗恩病的诊断应首先排除肠结核。有鉴别意义的临床特征包括克罗恩病易累及肛周和形成肠瘘，肠结核患者可有肠外结核史。内镜检查克罗恩病多呈纵行溃疡，而肠结核为横行溃疡。组织病理学方面，肠道和肠系膜淋巴结内小的、分散的和松散的非干酪性肉芽肿是克罗恩病的特征；大的、致密的和融合的干酪样肉芽肿和抗酸杆菌染色阳性是肠结核的特征。亦可用特异性引物行聚合酶链反应检测组织肠结核 DNA，肠结核阳性率达 73.4%，不能除外肠结核时可试行抗结核治疗 4～8 周。

## 二、中医辨病诊断

本病多因先天禀赋不足，或内伤致病，又有外邪犯及肠道，或外邪侵袭肌表发病。病机虽见寒、热、虚、实、痰、瘀之不同，复杂多变，病情急时凶险，缓时缠绵，病程日久难愈，但总以正虚为本，邪实为标。与其他痹病所不同的是，本病多先伤脏腑肠道，而后显形于外。本病早期常伴腹痛、腹泻、关节肌肉疼痛等症，并以湿热更为多见；中后期胃肠症状虽然可能消失，但腰背四肢肌肉关节可以持续疼痛，甚至逐渐畸形。

## 三、审析病因病机

### 1. 正气不足

先天禀赋不足，素体气虚；或因饮食不节，情志不遂，起居失调，胃肠虚弱，邪至肠道；或脾虚不运，肌肤失养，腠理空虚，卫外不固，外邪易于入侵，阻塞气血经络，留注于经络、关节、肌肉、脊柱，而致本病；也可以因房劳过度，内伤肾气，精气日衰，则邪易妄入；又因过逸之人，缺少锻炼，正气渐虚，筋骨脆弱，久致脾肾虚损，气虚血亏，后天失于濡养，稍有外感或饮食不节，邪易乘虚而入，与血相搏，阳气痹阻，经络不畅，瘀痰内生，留注关节。若久痹不愈，可以内舍于脏腑；而本病则多为脏腑之痹，显形于外。其虚证所表现出来的症状除了与其阴阳所偏、寒热所别、五脏归属不同外，还与其所感外邪的性质有关。

### 2. 六淫诸邪

在炎性肠病的病因中，六淫诸邪既可伤于肠胃，使气血不足，脉道闭痹而发病；也可侵袭肌表使其痹更重。《景岳全书·腰痛》指出："腰痛证凡悠悠戚戚，屡发不已者，肾之虚也；遇阴雨或久坐痛而重者，湿也；遇诸寒而痛，或喜暖而恶寒者，寒也；遇诸热而痛及喜寒而恶热者，热也；郁怒而痛者，气之滞也；忧愁思虑而痛者，气之虚也；劳动即痛者，肝肾之衰也。当辨其因而治之。"

### 3. 瘀血痰浊

瘀血痰浊可以是诱发炎性肠病的病因，也是病邪作用人体的病理性产物。一方面，炎性肠病的发病中医认为是正气不足，脏腑气血阴阳失调是其内部的重要因素，并会产生瘀血与痰饮。而另一方面，炎性肠病又是一种慢性缠绵日久的病变，流连日久，与外邪的作用相合，又可以加重瘀血和痰浊。

炎性肠病性关节炎以脾胃虚弱为本，邪实为标。急性期以标实为主，尤以湿热多见；慢性期以脾胃亏虚多见，正如《素问·痹论》所说："脾痹者，四支解堕，发咳呕汁，上为大塞；肠痹者，数饮而出不得，中气喘争，时发飧泄"，且可因寒暑、劳累、饮食、情志等方面的影响而复发。

## 四、明确辨证要点

### 1. 辨虚实

本病属于本虚标实，早期病势较急，以标实为主，症见身重，腹胀，腹痛，腹泻，里急后重，大便黏腻臭秽，恶心呕吐，腹部癥瘕痞块，腰背疼痛，膝、踝关节红、肿、热、痛，不可触，屈伸不利。

**2. 辨缓急**

慢性期易复感，病程迁延，日久难愈，继而损伤脾、胃、肝、肾脏腑之气，以本虚为主。症见间断腹泻，时发时止，下利清谷，或便血色淡，腹胀，腹痛，关节疼痛，劳累、遇寒加重。急性期症见低热，身重，腹胀，腹痛，腹泻，里急后重，大便黏腻臭秽，恶心呕吐。

## 五、确立治疗方略

治疗方略根据疾病的发病期不同而侧重点亦不同，急性期重肠胃，慢性期重关节；先治肠胃，后治关节；急性期重祛邪，慢性期重补益；脾胃治疗为本，关节筋骨治疗为标，或标本同施，辨证论治。在辨证分型中，湿毒蕴结证、湿热迫血证、脾阳亏虚证以治疗胃肠为主；湿热阻络证、寒湿痹阻证、肝肾亏虚证乃病之后期，胃肠症状减缓或消失，治疗当以补筋骨为主。

## 六、辨证论治

**1. 湿毒蕴结证**

（1）抓主症：低热，身重，腹胀，腹痛，腹泻，里急后重，大便黏腻臭秽，恶心呕吐，腹部癥瘕痞块，腰背疼痛，膝、踝关节红、肿、热、痛，不可触，屈伸不利。

（2）察次症：关节游走疼痛，足趾、手指漫肿疼痛，目赤肿痛，心烦口渴，溲黄味重，口舌溃疡。

（3）审舌脉：舌质红，苔黄腻，脉滑数。

（4）择治法：祛湿解毒，通络止痛。

（5）选方用药思路：本证多发于本病急性期或急性复发，为湿热毒气蕴结肠胃，既可因气血运化不足，也可因湿热阻络，使关节肌肉失于濡养而致。葛根芩连汤合宣痹汤加减。葛根 15g，秦皮 10g，黄柏 10g，黄连 6g，防己 10g，防风 10g，滑石 30g，炒苍术 10g，炒薏苡仁 30g，连翘 15g，栀子 8g，半夏 10g，晚蚕沙（包）15g，赤小豆 15g，赤芍 10g，牡丹皮 10g，败酱草 18g，甘草 10g。

（6）据兼症化裁：腹胀加佛手 10g，八月札 12g；腹痛剧烈加延胡索 12g，白芍 15g；发热加生石膏（先煎）30g，知母 10g；目赤肿痛加谷精草 12g，夏枯草 20g；上肢关节肿痛加桑枝 15g，忍冬藤 18g；下肢关节肿痛加车前草、白茅根各 15g。

**2. 湿热迫血证**

（1）抓主症：发热，腹痛，腹胀，大便赤黄相间或有黏液脓血便，里急后重，癥瘕痞块，肛门灼热、红肿疼痛或见鲜血。

（2）察次症：手足心热，心烦失眠，纳少，腰背疼痛，关节红肿，不能屈伸，皮肤斑疹，不恶风寒。

（3）审舌脉：舌质红绛，苔黄腻，脉滑数。

（4）择治法：清热凉血，祛湿通络。

（5）选方用药思路：本证是炎性肠病关节炎中急重期的证候。多为湿热毒邪不解，久居胃肠，迫血妄行，湿热交结，经脉不通，而导致关节肿疼。白头翁汤合四妙丸加减。白头翁

15g，秦皮 10g，黄柏 10g，黄连 8g，生薏苡仁 30g，川牛膝 15g，生地榆 15g，牡丹皮 10g，玄参 10g，茜草 10g，白茅根 15g，三七粉（冲）3g，冬瓜皮、冬瓜子各 15g，艾叶 5g，生甘草 6g。

（6）据兼症化裁：大量黏液脓血便加白及 12g，灶心土（先煎、包）30g；肛门灼热、红肿疼痛甚或溃烂鲜血加败酱草 15g，青黛（包）3g，槐角 10g；癥瘕痞块加三棱、莪术各 10g；皮肤斑疹加紫花地丁、蒲公英各 15g；关节疼痛加秦艽、鸡血藤各 15g。

**3. 脾阳亏虚证**

（1）抓主症：间断腹泻，时发时止，下利清谷，或便血色淡，腹胀，腹痛，关节疼痛，劳累、遇寒加重。

（2）察次症：恶风怯寒，面色萎黄或苍白，神疲肢倦，身重乏力，消瘦纳差。

（3）审舌脉：舌质淡，苔白或腻，脉沉细。

（4）择治法：健脾益气，和血通脉。

（5）选方用药思路：本证多由寒湿伤脾，损伤脾阳；或久病缠绵，湿热困伐脾土，脾阳亏虚，运化不利，气血生化无源，经脉失于温煦而成痹。参苓白术丸合胶艾汤加减。生黄芪 30g，党参 10g，白术 10g，茯苓 15g，当归 10g，莲子肉 15g，炒薏苡仁 30g，山药 10g，升麻 5g，桔梗 10g，阿胶（烊化）8g，艾叶 10g，五味子 10g，川芎 10g，芍药 12g，砂仁（后下）6g，炙甘草 5g。

（6）据兼症化裁：腹胀加藿香梗、紫苏梗各 10g（后下）；关节疼痛加桑枝、怀牛膝、续断各 10g；胃寒肢冷加制附片（先煎）6g，桂枝 8g；便溏加炮姜 8g，灶心土（先煎水过滤后煎药）30g。

**4. 湿热阻络证**

（1）抓主症：腰背疼痛，髋、膝、踝等关节热痛肿胀，关节屈伸不利，四肢酸胀困乏，手指或足趾红肿，痛不能触。

（2）察次症：潮热，恶热，口干不欲饮，五心烦热，腹满纳呆，大便黏腻臭秽，便下不爽。

（3）审舌脉：舌质暗红，苔黄厚腻，脉滑数。

（4）择治法：清热除湿，通络止痛。

（5）选方用药思路：本证系湿热邪气余毒未尽，已离胃肠，转攻关节筋骨，湿与热结，闭阻经脉，气血不畅，关节肌肉失养而致。除风湿羌活汤加减。苍术 10g，黄柏 8g，黄连 12g，茯苓 20g，泽泻 15g，陈皮 6g，柴胡 10g，猪苓 15g，滑石 30g，大腹皮 10g，防己 10g，青蒿 10g，羌活、独活各 6g，牡丹皮 10g，赤芍 10g，川芎 9g，地龙 10g，川牛膝 10g，木瓜 10g。

（6）据兼症化裁：腰背疼痛加续断、杜仲各 15g；手指或足趾红肿加金银花 15g，蒲公英、片姜黄各 10g；皮疹加天葵、紫草各 10g；五心烦热加银柴胡、地骨皮各 10g；溃疡疼痛加紫花地丁 10g；关节畸形加炮山甲、土鳖虫各 9g。

**5. 寒湿痹阻证**

（1）抓主症：恶风寒，手足逆冷，腰脊僵硬，痛掣尻尾，四肢关节冷痛，肢体刺痛或麻木不仁，屈伸不利。

（2）察次症：关节晨僵明显，遇寒加重得热缓解。

（3）审舌脉：舌质淡，舌体胖，苔白，脉弦紧。

（4）择治法：散寒除湿，温经止痛。

（5）选方用药思路：本证多因感湿受寒，使患者卫外功能减弱，致风寒湿邪入侵，阻滞经络，血脉痹阻，关节凝滞，使气血运行不畅，而成痹病。蠲痹汤加减。黄芪 30g，炮附子（先煎）10g，防风 10g，羌活、独活各 6g，姜黄 10g，当归 12g，川芎 10g，制水蛭 5g，蜈蚣 2 条，鸡血藤 15g，透骨草 12g，伸筋草 15g，狗脊 12g，杜仲 15g，怀牛膝 12g，桃仁 10g，红花 10g，炙乳香、没药各 6g，甘草 6g。

（6）据兼症化裁：腰背疼痛加续断、杜仲各 15g；关节畸形加炮山甲、土鳖虫各 9g。

**6. 肝肾亏虚证**

（1）抓主症：腰膝酸软，恶寒肢冷，驼背畸形，关节肿大，腰背、四肢关节痛，屈伸不利，足跟疼痛。

（2）察次症：肢体乏力，肌肉消瘦，头晕耳鸣，遗精阳痿。

（3）审舌脉：舌质淡暗，苔白，脉沉细。

（4）择治法：补益肝肾，强壮筋骨。

（5）选方用药思路：本证多因素体亏虚，或病程日久，正气渐虚，筋骨脆弱，久致肝肾虚损，气血不足，经脉失于温煦而成。消阴来复汤加减。枸杞子 10g，菟丝子 15g，当归 12g，补骨脂 12g，益智仁 9g，小茴香 2g，狗脊 12g，广木香（后下）10g，独活 10g，怀牛膝 12g，地龙 12g，巴戟天 12g，醋三棱 10g，土贝母 10g。

（6）据兼症化裁：关节肿者加皂角刺 10g，炮山甲 10g；关节痛甚加全蝎 5g，蜈蚣 2 条；腰脊痛甚加续断 15g，淫羊藿 15g；恶寒肢冷加千年健、追地风各 10g。

## 七、中成药选用

（1）葛根芩连丸：湿毒蕴结证，组成：葛根、黄芩、黄连；每次 1g，每日 3 次口服。

（2）八珍颗粒：脾阳亏虚证，组成：党参、白术、茯苓、川芎、白芍、当归、熟地黄；每次 3～5g，每日 3 次口服。

（3）湿热痹颗粒：湿热痹阻证，组成：苍术、牛膝、地龙、防风、防己、萆薢、黄柏、连翘、忍冬藤、桑枝、威灵仙、薏苡仁；每次 5g，每日 3 次口服。

（4）寒湿痹冲剂：寒湿痹阻证，组成：附子、制川乌、黄芪、桂枝、麻黄、白术、当归、白芍、威灵仙、木瓜；每次 5g，每日 3 次口服。

（5）尪痹冲剂：肝肾不足证，组成：生地黄、熟地黄、续断、附子、独活、骨碎补、桂枝、淫羊藿、防风、威灵仙、白芍、狗脊、知母、伸筋草、红花；每次 6g，每日 3 次口服。

## 八、单方验方

（1）雷公藤制剂：每次 10～20mg，每日 3 次，口服。本药有一定毒性，对肝肾功能和造血系统均有影响，尤其是对生殖系统损伤最大，生育年龄人群慎用，服药期间需定期复查血常规和肝功能。

（2）血栓通注射液，每次 2～5ml，加入 5% 葡萄糖注射液或 0.9% 生理盐水 500ml 中，静脉滴注，每日 1 次，连用 14 天为 1 个疗程。

（3）清开灵注射液：每次 40ml，加入 5% 葡萄糖注射液 500ml，静脉滴注，每日 1 次，15 日为 1 个疗程。

（4）生脉注射液：每次 40ml，加入 5% 葡萄糖注射液 250～500ml 中，静脉滴注，每日 1

次，连续 15 天为 1 个疗程。

（5）灯盏花注射液：每次 20ml，加入 250ml 生理盐水中，静脉滴注，每日 1 次，连用 14 天为 1 个疗程。

（6）复方丹参注射液：每次 30ml，加入 5%葡萄糖注射液或 0.9%生理盐水 500ml 中，静脉滴注，每日 1 次，连用 14 天为 1 个疗程。

## 九、中医特色技术

**1. 中药外用**

（1）四生丸加减肛门熏洗：生荷叶 10g，生侧柏叶 10g，生艾叶 10g，生地黄 10g，马齿苋 10g，白鲜皮 10g，天葵 10g，白及 10g，金银花 10g，蒲公英 10g，黄柏 10g，栀子 10g，放入容器中加水煮沸后，先以蒸汽熏后洗，每次 15～30min，每日 3～5 次，治疗 10 天。

（2）槐花散加减灌肠：槐角 10g，侧柏叶 10g，大青叶 15g，金银花 20g，紫花地丁 10g，黄柏 10g，败酱草 30g，白茅根 15g，茜草 10g，棕榈炭 10g，每次 15～30min，每日 1 次，治疗 10 天。

（3）中药熏蒸：制附片 10g，白芷 12g，炙乳香、没药各 6g，伸筋草 15g，羌活、独活各 12g，细辛 10g，川芎 30g，桂枝 10g，透骨草 15g，威灵仙 20g，放入容器中加水煮沸后，先以蒸汽熏后洗，每次 15～30min，每日 3～5 次，治疗 10 天。

（4）中药离子导入：制附片 10g，桃仁 12g，红花 10g，炙乳香、没药各 6g，土茯苓 30g，伸筋草 15g，羌活、独活各 12g，细辛 10g，川芎 30g，当归 15g，透骨草 15g，樟脑 15g，车前子 15g，血竭 10g，鸡血藤 30g，每次 15～30min，每日 1～2 次，治疗 15 天。

（5）药浴：制川乌 10g，樟脑 15g，松节 20g，桃仁 12g，红花 10g，炙乳香、没药各 6g，伸筋草 15g，透骨草 15g，细辛 10g，川芎 30g，川椒 10g，血竭 10g，鸡血藤 30g，每次 15～30min，每日 1～2 次，治疗 15 天。

**2. 针灸**

（1）膝关节肿痛：针刺足三里、脾俞、膝眼、委中、鹤顶、犊鼻、阳陵泉、阴陵泉。

（2）踝关节肿痛：针刺中渚、太溪、阳陵泉、照海、昆仑、委中、劳宫。

（3）腰背疼痛：可艾灸督脉和膀胱经局部穴位及辨证取穴，配以血海、昆仑、委中、劳宫。

**3. 食疗**

黄芪山药莲子粥、参枣米饭、八宝饭、茯苓饼、薯蓣汤、扁豆花茶、薏苡仁丝瓜粥、黄芪炖蛇肉、附片蒸羊肉。可选莲子红枣山药粥、茯苓冬瓜扁豆汤、鲜藕赤豆紫米汤等具有健脾益气、祛湿通络作用的食品，常食乌梅、大枣、薏苡仁、莲子、藕、白扁豆、山药、茯苓膏等健脾之品。

## 十、预防调护

**1. 一般护理**

消化道病情较重者，随时注意大便的量、次数、质地、有血与否，出血量多的患者要定时检查血压、心率、呼吸、脉搏等生命指标，多休息，以静养为主。平时要避风寒、节饮食、调情志、慎起居、免劳累，积极锻炼，劳逸结合，增强体质，帮助消化功能和关节功能的恢复。

**2. 辨证施护**

（1）腹胀、腹痛、嗳气、反酸的患者要予以无渣、易消化、产气少的饮食，可做轻柔的腹部按摩，必要时可予气滞胃痛冲剂 6g，每日 3 次，口服。

（2）腹泻、便血的患者要观察排便次数、性质、量及伴随的脱水、发热、里急后重等症状，及时准确地采集标本送检。

（3）病情较重、体质虚弱者大便失禁后要保持床褥清洁，防止褥疮，做好肛周护理，可用如意金黄散、锡类散或鲜芦荟捣汁外敷。

（4）关节疼痛，活动受限的患者可以通过理疗、中药熏蒸泡洗、中药药浴、中药离子导入等进行治疗，也可用双氯芬酸钠（扶他林）、骨友灵等药物对疼痛部位外涂或狗皮膏外贴以止痛。

（5）关节功能锻炼对于关节的保护作用，是药物无法替代的，其可以提高患者体质，减少疾病复发。

# 十一、各家发挥

**1. 以内伤论炎性肠病性关节炎**

内伤病因有禀赋不足、饮食失节、七情损伤、劳倦内伤。卫阳虚弱，邪犯经络证，治以祛风胜湿，湿阳散寒，方用羌活胜湿汤合桂枝汤加减：羌活 12g，独活 12g，防风 15g，威灵仙 12g，秦艽 15g，桂枝 12g，白芍 20g，细辛 3g，茯苓 20g，炒白术 10g，生姜 6g，甘草 6g，荆芥 10g，葛根 10g。脾胃虚弱，关节失濡证，治以健脾和胃，益气通络，方用参苓白术散合六君子汤加减：党参 15g，白术 12g，茯苓 20g，陈皮 10g，砂仁 6g，姜半夏 10g，炙黄芪 15g，炒神曲、炒麦芽、炒山楂各 10g，白扁豆 10g，当归 12g，伸筋草 30g，木瓜 10g，桑枝 10g，羌活 10g，鸡血藤 30g。炎性肠病性关节炎慢性期为脾虚型，治以益气健脾，方用参苓白术散合六君子汤加减。恶寒肢冷加干姜、附子；湿盛加苍术、藿香、厚朴；胁痛嗳气加柴胡、枳壳、香附、白芍；肾阳虚加菟丝子、巴戟天、淫羊藿、鹿茸；肾阴虚加六味地黄丸；腰脊强直加制川乌、独活、蜂房、鹿角胶、威灵仙、土鳖虫。

**2. 以外感论炎性肠病性关节炎**

外感病因有寒湿、湿热、疫毒。热毒炽盛，闭阻经络证，治以清热解毒，通络止痛，方用白虎汤合五味消毒饮加减：生石膏（先煎）30g，知母 15g，蒲公英 20g，紫花地丁 15g，金银花 30g，野菊花 15g，忍冬藤 20g，地龙 15g，黄柏 12g，苍术、白术各 10g，牡丹皮 12g，白茅根 30g，泽泻 10g，黄连 6g，丹参 12g；湿热蕴蒸，流注关节证，治以清热利湿，宣痹止痛，选方加味四妙散加减：黄柏 12g，苍术 20g，当归尾 10g，川牛膝 15g，汉防己 15g，萆薢 20g，海桐皮 15g，秦艽 10g，土茯苓 30g，忍冬藤 20g，车前子 15g，白术 10g，木瓜 15g。卢君键认为炎性肠病性关节炎急性期是湿热型，治宜清热利湿，方用葛根芩连汤加减；气滞血瘀者加厚朴、木香、槟榔、丹参；痰瘀互结加皂角刺、桃仁、红花、海藻、昆布；肠腐脓血加秦皮、白头翁；便血多加地榆、三七、槐花；上肢肿痛加络石藤、桑枝、忍冬藤；下肢肿痛加牛膝、木瓜、黄柏；皮肤脓疱加蒲公英、连翘、野菊花；目赤肿痛加青葙子、夏枯草、龙胆草。

# 第四节　反应性关节炎

反应性关节炎（reactive arthritis，ReA）是一种发生于某些特定部位（如肠道和泌尿生殖道）感染之后而出现的关节炎。因为与人类白细胞抗原（HLA-B27）有相关性、关节受累（非对称性，以下肢关节为主）及可能累及脊柱，因此被归于脊柱关节病的范畴。它曾被称为 Reiter 综合征（具有典型尿道炎、结膜炎和关节炎三联征者），1969 年 Ahvonen 首次将其命名为 ReA。

反应性关节炎在中医学文献中无相似病名记载，根据其临床表现应归属于痹病、肠痹的范畴进行辨证论治。

## 一、临床诊断要点与鉴别诊断

### （一）诊断标准

目前多沿用 1996 年 Kingsley 与 Sieper 提出的 ReA 分类标准：①外周关节炎；②下肢为主的非对称性寡关节炎；③前驱感染的证据：如果 4 周前有临床典型的腹泻或尿道炎，则实验室证据可有可无，如果缺乏感染的临床证据，必须有感染的实验室证据；④排除引起单或寡关节炎的其他原因，如其他脊柱关节病、感染性关节炎、莱姆病及链球菌 ReA。HLA-B27 阳性、ReA 的关节外表现（如结膜炎、角膜炎，皮肤、心脏与神经系统病变等）或典型脊柱关节病的临床表现（如炎性下腰痛、交替性臀区疼痛、肌腱端炎或虹膜炎）不是确诊 ReA 必须具备的条件。

### （二）鉴别诊断

ReA 需同多种风湿性疾病，如急性风湿热、痛风性关节炎和脊柱关节病的其他类型（银屑病关节炎、强直性脊柱炎、炎性肠病性关节炎等）相鉴别。但最重要的是排除细菌性关节炎。

**1. 细菌性关节炎**

细菌性关节炎多为单关节炎，急性发病，常伴有高热、乏力等感染中毒症状。关节局部多出现明显的红、肿、热、痛的炎症表现，滑液为重度炎性改变，白细胞计数常 $>50\times10^9$/L，中性粒细胞多在 0.75 以上。滑液培养可以发现致病菌。

**2. 急性风湿热**

本病属于广义 ReA 的范畴，患者多为医疗条件较差地区的青少年，发病较急，起病前 2～3 周多有链球菌感染史，临床常有以咽痛、发热和四肢大关节为主的游走性关节炎，关节肿痛消退后不遗留骨侵蚀和关节畸形，患者还常同时伴发皮肤环形红斑、心脏炎，检查外周血白细胞增高，抗链球菌溶血素 "O" 升高。

**3. 痛风性关节炎**

痛风性关节炎多发于中老年男性，最初表现为反复发作的急性关节炎，最常累及足第一跖趾关节和跗骨关节，表现为关节红肿和剧烈疼痛，多有高嘌呤饮食史，血清中尿酸水平往往升高，滑液中有尿酸盐结晶。

**4. 银屑病关节炎**

本病好发于中年人，起病多较缓慢，ReA 主要与其 5 种临床类型中的非对称性少关节炎相鉴别。此型常累及近端指（趾）间关节、掌指关节、跖趾关节及膝和腕关节等四肢大小关节，少数可以出现关节残毁。银屑病关节炎患者常有银屑病皮肤和指（趾）甲病变。

**5. 强直性脊柱炎**

本病好发于青年男性，主要侵犯脊柱，但也可以累及外周关节，在病程的某一阶段甚至出现类似 ReA 的急性非对称性少关节炎,但患者常同时有典型的炎性下腰痛和 X 线证实的骶髂关节炎。

**6. 炎性肠病性关节炎**

本病除可有类似 ReA 的急性非对称性少关节炎外，还伴有明确的胃肠道症状如反复腹痛、脓血便、里急后重等，纤维结肠镜检查可以明确克罗恩病或溃疡性结肠炎的诊断。

**7. 白塞病**

本病基本病变为血管炎，全身大小动静脉均可受累，有反复口腔黏膜、生殖器溃疡并伴眼炎。虽可有关节病、关节炎，但通常较轻。本病有较为特异的皮肤损害，如针刺反应、结节红斑等。可有动脉栓塞和静脉血栓形成。

## 二、中医辨病诊断

痹病以四肢肌肉、关节疼痛酸楚呈游走性，部位不定，且多见于上肢、肩背部，初起多兼表证，偶有腹泻、尿频等症状，脉浮缓等为特点。起病较急，病因复杂，内因是气血不足，肝肾亏虚，外因是风寒湿热等外邪侵袭，导致经脉痹阻，气血凝滞，遂成本病。病初多以邪实为主，病位在表，或在肢体关节、筋骨经络；久病入络，痰瘀胶结，正虚邪恋，多属虚实夹杂。病位可涉及筋骨、脏腑。

## 三、审析病因病机

**1. 先天不足**

先天禀赋不足或素体虚弱，肾精匮乏，肝肾同源，肾主骨，肝主筋，精气不足，致使筋骨关节失于充养，筋骨不健，且腠理不密，易遭外邪入侵。

**2. 正虚邪伤**

"邪之所凑，其气必虚"。患病后治疗不及时或失治、失养，劳倦内伤，产后失调，导致营卫不和，卫外不固，气血亏虚，阴阳失调，脏腑虚弱，腠理空疏，复感外邪，使病变迭出。

**3. 外邪侵袭**

《素问·痹论》说："不与风寒湿气合，故不为痹。"气候变化，寒温不适，起居失宜，调护失当，风、寒、湿、热、毒等邪可乘虚而入，经脉气血为邪气所扰，运行不利，痹阻不通。且外邪往往相互兼夹致病，以寒湿或湿热兼夹热毒为多见。

**4. 痰瘀阻滞**

气血营卫，在人体环流不休，无时或止，风、寒、湿、热乘虚侵袭，沿经脉深窜入里，留着筋骨，气虚则无力鼓动，邪不得散，致气血运行不畅，日久血变为瘀，津凝为痰。痰瘀胶结，经脉闭阻，则使病情反复发作，缠绵难愈。

本病的基本病机是气血不足，肝肾亏虚，风、寒、湿、热之邪乘虚侵袭，痹阻经脉、关节、肌肉，气血不畅，日久酿生痰浊、瘀血。其性质为本虚标实，气血不足，以肝肾亏虚为本，寒湿、湿热、痰浊、瘀血为标。

## 四、明确辨证要点

**1. 辨虚实**

肌肉关节呈游走性疼痛，关节屈伸不利，甚至红肿灼热，苔薄或腻，脉浮或弦，以邪气偏盛为主，属实证；日久，乏力气短，面色少华，腰膝酸软，关节隐痛，舌淡苔少，脉细或伏，以正气虚弱为主，属虚证。

**2. 辨气血**

气虚者，神疲乏力，少气懒言，饮食少进，较易感冒；血虚者，面色萎黄，或见面白，唇甲不荣，舌淡，脉细。

**3. 辨脏腑**

脾肾阳虚者，关节冷痛，肢体不温，面浮肢肿，舌淡嫩或白腻，脉沉细；肝肾阴虚者，形体消瘦，头晕耳鸣，筋脉拘急，舌红少苔，脉细数。

## 五、确立治疗方略

宣散疏通，即是宣散邪气，疏通经络，这是风湿病最常用的治疗法则。风湿病最基本的病机是"气血闭阻不通""不通则痛"。通过宣散，使邪气散除，营卫复常，经络通畅，风湿病方能逐渐痊愈。在治疗中，必须根据"不通"的具体病因病机，选用不同的宣通治法。另外，扶正祛邪、标本缓急、正治反治皆为治疗原则。

## 六、辨证论治

**1. 湿热蕴结证**

（1）抓主症：可见于咽、泌尿系或胃肠道热病之后，膝、肩、肘、腕、踝关节红肿热痛，不可屈伸，活动障碍。

（2）察次症：伴有发热烦渴，小便黄，大便秘结。

（3）审舌脉：舌红苔黄腻，脉弦数。

（4）择治法：清热利湿，疏经通络。

（5）选方用药思路：本证湿热蕴结于皮肤、关节、胃肠，导致关节红肿热痛，不可屈伸，活动障碍。方选白虎桂枝汤合四妙散。生石膏（先煎）30g，知母 10g，桂枝 15g，黄柏 12g，苍术 12g，薏苡仁 30g，牛膝 15g。

（6）据兼症化裁：咽喉肿痛加桔梗 10g，板蓝根 15g；尿频、尿急、尿痛加萹蓄 15g，滑石 10g，甘草 6g；目赤肿痛加菊花、龙胆草各 10g；大便秘结加大黄 6g；关节疼痛较重加海桐皮、海风藤、防己、秦艽各 10g。

**2. 寒湿痹阻证**

（1）抓主症：关节肿胀疼痛，皮肤不红，痛有定处，屈伸不利，昼轻夜重，畏寒喜暖。

（2）察次症：面色苍白或萎黄。

（3）审舌脉：舌质淡胖，舌苔白腻，脉弦紧或弦缓。

（4）择治法：温经散寒，祛湿通络。

（5）选方用药思路：本证寒湿闭阻于皮肤、关节，不通则痛，导致关节痛有定处，屈伸不利，昼轻夜重，畏寒喜暖。方选甘草附子汤加味。制附子 15g，黄芪 15g，桂枝 10g，白术

15g，茯苓 15g，海桐皮 10g，海风藤 10g，羌活 10g，独活 10g，炙甘草 10g。

（6）据兼症化裁：痛甚者加川乌（先煎）6g；湿气胜者加薏苡仁、苍术各 15g；痛在上肢加羌活、防风各 10g；痛在下肢加独活 15g，怀牛膝 12g。

**3. 痰瘀互结证**

（1）抓主症：关节肿胀日久，活动受限，疼痛固定，痛如锥刺，昼轻夜重。

（2）察次症：口干不欲饮。

（3）审舌脉：舌质紫暗，或有瘀斑、瘀点，苔白腻或黄腻，脉细涩或细滑。

（4）择治法：化瘀除痰，通络止痛。

（5）选方用药思路：本证痰瘀互结于关节，病邪黏滞导致肿胀日久，活动受限，疼痛固定，痛如锥刺，方选身痛逐瘀汤合二陈汤。秦艽 10g，川芎 10g，桃仁 10g，红花 10g，甘草 6g，羌活 10g，没药 10g，当归 10g，五灵脂 10g，香附 10g，牛膝 12g，地龙 10g，陈皮 10g，法半夏 10g，茯苓 15g。

（6）据兼症化裁：兼气虚加黄芪、党参各 15g；兼湿热者加苍术、黄柏各 10g；兼血虚加阿胶（烊化）、鸡血藤各 10g；关节冷痛加附子、桂枝各 10g；关节灼痛加玄参 12g，牡丹皮 10g；血瘀郁热者加忍冬藤 12g，蒲公英 15g。

**4. 肝肾阴虚证**

（1）抓主症：关节疼痛微热，腰膝酸软，头晕耳鸣。

（2）察次症：咽干痛，喜冷饮，大便干结，小便黄短。

（3）审舌脉：舌红少苔，脉细数。

（4）择治法：滋补肝肾，强筋健骨。

（5）选方用药思路：本证肝肾阴虚，虚而不能濡养关节，导致关节疼痛微热，腰膝酸软，头晕耳鸣。方选知柏地黄汤加减。知母 10g，黄柏 10g，熟地黄 15g，山药 15g，山茱萸 12g，牡丹皮 10g，牛膝 15g，菟丝子 12g，桑寄生 15g，龟甲（先煎）15g。

（6）据兼症化裁：腰痛明显加续断、杜仲各 10g；大便干燥加生地黄 30g、黑芝麻 15g；关节痛甚酌加独活、羌活、乳香、没药各 10g，鸡血藤、络石藤各 12g。

**5. 气血亏虚证**

（1）抓主症：关节疼痛，肿胀麻木，行动不便，面色苍白。

（2）察次症：心悸，气短，自汗，神疲乏力。

（3）审舌脉：舌淡苔薄白，脉细弱。

（4）择治法：补益气血，通络止痛。

（5）选方用药思路：本证气血亏虚，气血不足运化无力，导致关节疼痛，肿胀麻木，行动不便，面色苍白。心悸，气短，自汗，神疲乏力，方选八珍汤合桂枝汤加味。党参 10g，黄芪 15g，当归 10g，白术 12g，桂枝 10g，白芍 10g，川芎 10g，熟地黄 12g，茯苓 15g，羌活 10g，独活 10g，海桐皮 10g，淫羊藿 15g，生姜 6g，大枣 12g，甘草 6g。

（6）据兼症化裁：偏气虚者重用黄芪 30g；偏血虚者重用当归 15g，加阿胶（烊化）10g；上肢关节疼痛加秦艽、防风各 10g；下肢关节疼痛加牛膝、桑寄生各 12g。

## 七、中成药选用

（1）益肾蠲痹丸：肝肾不足证，组成：骨碎补、熟地黄、当归、徐长卿、土鳖虫、僵蚕、蜈蚣、全蝎、蜂房、地龙、乌梢蛇等；每次 8g，每日 3 次口服。

（2）金匮肾气丸：阳虚津凝证，组成：生地黄、茯苓、山药、山茱萸（酒炙）、牡丹皮、泽泻、桂枝、牛膝、车前子、附子（炙）；每次 1 丸，每日 2 次口服。

（3）寒湿痹冲剂：寒湿痹阻证，组成：附子、制川乌、黄芪、桂枝、麻黄、白术、当归、白芍、威灵仙、木瓜；每次 5g，每日 3 次口服。

（4）小活络丸（丹）：寒湿痹阻证，组成：天南星、制川乌、制草乌、地龙、乳香、没药；每次 1 丸，每日 2 次口服。

## 八、单方验方

（1）桑枝膏（《景岳全书》）：桑枝膏由桑枝组成，具有舒筋活络，祛风除湿的作用。

（2）三妙散（《医学正传》）：三妙散由苍术、黄柏、牛膝以 3∶2∶1 比例研末，面糊为丸，开水送服，具有清热燥湿之功。

（3）雷公藤多苷片：每次 10～20mg，每日 2～3 次，3 个月为 1 个疗程。

## 九、中医特色技术

### 1. 外治法

（1）云南白药酊：外搽，每日 3 次，每次 5ml。

（2）肿痛气雾剂：摇匀后喷于患处，每日 2～3 次。

（3）中药外敷：根据证候辨证选用清热除湿、活络止痛的热痹散，或温经散寒、活络止痛的寒痹散外敷，促使关节消肿止痛。

（4）中药熏洗：用祛风活络、散寒止痛的药物配方煮水熏蒸、熏洗局部。

### 2. 食疗

赤小豆粥（《饮食辨录》）：赤小豆 30g，白米 50g，白糖适量，先煮赤小豆至熟，再加白米做粥后加糖，能除湿热。

## 十、预防调护

对证属风湿热痹者病房宜凉爽，饮食宜清淡，多食水果蔬菜，忌辛辣厚腻燥热之物。急性肿痛期，应尽量减少活动，以免增加痛苦。关节红肿，灼热者，可予热痹散、外敷金黄膏等治疗，以减轻关节疼痛。对证属风寒湿痹者病房宜温暖、干燥、防寒、避湿，可予热水袋或电热器保暖，饮食忌寒凉、生冷，进食时饭菜要温热，汤中可加生姜、胡椒等以温经通络。服药时宜温服或热服，并注意中药的毒副作用。对疼痛部位可进行局部按摩、中药热敷包、离子导入及寒痹散等治疗。对证属肝肾亏虚者病房宜温暖向阳，室内阳光柔和，可常食用补肾养肝之品，如枸杞子、山药、党参、枣皮等，根据病情可予中药、理疗等外治法，并配合功能锻炼，以改善关节功能。对结核感染体内有活动病灶，痰检阳性的患者要做好预防隔离工作。

## 十一、各家发挥

### 1. 以湿热闭阻论反应性关节炎

吴启富认为反应性关节炎在中医热痹、肠痹中较为常见，将其辨证分为湿热熏蒸，流注关节证，治以清热利湿，活血通络。刘娟云等认为反应性关节炎属中医"痹病"之"热痹"，以清热解毒，祛风除湿，活血通络为治法，自拟消痹汤（生石膏 30g，知母 10g，苍术 10g，黄柏 15g，忍冬藤 30g，络石藤 15g，土茯苓 20g，败酱草 20g，白芍 30g，甘草 6g，牛膝 15g，地龙 15g，每日 1 剂，水煎服）内服；如意金黄散适量每晚睡前外敷病变关节处，次晨除掉，15 天为 1 个疗程；同时口服双氯芬酸钠片每次 25mg，每日 3 次。李泽光临床以祛邪为主，常用乌骨藤、穿山龙、杜仲、川续断、威灵仙、秦艽、白芍、木瓜、粉萆薢、延胡索、当归、川芎、地黄、白芍、青风藤、海风藤、络石藤、鸡血藤等中药治疗该类疾病，临床疗效显著。方中乌骨藤、穿山龙共为君药，祛风除湿、活血通络；杜仲、川续断共为臣药，补肝肾，祛风除湿，通络止痛；威灵仙、秦艽、白芍、木瓜、粉萆薢、延胡索共为佐使药，养血舒筋，祛风除湿，止痛。其中，青风藤、海风藤、络石藤、鸡血藤均能祛风湿，止痹痛。若上肢疼痛明显加羌活、姜黄等；下肢疼痛加牛膝等；湿重者加生薏苡仁、苍术等；关节肿胀者加葶苈子、白芥子等。

### 2. 以正气亏虚，外邪阻络论反应性关节炎

莫成荣认为反应性关节炎以正气亏虚为内因，风寒湿热之邪为外因。刘东武等认为咽喉与肾脏、肝脏有密切关系，临床很多患者在扁桃体感染后出现的关节疼痛，缠绵不愈，故其认为病机为肾阴亏虚，肝火上炎，筋失濡养，加之感受外邪，再耗阴液，属于本虚标实。内因为肾阴素亏，或久病耗伤肾阴，肝火上炎，故咽喉失养，正气先虚，而见腰膝酸软，烦躁易怒，咽痒咽痛；外因为感受风热邪气或邪从热化，再耗肾阴，水不涵木，肝火更盛，肝在体为筋，筋失所养，故见关节屈伸不利，不荣则痛，患者出现关节疼痛，屈伸不利，使病情加重。当以扶正为主，兼顾祛邪，治以滋肾养肝，兼以活血通络，予以六味地黄丸加减；正虚邪恋型：治以温通经脉，活血通络，予桃红四物汤加减。在具体辨证用药中，以湿热为主者，多选苍术、黄柏、鱼腥草、蒲公英、忍冬藤、连翘等清热利湿解毒之品，以瘀血为主者，多选红花、赤芍、川芎、路路通等活血通络之品。刘东武等主张治疗应用扶正祛邪的方法，应用清热解表之品使邪从表解以祛邪，结合滋阴补肝肾之品扶正。使邪去不伤正，正气存内，邪不可干，收到了很好的临床效果。但在治疗过程中解表应以不耗气伤阴、不伤正气为度，滋补肝肾不应过于厚腻，否则使邪恋不去，病情缠绵。

（邓晓威）

# 第四章 痛 风

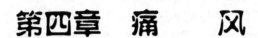

痛风是一组嘌呤代谢异常和（或）尿酸排泄减少所致的慢性疾病。主要临床特点为肾脏排泄尿酸减少或体内尿酸产生过多，形成高尿酸血症，以及反复发作的急性单关节炎、尿酸盐沉积形成痛风石、慢性痛风性关节炎、关节畸形，如未予以适当治疗，最终则发展成痛风性肾病。本病分为原发性痛风和继发性痛风两大类。原发性痛风是由于嘌呤代谢异常所致，常伴有肥胖、高血压、糖尿病、高脂血症、动脉硬化、冠心病及甲状腺功能亢进等。继发性痛风由其他疾病或药物等原因引起，痛风为其并发症。

本节所讨论的痛风，根据其关节红、肿、热、痛，反复发作，关节活动不灵的特点，当属于中医学"痹证"的范畴。

## 一、临床诊断要点与鉴别诊断

### （一）诊断标准

参照 1977 年美国风湿病学会（ACR）的分类标准：

（1）关节液中有特异性的尿酸盐结晶体。

（2）有痛风石，并证实其中含有尿酸盐结晶。

（3）具备下列临床、实验室和 X 线征象等 12 条中至少 6 条者：①1 次以上的急性关节炎发作。②炎症表现在 1 日内达到高峰。③单关节炎发作。④观察到关节发红。⑤第一跖趾关节疼痛或肿胀。⑥单侧发作累及第一跖趾关节。⑦单侧发作累及跗骨关节。⑧可疑的痛风石。⑨高尿酸血症。⑩关节内非对称性肿胀（X 线片）。⑪不伴骨质侵蚀的骨皮质下囊肿（X 线片）。⑫关节炎症发作期间关节液微生物培养阴性。

上述（1）～（3）项中，具备任何一项即可诊断。

### （二）鉴别诊断

**1. 急性痛风性关节炎与以下疾病鉴别**

（1）蜂窝织炎与丹毒：是化脓性、感染性疾病，受累部位有红、肿、热、痛，关节一般无压痛，发热、寒战等全身症状明显。血尿酸正常，外周血白细胞升高。受累部位有皮肤创口或感染史。

（2）化脓性关节炎：好发于儿童、老年体弱患者，为化脓性细菌引起的关节急性炎症。

受累关节多为单个大关节，局部红肿疼痛明显，高热、寒战等全身中毒症状严重。外周血白细胞升高明显，关节液可培养出致病菌，血尿酸正常。

（3）急性风湿热：青少年与儿童多见，典型表现为游走性多关节炎，多累及肘、腕、肩、踝、膝等关节，受累关节周围软组织疼痛、肿胀、皮肤发红、皮温升高。链球菌感染指标阳性，CRP 增高，血尿酸正常。

（4）创伤性关节炎：血尿酸正常，有关节外伤史，关节液检查无尿酸钠结晶。

（5）反应性关节炎：前期有肠道或泌尿生殖道感染史，非对称性关节受累，以下肢关节为主，常伴有虹膜炎、结膜炎等关节外表现。HLA-B27 多为阳性，血尿酸无升高。有 2 种起病形式：性传播型和肠道型。前者主要见于 20～40 岁男性，因衣原体或支原体感染泌尿生殖系统后发生。后者男女发病率基本相等，肠道感染菌多为沙门菌、志贺菌、耶尔森菌、弯曲菌、弧菌等。多见于青年男性。

（6）其他晶体性关节炎：多见于老年人，以焦磷酸钙沉积于关节软骨所致的假性痛风最为多见。假性痛风急性发作时与痛风很相像，但血尿酸正常，关节液含焦磷酸钙结晶，X 线片提示软骨钙化。

**2. 慢性痛风性关节炎与以下疾病鉴别**

（1）类风湿关节炎：是以全身对称性多关节炎表现为主的一种自身免疫性疾病，特征主要以关节的进行性破坏，关节滑膜慢性炎症为主。临床上主要表现以关节的疼痛、晨僵、肿胀、畸形、甚至残疾为主，大约 90% 的患者有手指近端指间关节破坏的表现，严重者可累及心、肺、肾等多个脏器、多个系统。基本病理改变主要为慢性滑膜炎和血管炎。多见于女性，对称性小关节受累，伴有晨僵。RF 阳性，抗 CCP 抗体阳性，X 线片提示关节间隙狭窄、关节端骨质疏松、关节骨质破坏、关节融合。关节腔内无尿酸盐沉积。

（2）银屑病关节炎：具有银屑病皮疹，伴有关节和周围软组织疼痛、肿大、压痛、僵硬和运动障碍，部分患者可有骶髂关节炎和（或）脊柱炎。其病程迁延、易复发、晚期可因关节强直，导致残疾。本病可发生于任何年龄，高峰年龄为 30～50 岁，无性别差异，但脊柱受累以男性较多。本病主要累及远端指节关节，并表现为该关节的附着端炎和手指炎，同时也可出现脊柱炎和骶髂关节炎，而骶髂关节受累多为非对称性。检查 X 线可见指（趾）关节受累，呈"笔帽-笔尖样"征典型改变，长骨骨干"绒毛状"骨膜炎、骶髂关节炎改变、脊柱骨桥形成等，血尿酸一般正常。

（3）骨关节炎：好发于中老年人，主要累及髋、膝等负重大关节。特征性病理改变为软骨变性，一般轻度的滑膜炎为继发性。通常起病隐匿，病程时间长，主要表现为活动时关节疼痛加重、关节僵硬及病变后期出现的关节骨性肥大和关节功能障碍等。骨关节炎与饮食关系不大，病程较缓慢，一般无游走性关节疼痛，关节晨僵时间比较短，无痛风石。此外，在骨关节炎患者的检查中，血尿酸正常。关节 X 线显示边缘增生或骨赘形成，晚期可因软骨的破坏出现关节间隙狭窄。

（4）强直性脊柱炎：是一种以中轴关节慢性炎症为主的风湿性疾病，多呈慢性进展性。发病年龄通常在 13～31 岁，高峰为 20～30 岁，病变主要侵犯脊柱，但周围关节也会受累，尤其是以髋关节、膝关节、踝关节为首发症状，呈非对称性，多有反复发作与缓解，很少表现为持续性和破坏性。本病发病多见于青壮年男性，常有明显家族倾向性。大关节多于小关节，且常有附着点炎表现，骶髂关节破坏性病变为典型表现，X 线片显示脊柱出现"竹节样"病变。病变早期常为腰骶痛或不适感、晨僵等症状，活动后减轻，后期逐渐发展为脊柱强直。

关节外症状可出现结膜炎、葡萄膜炎等。其中大部分患者检查 HLA-B27 可呈阳性。活动期可有 CRP、ESR 和免疫球蛋白升高，但血尿酸呈阴性。

## 二、中医辨病诊断

（1）多以多个趾指关节，卒作红肿疼痛，逐渐疼痛剧如虎咬，昼轻夜甚，反复发作。可伴发热、头痛等症。

（2）多见于中老年男子，可有痛风家族史，常因劳累、暴饮暴食、吃高嘌呤食物、饮酒及外感风寒等诱发。

（3）初起可单关节发病，以第一跖趾关节多见。继则足踝、足跟、手指和其他小关节出现红肿热痛，甚则关节腔渗液。反复发作后可伴有关节周围、耳郭、耳轮及趾、指骨间出现"块瘰"（痛风石）。

## 三、审析病因病机

**1. 内因**

先天禀赋不足，正气亏虚，后天失于调摄，脾肾失调，脾肾清浊代谢紊乱。脾运失司，湿浊内生；肾脏失司，排泄失常，湿浊内聚，凝滞关节，筋骨失养，经脉闭阻，气血运行不畅而发病。

**2. 外因**

感受风寒湿热之邪。如因汗出当风，或冒雨涉水，或居住湿地，或水中作业，或环境湿冷等原因，在正气不足，卫外不固时，风寒湿热之邪，可趁机入侵人体经脉，留注关节、肢体、筋骨之间，闭阻不通，而发本病。

**3. 诱因**

饮食不节，酗酒厚味；或正虚邪侵，受寒劳累；或关节损伤；或手术；或复感外伤等，均可加重经脉痹阻，气血运行不畅，诱发本病。

总之，本病的病机主要是先天不足，正气亏虚，经脉失养；或脾运失司，痰浊凝滞关节；或感受外邪，邪痹经脉；或湿浊排泄缓少，留滞经脉，气血运行不畅，均致筋骨、关节、肌肉肿胀、疼痛、红热、屈伸不利、麻木、重着而形成本病。本病急性期多为湿热蕴结，恢复期多为湿寒阻络。久病不愈则血脉瘀阻，津液凝聚，痰浊瘀血闭阻经络而关节僵硬、肿大、畸形，关节周围结节、瘀斑。后期可内损脏腑，尤以肾气受损多见。肾元受损，气化失司，则水湿内停，外溢肌肤，形成水肿；湿浊内停，郁久化热，湿热煎熬，可成石淋之证；若肾气衰竭，水毒潴留，可为肾劳。

## 四、明确辨证要点

**1. 辨兼夹**

痰浊甚者，局部皮色不变，但却有肿胀表现；痰滞甚者，局部皮色紫暗，疼痛夜重；湿热也可肿胀，但局部有灼热感等。

**2. 辨虚实**

虚证以气血亏虚多见，重者则肝肾亏虚。气虚证的表现多见面色苍白，倦怠乏力，食少，便溏，自汗，短气，舌淡，脉弱；血虚证的表现多见头晕，心悸，面色少华，失眠，多梦，爪甲色淡，疼痛呈游走性，舌淡，脉弱；肝肾不足证多见腰痛，耳鸣，头晕，心悸，舌淡或舌质红，脉细弱。本病早期多以实证为主，中晚期则以虚实兼夹，甚至以虚证为主。

## 五、确立治疗方略

痛风急性期，多属湿热痹和风湿热痹范畴，应从清热通络、祛风除湿着手；到慢性期，需针对兼夹血瘀、痰浊者，随证应用化痰泄浊、祛瘀通络之法。同时根据阴阳气血的虚衰，注意培本，调补脾肾，补气养血。

## 六、辨证论治

### 1. 风湿热痹证

（1）抓主症：关节红肿热痛，发病急骤，病及一个或多个关节。

（2）察次症：发热、恶风、口渴、烦闷不安或头痛汗出，小便短黄。

（3）审舌脉：舌红，苔黄，脉弦滑数。

（4）择治法：清热通络，祛风除湿。

（5）选方用药思路：本型为痛风急性期，起病急，多在夜间突然关节剧痛，局部红肿灼热，而第一跖趾关节及拇指关节最易受侵犯。方选白虎桂枝汤。生石膏（先煎）20g，知母15g，甘草10g，桂枝15g。

（6）据兼症化裁：阴津耗伤者加选生地黄15g，玄参15g，麦冬20g之类；湿浊重者加健脾化浊之品，如薏苡仁20g，土茯苓15g，金钱草10g之类；热盛者，选加忍冬藤15g，连翘15g，黄柏15g之类；关节周围有红斑者，选加生地黄20g，牡丹皮15g，赤芍15g之类；肿痛较甚者，选加乳香15g，没药15g，秦艽15g，络石藤15g，海桐皮20g，桑枝20g，地龙15g，全蝎10g之类；下肢痛甚，可选加牛膝20g，木瓜20g，独活15g之类；上肢痛甚，可选加羌活15g，威灵仙15g，姜黄15g之类。

### 2. 风寒湿痹证

（1）抓主症：关节肿痛、屈伸不利，或见皮下结节或痛风石。

（2）察次症：风邪偏盛则关节游走疼痛，或恶风发热等；寒邪偏盛则关节冷痛剧烈，痛有定处；湿邪偏盛者，肢体关节重着疼痛，痛有定处，肌肤麻木不仁。

（3）审舌脉：舌苔薄白或白腻，脉弦紧或濡缓。

（4）择治法：祛风散寒，除湿通络。

（5）选方用药思路：本型为痛风慢性期或反复发作者，多表现为风寒湿痹或寒湿痹。方选薏苡仁汤。薏苡仁20g，当归15g，麻黄10g，苍术15g。

（6）据兼症化裁：可参用风湿热痹证型中利尿除湿和健脾化浊之品及上、下肢引经药。风邪偏盛者，可加重独活15g，羌活15g，防风15g用量，或选加祛风通络之品如海风藤15g，秦艽15g；湿邪偏盛者，可选加胜湿通络之品，如萆薢15g，防己15g，木瓜15g；寒邪偏盛者，可选加温经散寒之品，如制附子（先煎）10g，草乌5g，细辛3g；对皮下结节或痛风石可选加祛痰、化石通络之品，如金钱草15g，天南星10g，炒白芥子15g，炙僵蚕15g之类。

**3. 痰瘀痹阻证**

（1）抓主症：关节疼痛反复发作，日久不愈，时轻时重，呈刺痛，痛处固定不移。

（2）察次症：关节肿大，甚至强直畸形，屈伸不利，皮下结节，触之不痛，或皮色紫暗，或破溃。

（3）审舌脉：舌淡胖，苔白腻，脉弦或沉涩或沉滑。

（4）择治法：活血化瘀，化痰散结。

（5）选方用药思路：本型为痛风慢性期或反复发作者，痛风石沉积、增大，关节畸形僵硬，多表现为痰瘀痹阻。方选桃红饮合二陈汤。桃仁 15g，红花 10g，川芎 15g，威灵仙 15g，清半夏 10g，茯苓 15g。

（6）据兼症化裁：皮下结节，可选用白芥子 15g，天南星 10g 之类；关节疼痛甚者，可选加没药 10g，乳香 10g，延胡索 15g；关节肿甚者，适当选加土茯苓 15g，防己 10g，滑石 10g；关节久痛不已，可加全蝎 10g，炮山甲 5g，乌梢蛇 10g；久病体虚，面色不华，神疲乏力，加黄芪 20g，党参 15g。

**4. 气血不足，肝肾亏虚证**

（1）抓主症：关节疼痛，反复发作，日久不愈。

（2）察次症：疼痛时轻时重或痛处游走不定，甚或关节变形，屈伸不利，腰膝酸痛或足跟疼痛，神疲乏力，心悸气短，面色少华。

（3）审舌脉：舌淡，苔白，脉沉细弦、无力。

（4）择治法：补益气血，调补肝肾，祛风胜湿，活络止痛。

（5）选方用药思路：本型为痛风慢性关节炎期，久病体虚，治疗上当攻补兼施。方选独活寄生汤。独活 15g，羌活 10g，桑寄生 15g，秦艽 15g，防风 15g，细辛 3g，川芎 15g，牛膝 15g。

（6）据兼症化裁：冷痛较甚，可选加制川乌（先煎）5g，制附子（先煎）5g，干姜 15g 等；关节重着，肌肤麻木者，选加防己 15g，苍术 15g，薏苡仁 15g，鸡血藤 15g 等；腰膝酸痛较明显者，选加鹿角霜 10g，补骨脂 15g，肉苁蓉 15g，川续断 15g，骨碎补 10g 等。

## 七、中成药选用

（1）新癀片：湿热蕴毒证，组成：肿节风、三七、人工牛黄、猪胆汁膏、肖梵天花、珍珠层粉、水牛角浓缩粉、红曲等；每次 2～4 片，每日 3 次口服。

（2）四妙丸：湿热蕴毒证，组成：牛膝、苍术、黄柏、薏苡仁；每次 6g，每日 2 次口服。

（3）湿热痹颗粒：湿热痹阻证，组成：苍术、牛膝、地龙、防风、防己、萆薢、黄柏、连翘、忍冬藤、桑枝、威灵仙、薏苡仁；每次 5g，每日 3 次口服。

（4）小活络丸：寒湿痹阻证，组成：天南星、制川乌、制草乌、地龙、乳香、没药；每次 1 丸，每日 2 次口服。

## 八、单方验方

（1）趁痛散：当归 10g，乳香 6g，地龙 12g，桃仁 10g，五灵脂 10g，羌活 10g，香附 10g，牛膝 10g，生甘草 6g。痰热加酒炒黄芩、黄柏各 10g。水煎，每日 2 次分服。治气血瘀滞型痛风。

（2）痛风经验方：生薏苡仁 30g，土茯苓 30g，威灵仙 30g，萆薢 20g，当归 10g，桃仁 10g，车前子 12g。功在泄浊化瘀，治痛风关节肿胀疼痛。

（3）樟木屑洗方：樟木屑 1.5～2.5kg，急流水中煮开，乘热浸洗，每次 40min，每日 1 次，连洗 7～10 天。主治痛风关节疼痛。

（4）外用药酒方：生川乌 15g，生草乌 15g，全当归 15g，白芷 15g，肉桂 15g，红花 10g，白酒 500ml，浸泡 24h 后去渣取酒，再加入 10 瓶风油精，用时涂痛处，每日数次，10 天为 1 个疗程。主治痛风关节疼痛。

（5）痛风冲剂三号（路志正经验方）：皂角刺、大黄、透骨草、鹿含草、防己、防风、炙乳香、炙没药等。熏洗、浸泡患处，每日 1～2 次，每次半小时。

（6）赤小豆粥：赤小豆、大米、黍米各适量，煮粥食用，适用于湿热蕴结型的痛风患者。

（7）三花饮：花茶 10g，金银花 15g，菊花 20g，三药加适量水放入砂锅中煮沸 5～6min 即可，代茶饮。适用于湿热蕴结型的痛风患者。

（8）加味萝卜汤：萝卜 250g，柏子仁 30g，萝卜切丝，用植物油煸炒后，加入柏子仁和清水 500ml，同煮至熟，加适量食盐即可，常服可预防痛风急性发作。

（9）冬瓜笋干汤：冬瓜 500g，笋干 30g，姜、盐、味精、食用油各适量。把冬瓜去皮后清洗干净切片，笋干水发切丝，往炒锅中加入适量食用油，用武火稍微加热后即可倒入冬瓜与笋干，拌炒 2～3min，再加入凉水 500ml，用武火烧开后再用文火继续烧 10min，加入适量姜、盐、味精调味即可，对延长痛风发作间隔期有良好作用。

（10）百合薏米粥：百合、薏苡仁、大米各 60g，煮粥食用，适用于湿热蕴结型的痛风患者。

（11）赤豆薏仁粥：赤小豆 50g，薏苡仁 50g。上述材料熬粥，每日 1 剂。适用于所有痛风或高尿酸血症患者。

（12）土苓粳米粥：土茯苓 30g，粳米 50g。先将土茯苓煎成药液，再入粳米熬成稀饭，每日 1 剂。适用于所有痛风或高尿酸血症患者。

（13）桃仁粥：桃仁 15g，粳米 150g。先将桃仁捣烂如泥，加水研汁，去渣，再入粳米煮粥，每日 1 剂。适用于痰瘀痹阻型痛风。

（14）薯蓣薤白粥：生怀山药 100g，薤白 10g，粳米 50g，清半夏、黄芪各 30g，白糖适量。先将米洗净，怀山药切细，半夏、薤白洗净，将材料放入锅中共煮，加入白糖后食用。适用于脾虚湿阻型痛风。

（15）牛膝粥：牛膝茎叶 20g，粳米 100g。牛膝加水 200ml，煎至 100ml，去渣留汁，入粳米 100g，再加水约 500ml，煮成稀粥。每日早晚温热顿服，10 日为 1 个疗程。适用于痛风发作期。

（16）栗子粥：栗子粉 30g，糯米 50g。栗子粉与糯米加水 400ml，放砂锅内用文火煮成稠粥。温热服食，早晚各 1 次。适用于所有痛风或高尿酸血症患者。

（17）木瓜粥：鲜木瓜 1 个，粳米 50g。木瓜剖切为 4 块，或干木瓜片 20g，加水 200ml，煎至 100ml，去渣取汁，入粳米、白糖，再加水 400ml 左右，煮为稀粥，用白糖调味。每日分 2～3 次，温热服食。适用于所有痛风或高尿酸血症患者。

（18）茯苓粳米粥：茯苓粉 15g，粳米 30g。粳米加水煮粥，待粥将成时，调入茯苓粉稍煮。早晚食用。适用于湿热蕴结型痛风。

（19）马齿苋米仁粥：马齿苋、薏苡仁各 30g，粳米 100g，白糖适量。马齿苋、薏苡仁与粳米同煮粥，熟后加入适量白糖调匀，即可食用，分 2 次，1 日服完。适用于关节红肿热痛明显的急性期痛风的辅助治疗。

（20）山慈菇蜜：山慈菇 5g，蜂蜜 1 勺。山慈菇煎水，加蜂蜜 1 勺，调匀服，每日 1 剂。山慈菇含有秋水仙碱等成分，适用于急性痛风发作期。

（21）白芥莲子山药糕：白芥子粉 5g，莲子粉 100g，鲜怀山药 200g，陈皮丝 5g，大枣肉 200g。先将怀山药去皮切片，再将枣肉捣碎，与莲子粉、白芥子粉、陈皮丝共和，加适量水，调和均匀，蒸糕做早餐用，每次 50～100g。适用于脾虚湿阻型痛风。

（22）烹茶品茗薏苡仁防风茶：生薏苡仁 30g，防风 10g。以上两者加水煮熬，去渣取汁，代茶饮，每日 1～2 剂，连饮 1 周。适用于湿热蕴结型痛风。

（23）灵仙木瓜饮：威灵仙 15g，木瓜 12g，白糖适量，将威灵仙、木瓜放入砂锅中加水煎汤约 300ml 并加白糖适量，每日分 2 次服完。适用于四肢关节肿胀疼痛、屈伸不利的痛风患者。

（24）牛膝菊花茶：川牛膝、杭白菊各 5g，将川牛膝洗净后切片，与杭白菊一同入杯，加沸水冲泡后加盖焖 5～10min，即可。每日 1 剂，可连续冲泡，代茶频饮。适用于关节疼痛、痛有定处并伴有血脂偏高的痛风患者。

（25）寄生桑枝茶：桑寄生 5g，冬桑枝 3g，将桑寄生、冬桑枝洗净后切成碎片，加沸水冲泡后加盖焖 10min，即成。代茶频饮，一般可连续冲泡多次，每日 1 剂。适用于老年体虚、正气不足而见病痛迁延的痛风患者。

## 九、中医特色技术

### 1. 针灸治疗

（1）治则：泄浊化瘀、清热利湿、化痰通络、补益肝肾。

（2）主穴：阿是穴、足三里、阴陵泉、筑宾、支沟、内庭、陷谷、三阴交。

（3）配穴：肘关节肿痛者加曲池、合谷；腕关节肿痛者加合谷、阳池、外关；膝关节肿痛者加血海、膝眼、阳陵泉；踝关节肿痛者加昆仑、解溪；第一跖趾关节肿痛者加太冲。

（4）操作：受累关节局部皮肤常规消毒后，用长度适宜的毫针对局部病变处（阿是穴）行围刺法，其余主穴和配穴等穴位常规消毒后取长度适宜的毫针直刺，采用小幅度的捻转提插泻法，留针 30min，每隔 10min 加强手法 1 次，每日 1 次，1 周为 1 个疗程，可酌情应用 1～2 个疗程。

### 2. 外治法

（1）中药外敷：①金黄散合新癀片调匀外敷，每隔 6～12h 换药 1 次。②外敷慈附膏：山慈菇 200g，赤芍 200g，生大黄 150g，香附 100g。将药物研成极细粉末，过 60 目筛，取饴糖 600g 与蒸馏水 400ml 混匀，再取凡士林 1000g，加热至 70℃，共同搅拌融化，待温度降到 40℃左右时，放入药末混匀成膏。冷却后放入药罐内，密封备用。用时将药膏均匀地涂在患处，纱布敷盖，胶布固定，3 天换药 1 次。3 次为 1 个疗程。膏中大黄消肿止痛；香附理气止痛；山慈菇含秋水仙碱，秋水仙碱是治疗痛风特效药，奏效快但毒性较大，口服后有呕吐、恶心、腹泻等胃肠道反应，迫使患者不得不停止服药，外用可使毛细血管扩张，有利于药物渗透，便于取得速效治疗。

（2）中药熏药或熏洗：辨证选用中药熏药或熏洗治法，对于湿热痹阻证，酌情选用清热利湿、通络止痛药物；脾虚湿阻证，酌情选用健脾利湿，益气通络药物；痰瘀痹阻证，酌情选用活血化瘀，化痰散结药物。药物熏洗：马钱子 20g，生半夏 20g，艾叶 20g，红花 15g，王不留行 40g，海桐皮 30g，大黄 30g，葱须 3 根，煎汤 2000ml。置于桶内，以热气熏蒸患部，药液变温后，浸洗患处，每日 2 次，7 天为 1 个疗程。

**3. 刺络放血法**

三棱针刺络放血有活血祛瘀、通络止痛的功效，多在痛风急性发作时采用。取阿是穴，放血 1~2ml，每周 2~3 次。

**4. 其他疗法**

中频脉冲电治疗：中药离子导入，每日 1 次。热证者不宜。

## 十、预防调护

（1）节制饮食，控制高嘌呤食物，不食或少食。多饮水，避免暴饮暴食。戒烟戒酒，只允许饮少量的红酒。酒中的乙醇能增加血液中乳酸的浓度，从而抑制尿酸的排泄。啤酒在发酵的过程中产生大量的嘌呤，易诱发痛风。忌辣椒、姜、芥末等刺激性食物。

（2）积极减肥，减轻体重。避免饥饿疗法，坚持适当的运动量。积极治疗高血压、高血脂、糖尿病及冠心病，可预防高尿酸血症的复发。

（3）生活有规律，按时起居。注意劳逸结合，避免过度劳累、紧张与激动，保持心情舒畅，情绪平和。注意保暖和避寒，鞋袜宽松。避免痛风发作因素，如紧张、过度劳累、湿冷、穿鞋过紧、误使关节损伤及走路过多等。

（4）在医师指导下坚持服药，以控制痛风急性发作及反复发作，维持血尿酸在正常范围。

（5）定期检测血尿酸值，1~3 个月检测 1 次，以便调整用药和防治心、肾尿酸性结石。

（6）继发性痛风的预防主要是积极治疗多发性骨髓瘤、慢性肾病等原发病。

## 十一、各家发挥

**1. 外因学说**

顾伯华等指出，本病"由于过食膏粱厚味，湿热内蕴，又兼外感风邪，侵袭经络，气血不通而成"，此可归结于外因。

**2. 内因学说**

朱良春认为，痛风乃浊毒滞留血中，初始可不发痛，然积渐日久，或偶适外邪，终瘀结为害，或兼夹凝痰变生痛风结节。由于此浊毒之邪主生于内，故痛风患者，多先天禀赋不足，或年迈脏气日衰，若饮食不节，沉湎醇酒，膏粱肥甘厚味，日久脏腑功能失调，其中脾肾二脏清浊代谢的紊乱尤为突出，脾失健运，升清降浊无权，肾乏气化，分清别浊失司，于是水谷不归正化，浊毒随之而生，滞留血中，终则瘀结为患。此可归结于内因。

**3. 内外因并论学说**

路志正认为本病的病因病机为正气不足，外感风寒暑湿之毒；或饮食不洁，酒色过度；或血中有热，污浊凝涩；或情志不畅，伤脑动神等，致内脏失调，气血偏盛，阴阳失衡，而诱发本病。他认为其发病或因饮食不节，恣啖肥甘，饮酒过度，损伤脾胃；或因血热，外受风寒，涉水沥湿；或因劳倦过度，思虑伤脾所致。脾虚胃弱，升降失司，日久必伤及肾，肾气虚则气化不利，清浊不分，内外之邪相合，则诱发痛风。王乙黎等认为本病最终归结于"毒"，无论是六淫诸邪，还是痰浊、瘀血，其邪毒的滋生来源有三：一是饮食偏嗜，二是六淫，三是七情。此为内外因并论。

**4. 浊瘀痹论**

朱良春将痛风归结于"浊瘀痹"，认为痛风乃浊毒瘀滞使然也，并提出泄化浊瘀之大法。在此基础上加减用药，多可浊瘀泄化，达到血尿酸下降的功效。他常用土茯苓、生薏苡仁、萆薢、泽兰、全当归、泽泻、桃仁、红花为基础方，取降泄浊毒与化瘀活血药相伍。朱老认为适当配合化痰药，有助于迅速消除关节肿痛，还对降低血尿酸浓度亦有一定作用。若痰瘀交阻，见关节僵肿畸形，结节质硬，则加炮山甲、僵蚕、蜂房等破结开瘀、消痰软坚。同时，根据证候的寒热，选配寒水石、知母、大生地黄、忍冬藤、虎杖、水牛角等以清热通络，或选配制附子、制川乌、制草乌、川桂枝、淫羊藿、细辛、熟地黄等以温经散寒。痛风性肾病的治疗，则加强泄化浊瘀之法，兼以益气补肾法。此外，朱老重视饮食、生活、精神调摄，嘱患者服药同时要多饮水，忌酒戒烟，免进高嘌呤食物。

**5. 排毒论**

姜良铎十分注重排出体内浊毒与调整人体的整体状态：①排泄浊毒，打通人体排毒管道：采用萆薢、晚蚕沙、猪苓、茯苓为主药来清化湿热浊毒，辅以虎杖清热解毒，乳香、没药活血化瘀止痛，路路通开闭通络。②灵活辨证，调整人体状态：他认为痛风发病与人体不同状态特点相结合可以演化出多种表现，在治疗上针对不同病程、症状、虚实偏重，灵活处方。在排泄浊毒的基础上，辅以清热、化瘀、利湿、清肝、消痰、养阴、益气等法。③内外合治，协同发挥作用：治疗上除以排毒利湿的中药内服外，还配以外洗方，以活血化瘀，通络止痛。药浴后可使毛细血管扩张，促进炎性产物的吸收、加快局部组织的新陈代谢，起到消肿止痛、通络排毒的作用。

**6. 本虚标实论**

吕承全认为本病的病机要点为本虚标实，以湿热痹阻为标，脾肾亏虚为本，确立清热利湿治其标、化浊破瘀通经络、调补脾肾固其本的治疗法则。临床中湿聚、络痹、虚损三者互见，因此临证时当三法合参，依据脉证而有所侧重。在急性发作期，关节肿痛伴有发热者，当重用生石膏、知母直折邪热，土茯苓、薏苡仁、猪苓、萆薢、威灵仙清利湿独，急则治标；关节疼痛，骨节结石者，则重用炒山甲、郁金、川芎、三棱、莪术、红花、赤芍、络石藤、忍冬藤之属破瘀散结通络，以除顽石，畅经络。在慢性缓解阶段，脾肾亏虚尤为突出，须重用巴戟天、淫羊藿、生地黄、熟地黄、肉苁蓉、炒杜仲、白术、薏苡仁、山药等健脾益肾之品，扶正固本，方可做到有主有次，丝丝入扣。同时吕老强调痛风患者应当注意饮食，少食肥甘荤腥及高嘌呤食物。

**7. 脾肺肾论**

张荒生认为痛风原因在于脾肺肾功能不足。脾之运化功能失调，对厚味、酒食运化不及，致痰湿内生，凝滞于关节。六腑以通为用，肺之肃降功能失调，饮食物入于六腑而腐熟消化不及，久而化热熏蒸脏腑肌肉。肾司二便功能失调，则湿浊排泄缓慢，以致痰独内聚。脏腑积热，湿热毒邪流注关节、肌肉、骨骼，则气血运行不畅而成痹痛，即痛风性关节炎。

**8. 分期论治**

冯兴华将痛风分3期论治：①急性期，治宜清热利湿、解毒祛瘀，多用苍术、牛膝、黄柏、薏苡仁等，方选当归拈痛汤合四妙丸加减；②间歇期，治宜益气健脾、化湿通利，多用人参、白术、茯苓、甘草等，方选四君子汤加减；③慢性期，治宜健脾益肾、化浊排毒，多用地黄、山药、桂枝、附子、牡丹皮、泽泻、人参、白术、茯苓、甘草等，方选四君子汤合肾气丸加减。

戚建弘将痛风分2期论治：①急性期，治宜清热泄浊化瘀，多用威灵仙、羊角灰、白芥子、苍术子等，方选四妙散加减；②慢性期，治宜补脾燥湿泄浊，多用防己、白术、黄芪、甘草等，方选防己黄芪汤加减。

阎小萍将痛风分2期论治：①急性发作期，由湿热痹阻所致，多用威灵仙、羊角灰、白芥子、苍耳子等，方选四妙散加减；②间歇发作期，由肝肾亏虚、痰瘀互结所致，多用萆薢、威灵仙、桃仁、红花、甘草等，方选自拟萆薢泄浊汤加减。

胡荫奇将痛风分4期论治：①急性发作期，治宜清热解毒、消肿定痛，多用川牛膝、薏苡仁、秦皮、威灵仙、金银花等；②间歇期，治宜健脾利湿、升清降浊，多用葛根、泽泻、秦皮、徐长卿等；③反复发作期，治宜健脾利湿、通络止痛，多用川牛膝、薏苡仁、秦皮、土茯苓等；④肾病期，治宜益肾泄浊、化湿通络，多用人参、黄芪、地黄、威灵仙、苍术等。

（高丽娟）

# 第五章　雷诺综合征

雷诺综合征（Raynaud's syndrome）指供应肢端的血液循环受阻时出现的一组症候群，是血管神经功能紊乱所引起的肢端小动脉痉挛性疾病。以阵发性四肢肢端（主要是手指、脚趾，有时也累及耳朵、鼻子）对称的间歇发白、紫绀和潮红为其临床特点。传统上根据症状分为两类：①雷诺病：即原发性雷诺综合征，是在没有任何潜在疾病下自然发生的，通常不引起残疾，但是患者要经历明显的疼痛和不适；②雷诺现象：即继发于系统性红斑狼疮或动脉硬化症。雷诺综合征经常是许多结缔组织疾病的首发症状，并且预示病情严重，因此早期准确的诊断是非常必要的。

根据指、趾动脉的病变状况，本征可分为梗阻型和痉挛型。病变初期指、趾动脉无显著病理变化可见。后期可见动脉内膜增生、弹力膜断裂和肌层增厚等变化，小动脉管腔狭小，血流减少，少数患者最后可有血栓形成，管腔闭塞，并伴有局部组织的营养性改变，严重时可发生指、趾端溃疡，偶有坏死。

本病应属中医脉痹、寒痹范畴。

## 一、临床诊断要点与鉴别诊断

（一）诊断标准

（1）发作由寒冷或情绪激动所诱发。

（2）两侧对称性发作。

（3）无坏死或只有很小的指（趾）端皮肤坏死。

结合激发试验和指动脉压测定可鉴别痉挛型和梗阻型，通过特殊血液检查，部分患者可找出致病的原因。

本综合征主要应与手足发绀症、网状青斑、红斑性肢痛症和正常人暴露于冷空气中体表血管暂时痉挛的状况相鉴别。同时还必须注意，本病还可发生于偏头痛和部分变异型心绞痛的患者。

（二）鉴别诊断

### 1. 网状青斑

网状青斑患者会在寒冷刺激的情况下引起小动脉的痉挛，这种疾病的病变比较广泛，可累及四肢、头、颈和躯干，在四肢中又以下肢为重。很容易和雷诺综合征相鉴别。

**2. 红斑性肢体肿痛症**

此病的病因不明，发作时手足阵发性红、肿、痛、热，遇热加重，灼痛难忍，遇冷后缓解。因此，患者喜冷怕热，与雷诺综合征截然不同。

**3. 手指紫绀症**

此病也多见于青年女性，温度低的时候可以发作，发病特点是手和足部的皮肤持续性的紫绀，变色均匀，手足呈现手套或袜套的形状，范围比雷诺综合征广，患肢下垂时会加重病情，抬高患肢时病情会减轻，也很容易和雷诺综合征相区别。

**4. 腕管综合征**

此病是正中神经受压引起的，大多数没有血管的病变，也没有典型的手指皮肤的颜色变化，很容易和雷诺综合征相区别。

## 二、中医辨病诊断

（1）发作由寒冷或情绪激动所诱发。

（2）两侧对称性发作。

（3）无坏死或只有很小的指（趾）端皮肤坏死。

结合激发试验和指动脉压测定可鉴别痉挛型和梗阻型，通过特殊血液检查，部分患者可找出致病的原因。

## 三、审析病因病机

**1. 气虚血瘀**

来自人体内部的原因是导致疾病发生的主要因素。因气为血之帅，故气行则血行。若气虚不用，鼓血无力必致血行不畅而发生瘀滞，正如清代王清任云："元气既虚，必不能达于血管，血管无气，必停留而瘀。"瘀血阻络，则发本病。

**2. 素体阳虚**

所谓的"体质"是指人体在生长发育的过程中，形成的代谢功能上的特殊性，这种特殊性往往决定了个体对某种致病因子的易感性，以及其所暗生病变类型的倾向性。如素体阳虚，寒自内生，寒胜则血凝涩，血流不畅而发本病。

**3. 情志失调**

外界的各种情志刺激，导致人体的肝气郁结，疏泄失司，阴阳失调，气血不和，经脉阻塞，脏腑功能紊乱。其中以郁怒为最，郁怒则气机阻滞，脉络血瘀而诱发本病。

**4. 寒邪乘袭**

寒为阴邪，其性收引。《素问·举痛论》说："寒气入经而稽迟，泣而不行。"寒邪内淫经络，令血凝涩而不流畅，令络脉气血瘀阻，瘀阻则发本疾。

中医学认为气虚血瘀、阳虚寒盛为本病发病的主要因素，而情志刺激和寒邪乘袭为本病发病的重要条件。故本病为本虚标实之证，气虚、阳虚为本，气滞、血瘀为标。

## 四、明确辨证要点

**1. 辨寒热**

寒证以素体阳气不足，复感寒湿之邪，症见患处皮色青紫或苍白、肢体发凉、恶寒或畏寒、多在入冬或遇寒时发病或加重、得热缓解或减轻、舌淡等为要点；热证以素体阴虚，复感热邪，症见患处皮肤红肿或潮红、肢体发热或触之灼热、舌红为要点。

**2. 辨虚实**

本病系血脉凝塞，脉络痹阻所致，其证多实，但亦有虚实夹杂者。起病急，病程短，多由严冬涉水、负重远行、嗜辛辣肥甘烟酒等外因引起，症见患处肢体肿胀、疼痛较剧，皮肤甲错或顽麻，舌暗或有瘀斑、苔厚腻者为实证；而起病缓，病程长，素体正虚，肢体酸软无力，疼痛悠悠，伴虚寒者为虚证，或以虚为主。

**3. 辨时期**

早期病位表浅，病变局限，肢体疼痛较轻，疼痛多在活动后出现，静息后逐渐缓解；中期则疼痛加重，常持续不解，日轻夜重，患肢皮色改变较为明显，可见患肢肌肤肿胀、瘀斑、爪甲失荣等症；病至晚期则病情进一步加重，病变弥散，疼痛剧烈且持续不解，甚至可继发溃烂、晕厥等症，证属虚实夹杂而以虚为主。

## 五、确立治疗方略

本病的基本病变是血脉瘀阻，故在其病程的始终都应以活血化瘀、通络止痛为治疗原则。由于病因的不同，或机体正虚，或阴阳气血偏颇的差异，又常与其他法则合用。一般常用的祛邪法则有温经散寒、豁痰散结，扶正的法则有益气养血、温补脾肾等。此外，平调阴阳、疏导气机、疏肝理气等法则也较常用。

## 六、辨证论治

**1. 血虚寒凝证**

（1）抓主症：肢端发凉、冰冷，呈苍白或淡红色。

（2）察次症：受寒冷或情绪刺激即刻引起发病，冬季明显加重，夏季缓解。

（3）审舌脉：舌质淡，苔薄白，脉微细。

（4）择治法：养血散寒，温经化瘀。

（5）选方用药思路：素体血虚而又经脉受寒，寒邪凝滞，血行不利，阳气不能达于四肢末端，营血不能充盈血脉，遂呈肢端发凉、冰冷、脉微细。方用当归四逆汤加味。桂枝 10g，细辛 3g，当归 10g，芍药 15g，通草 6g，大枣 5 枚，桃仁 10g，片姜黄 10g，甘草 6g。

（6）据兼症化裁：成无己曾精确简要地对当归四逆汤的辨证用药加以论述："手足厥寒者，阳气外虚，不温四末，脉细欲绝者，阴血内弱，与此汤复阳生阴。"临证时既要看到内有久寒的阳虚有寒，又要看到本证阴虚血弱，病在厥阴。故不用附子、干姜之辛热，防其反能耗烁阴液，而选加吴茱萸、生姜来增强温中散寒之作用。若内寒较重者，加吴茱萸 3g，生姜 3 片以温中散寒止痛。

**2. 阳虚寒凝证**

（1）抓主症：肢端厥冷，肤色苍白，发作频繁。

（2）察次症：以冬季为著，畏寒喜暖，小便清利，口不渴。

（3）审舌脉：舌质淡，舌苔白，脉迟细或沉细。

（4）择治法：温补和阳，散寒通滞。

（5）选方用药思路：病机分析痹病日久正虚邪恋，阳虚寒凝，邪气留注关节，深伏筋骨，痹阻经脉，气血凝涩，阳气衰敷，故肢端厥冷，肤色苍白；痹久不愈，邪气不得外散内消，阻碍津液气血运行，内不能温化水湿，外不能温养形体，故寒喜暖，小便清利。方选阳和汤加味。熟地黄 15g，鹿角胶（烊化）10g，姜炭 10g，肉桂 4g，麻黄 5g，白芥子 10g，党参 10g，淫羊藿 10g，细辛 3g。

（6）据兼症化裁：本方功效犹如阳光普照，阴霾四散，故以"阳和"名之，适用于虚寒之阴证，阳证或半阴半阳证者均不可用。总之，除以局部症状为依据外，必须具备全身虚寒之症状。当服用汤药症状缓解后，可服用参茸卫生丸以巩固疗效。疼痛明显者，可加制乳香、没药各 10g，鸡血藤、丹参各 30g 以散瘀止痛。

**3. 气虚血瘀证**

（1）抓主症：间歇性发作，手足指趾苍白发冷，渐转青紫。

（2）察次症：伴有麻木、刺痛感，得温缓解。

（3）审舌脉：舌质淡红，苔白，脉细弱。

（4）择治法：益气温阳，活血通络。

（5）选方用药思路：气为血帅，血为气母，气行则血行，气虚不足以推血，则血必有瘀。间歇性发作为气虚之征，肢体麻木、疼痛为气虚血运不畅，肌肤筋脉失养之表现，气虚导致血瘀后，瘀阻络道，则出现手足指趾苍白发冷，渐转青紫，舌质淡红，苔白，脉细弱为气虚瘀血停留之征。方选黄芪桂枝五物汤加味。黄芪 30g，桂枝 10g，杭白芍 12g，生姜 3 片，大枣 5 枚，当归 10g，地龙 10g。

（6）据兼症化裁：若指趾瘀肿，舌质紫暗，有瘀斑者加丹参 30g，制乳香、没药各 10g，蜈蚣 2 条。

**4. 四末失荣证**

（1）抓主症：发作呈持续状态，指尖溃疡，延及指甲下，引起指甲和甲床分离，疼痛剧烈，甚则指端坏疽。

（2）察次症：患肢皮肤干燥、脱屑、萎缩或增厚，指甲呈纵向弯曲、畸形，指垫消瘦，末节指骨脱钙。

（3）审舌脉：舌暗紫而淡，边有瘀斑，脉涩而沉。

（4）择治法：益气养血，逐瘀通络。

（5）选方用药思路：痹证日久气血衰少，故肌肤失充，筋骨失养，而致皮肤干燥、脱屑、萎缩或增厚，指甲呈纵向弯曲、畸形，指垫消瘦；正虚邪恋，经脉痹阻，血瘀停聚，血凝不通则疼痛剧烈；血瘀不散、实邪聚集，故指尖溃疡，甚则指端坏疽；气血不足、瘀血内阻，故舌暗紫而淡，边有瘀斑，脉涩而沉。方选十全大补汤合大黄䗪虫丸加味。党参 10g，云苓 15g，白术 10g，甘草 6g，生地黄 15g，白芍 12g，当归 10g，川芎 10g，黄芪 30g，肉桂 3g，姜黄 10g，红花 10g。

（6）据兼症化裁：此型系气虚血瘀之重型，乃因反复持续发作使局部组织产生营养性变化所致。因而辨证确属气虚血瘀之证时，应及时选用益气活血养血之品，以改善这种营养障碍。疼痛剧烈酌加制乳香、制没药、延胡索各 10g，鸡血藤 30g。

**5. 瘀血毒热证**

（1）抓主症：血瘀日久化热，热聚生毒而致手指或足趾局部发生轻浅溃疡，甚或发生局部坏疽。

（2）察次症：指、趾发热、发红、肿胀疼痛。

（3）审舌脉：舌质红，苔黄腻，脉弦涩。

（4）择治法：清热凉血、化瘀通络。

（5）选方用药思路：痹病日久，肌肤、关节、经脉痹阻，气血运行不畅，而致血瘀停聚，瘀久化热，热极为毒，热毒交织，流于关节、肌肤，血脉瘀滞痹阻不通，故指、趾发热、发红、肿胀疼痛；热毒入营耗血，致溃疡、坏疽，舌红苔黄，脉弦而涩。方选四妙勇安汤加味。金银花20g，当归10g，玄参12g，甘草6g，蒲公英30g，紫花地丁10g，连翘12g。

（6）据兼症化裁：瘀血毒热型患者除应服用清热凉血、化瘀通络之品外，还应注意患处局部的用药和保护，可用金银花、蒲公英、紫花地丁、赤芍、黄柏各10g煎水泡洗患处。且应忌食辛辣、肥甘之品。若患处皮肤紫红，酌加牡丹皮、地龙各10g，赤芍12g，忍冬藤30g。

## 七、中成药选用

（1）毛冬青片：瘀血毒热证，组成：千里光、卷柏、羌活、决明子、麻黄、川芎、白芷；每次5片，每日3次口服。

（2）丹参片：瘀血阻络证，组成：丹参；每次5片，每日3次口服。

## 八、单方验方

（1）四妙勇安汤（《验方新编》）：金银花30g，玄参20g，当归15g，甘草6g。水煎服，每日3次。治瘀血毒热型雷诺综合征。

（2）四虫丸：蜈蚣、全蝎、地龙、土鳖虫各等份。共研细末，水泛为丸，每次服3～6g。治中晚期雷诺综合征。

## 九、中医特色技术

**1. 外治法**

（1）局部溃疡坏死者：若用生肌玉红膏、紫草膏、如意金黄散等配合外用，则疗效更好。

（2）熏洗疗法：主要是借助水的温热及药物本身的功效，作用于指（趾）皮肤，对皮肤产生刺激和透入作用，从而改善血液循环、加速皮肤代谢、消除或减轻局部病灶。药选：花椒、艾叶、透骨草、寻骨风、红花等（或内服中药第三煎）装入纱布袋内，放在搪瓷盆中加水烧开后，先熏蒸，待水温降至50℃时，手或足浸泡在药液中，至水温不热时结束。每日2次，3～4天更换1次药袋，10天为1个疗程。

**2. 针灸疗法**

（1）针刺疗法：①合谷、八邪、手三里、外关、八风、三阴交、足三里、绝骨。②中脘、关元、脾俞、肾俞。两组穴位轮换，温针治疗。间日1次，30次为1个疗程。

（2）灸法：①大椎、至阳、命门、上脘、中脘。②足三里、膈俞、脾俞、胃俞、肾俞。每次①组穴位选灸2穴，②组穴位选灸1穴。间日1次，每次灸7～9壮。

（3）药物穴位注射疗法：上肢取曲池、尺泽、外关、内关，下肢取足三里、三阴交、绝骨、血海。药物：丹参注射液2ml。治法：取患肢2个穴位，轮流注射，每日1次，30次为1个疗程。

## 十、预防调护

要避免寒冷刺激及剧烈的情绪波动和精神紧张。要忌烟，皮肤要保持清洁，避免创伤，病室要定期消毒。当发生血管收缩时，患处的保暖可使疼痛得到缓解，切忌不可用热水，因为血管收缩时，由于皮肤感觉不敏感、组织麻木，用热水可导致皮肤烫伤。

若患处局部溃疡或坏疽时，更应注意皮肤的清洁，必要时配合药物熏洗和外敷。若兼见发热、恶寒、身痛等全身症状时，更应及时采取对症治疗，控制感染。注意检查血清白蛋白、肾功能、电解质、血常规、血培养等。避免患肢下垂位及活动过久。

患处苍白、疼痛者，要注意保暖，忌食生冷之物，可饮少量酒。患处红肿、溃破时要用清热解毒之品，如三黄膏、如意金黄膏等外敷，忌食辛辣厚味之品。

## 十一、各家发挥

### （一）病因病机

宋旭明认为由于本病病因是气血不足复感外邪，阳气闭塞，不濡分肉而麻木不知；牛志册认为平素肝气怯弱，暴受寒冷，阳微阴阻，肢端失去温和，故而手足发凉。寒邪客于脉内，血涩不行，筋爪失养则青紫、麻木、刺痛。其病机为肝虚受寒，阳气痹阻；或因七情失调，肝失调达所致。肝主疏泄，调理一身气机，肝气抑郁，阳气阻遏，血行不畅，肢端失去温煦濡养，则厥冷，瘀血久留于脉络则肌肤甲错，手足青紫，其病机为肝郁气滞，瘀血留络。王吉民认为，雷诺病与中医学所描述的"血痹""手足厥冷"等症相似。原因为体虚腠理不固，心脾肝肾功能失调，复因风寒湿邪侵袭，或情志不遂等致使脉络闭阻，气血运行不畅。心气虚，心阳不足，推动气血运行的动力缺乏，使本病治疗与康复过程延长。

### （二）辨证论治

#### 1. 从"寒"论治

黄春林认为，本病病因为脾肾阳虚，外受寒邪侵袭而发。寒凝血脉证治以补气活血，散寒通瘀。以当归补血汤合当归四逆汤加减。王吉民治疗本病以黄芪、当归、党参、丹参、红花、附子、肉桂、蜈蚣为基本方。寒凝血瘀型基本方加细辛、赤芍、木通。经脉拘急者加全蝎、地龙；寒甚者加干姜，重用附桂。宋汝池等将阴寒型用阳和汤加味：熟地黄、炙黄芪、鸡血藤、党参、当归、干姜、牛膝、肉桂、白芥子、熟附子、炙甘草、鹿角霜、地龙、麻黄，外用回阳止痛洗药治疗。牛志册将本病肝虚寒痹证治宜补肝调营，温经通络。方药用柴胡6g，黄芪、牛大力各60g，白芍、川芎、醋香附、豆豉姜各30g，枳壳15g，桂枝20g，甘草12g。水煎3次，前2次内服，第3次浸泡肢端，每日2次，每次30min。

#### 2. 从"虚"论治

王吉民治疗本病以黄芪、当归、党参、丹参、红花、附子、肉桂、蜈蚣为基本方。气虚型基本方加赤芍、大枣、桃仁、柏子仁。心悸气短重者，再加薤白、太子参，重用党参；手指发凉甚者，重用附子，再加干姜，以桂枝易肉桂。气血两虚型基本方加白术、茯苓、白芍、川芎、甘草。心悸怔忡重者再加磁石、夜交藤；指端青紫加牡丹皮、丹参、地龙、鸡血藤。黄春林认为，本病病因为脾肾阳虚，外受寒邪侵袭而发。脾肾阳虚证治宜补益脾肾，温通血脉，四君子汤合阳和汤加减。血瘀肉腐证治以补气活血，去腐生肌，方用托里消毒散加减。

### 3. 从"瘀"论治

牛志册将本病气滞血瘀证治宜疏肝解郁，化瘀通络。方药用柴胡、两面针各 20g，白芍 40g，川芎、醋香附、炒枣仁各 30g，两头尖、羌活各 15g，夜交藤 60g，甘草 12g。若患病日久，瘀血久留，肢端呈对称性青紫，持续不退，指甲脆裂，皮肤光薄易破，舌暗，有瘀点，苔白，脉沉弦，或沉细，上方加蝉衣、地龙、地鳖虫。王吉民治疗本病以黄芪、当归、党参、丹参、红花、附子、肉桂、蜈蚣为基本方。血瘀型基本方加牛膝、川芎、柴胡、赤芍。疼痛较重者加地鳖虫、三棱、莪术、延胡索；心前区痛较重者加瓜蒌、薤白、半夏、丹参、降香；脉结代症状明显者加炙甘草、干姜、寸冬、阿胶、枣仁，以温阳复脉，养血安神。黄春林认为，本病病因为脾肾阳虚，外受寒邪侵袭而发。血脉瘀阻证治以理气活血，疏通血脉，方用血府逐瘀汤加减。宋汝池等治疗雷诺综合征气滞血瘀型，内服丹参、赤芍、当归、鸡血藤、桑寄生、黄芪、郁金、川芎、香附、桃仁、红花，外用活血止痛洗药治疗。

### 4. 从"湿热"论治

宋汝池等将雷诺综合征湿热型用四妙勇安汤加味治疗：金银花、玄参、当归、赤芍、牛膝、黄柏、黄芩、栀子、连翘、苍术、防己、紫草、生甘草、红花、木通。王吉民治疗本病以黄芪、当归、党参、丹参、红花、附子、肉桂、蜈蚣为基本方。湿热型基本方去党参、附桂，加玄参、金银花、连翘；有面赤、急躁、头眩、脉弦数等肝阳上亢症状者加柴胡、钩藤、僵蚕、牡蛎；心悸加朱砂、合欢花、寸冬。

### 5. 以"针灸"治疗

王顺等采用温针疗法治疗雷诺综合征，病在手指，取上肢穴：阳池、八邪、合谷、外关、曲池；病在足趾，取八风、太冲、解溪、足三里、阴陵泉、三阴交；病在手指和足趾，上下肢穴均取。

徐文亮等用烧山火手法治疗取穴：病发于上肢取尺泽、合谷；发于下肢取足三里、三阴交；上下肢均病者以上腧穴均取。同时，配合艾条温灸气海、关元穴。操作手法：尺泽、三阴交施先泻后补法；合谷、足三里施秦氏烧山火手法。

宋旭明认为本病病因是气血不足复感外邪，阳气闭塞，不濡分肉而麻木不知，故治疗原则是补气活血、通阳除痹。血虚为主症者，《金匮要略·血痹虚劳病脉证并治》提出用针灸治本病，"宜针引阳气，会脉和紧去则愈"。寒痹为主症者，应加用灸法，针法灸法并重。对有里热者，则开郁清热，通调经络，以畅阳气。针刺取百会、合谷二穴；外关直刺2～3分，针尖斜向掌指，使针感传向掌指方向，以有酸胀感为度；足三里直刺，施捻转迎随的先补后泻法：顺时针捻针得气后令针感先沿胫骨内缘向阴股方向传导，然后押手按住该穴上方，反方向捻针使针感下行放散至足趾；尺前穴（在尺泽下1寸半）针向手指方向斜刺入2～4分，有针感向下传为度。除足三里外，全部穴位轻度稍提，不要求强刺激。灸疗选穴关元、气海、膈俞、脾俞、肾俞。患者按需要仰卧或俯卧，用艾条雀啄灸，每穴每次约灸3min，以皮肤微红为度。梅花针叩打患处，叩打到局部皮肤明显发红，见轻微出血为度。

由于本病病机复杂，医者需按八纲辨证施治，寒热不明显者可用针法加叩刺法，寒证明显者必须加用灸法。本病十分顽固，容易复发，医生要告诫患者注意调摄身体，勿过劳及长期接触冷水，以免诱发本病。

（黄吉峰）

# 第六章　骨与软骨疾病

## 第一节　骨关节炎

骨关节炎（osteoarthritis，OA）又称退行性关节病，包括骨质增生和骨关节病，是以关节软骨的变性、破坏及骨质增生为特征的常见慢性关节病。临床上表现为关节肿大、僵硬、疼痛、畸形及功能障碍。根据其病因可分为原发性和继发性。本病好发于负重较大的部位，如膝关节、髋关节、脊柱及手指关节。

中医将骨关节炎归属于"骨痹"的范畴。

### 一、临床诊断要点与鉴别诊断

（一）诊断标准

参照 1995 年美国风湿病学会骨关节病分类标准，以及 2005 年中华医学会风湿病学分会骨关节病诊断及治疗指南：

**1. 骨关节病诊断标准**

（1）多见于中老年。

（2）多累及负重关节，如膝、髋、踝、脊柱等。

（3）累及的关节隐痛，活动或劳累后加重，休息后能减轻；或进而持续疼痛，伴关节僵硬，活动后好转；或有关节腔积液，后期关节肿胀增大，活动受限、畸形，但无强直。

（4）X 线证实为退行性关节炎。

**2. 膝、手、髋骨关节病分类标准**

（1）膝骨关节病分类标准

1）临床标准：①近 1 个月大多数时间膝关节疼痛。②有骨摩擦音。③晨僵≤30min。④年龄≥38 岁。⑤有骨性膨大。

符合①、②、③、④或①、②、⑤或①、④、⑤者，可诊断膝骨关节病。

2）临床+放射学标准：①近 1 个月大多数时间膝关节疼痛。②X 线片示骨赘形成。③关节液检查符合骨关节病。④年龄≥40 岁。⑤晨僵≥30min。⑥有骨摩擦音。

符合①、②或①、③、⑤、⑥或①、④、⑤、⑥者，可诊断膝骨关节病。

（2）手骨关节病分类标准：①近 1 个月大多数时间有手痛、发酸、发僵。②10 个指间关节中，骨性膨大关节≥2 个。③掌指关节肿胀≤2 个。④远端指间关节骨性膨大>2 个。⑤10 个指间关节中，畸形关节≥1 个。

符合①、②、③、④或①、②、③、⑤者，可诊断手骨关节病。

注：10 个指间关节为双侧第二、三远端及近端指间关节，双侧第一腕掌关节。

（3）髋骨关节病分类标准：①近 1 个月大多数时间髋痛。②ESR≤20mm/h。③X 线片有骨赘形成。④X 线片髋关节间隙狭窄。⑤10 个指间关节中，畸形关节≥1 个。

符合①、②、③或①、②、④或①、③、④者，可诊断髋骨关节病。

（二）鉴别诊断

**1. 类风湿关节炎**

类风湿关节炎是以全身对称性多关节炎表现为主的一种自身免疫性疾病，临床表现以关节的疼痛、晨僵、肿胀、畸形为主，严重者可累及心、肺、肾等多个脏器、多个系统。基本病理改变主要为慢性滑膜炎和血管炎。本病育龄期妇女多见，以掌指关节、腕关节和近端指间关节为主的多关节肿痛，呈对称性，极少累及远端指间关节，晨僵时间大于 1h，RF 阳性。抗 CCP 抗体阳性，X 线片提示关节间隙狭窄、关节端骨质疏松、关节骨质破坏、关节融合。而骨关节炎常累及双手的远端指间关节、第一腕掌关节、第一跖趾关节、髋关节、膝关节、颈椎和腰椎，很少累及肩关节、肘关节、掌指关节和腕关节。

**2. 银屑病关节炎**

银屑病关节炎多见于中年人，高峰年龄为 30～50 岁，无性别差异，但脊柱受累以男性较多。起病缓慢，病程中可见银屑病的皮肤和指（趾）甲改变，以四肢关节[远端指（趾）间关节、掌指关节、膝和腕关节]受累为主，呈不对称性，可有关节畸形，部分患者可有骶髂关节炎和（或）脊柱炎。其病程迁延、易复发、晚期可因关节强直，导致残疾。检查 X 线可见指（趾）关节受累，呈"笔帽-笔尖样"征典型改变，长骨骨干"绒毛状"骨膜炎、骶髂关节炎改变、脊柱骨桥形成等。

**3. 痛风性关节炎**

痛风性关节炎是一组嘌呤代谢异常和（或）尿酸排泄减少所致的慢性疾病。主要临床特点为肾脏排泄尿酸减少或体内尿酸产生过多，形成高尿酸血症，以及反复发作的急性单关节炎、尿酸盐沉积形成痛风石、慢性痛风性关节炎、关节畸形，如未予以适当治疗，最终则发展成痛风性肾病。痛风发作一般在 30～70 岁，男性在 50～59 岁，女性在 50 岁之后。目前男性发病趋于年轻化。性别上，男性多于女性，男女比例约为 20：1。临床表现为发作性的关节红、肿、热、痛，24h 内达高峰，常夜间发作，受累关节以下肢为主，常见于第一跖趾关节，血尿酸升高，久病 X 线可呈穿凿样改变。

**4. 强直性脊柱炎**

强直性脊柱炎主要病理改变为附着点炎，HLA-B27 多为阳性，发病年龄多为青壮年，男性多发，主要累及中轴关节、骶髂关节，常出现下腰痛、脊背疼痛。以髋、膝、踝等下肢大关节多见，呈非对称性。活动期的强直性脊柱炎患者实验室检查 ESR 增快、CRP 增高，部分患者白细胞增高。X 线检查示骶髂关节模糊、硬化、皮质下囊变，甚至间隙变窄，晚期患者脊柱呈竹节样变。

## 5. Reiter's 综合征

Reiter's 综合征属于血清阴性脊柱关节病，多见于成年男性，不洁性交或腹泻常为诱因。临床表现以关节炎、尿道炎和结膜炎三联征为特征。关节炎为多发性、不对称性，以下肢关节，如膝、踝、跖趾关节、趾间关节易受累。肌腱端病为本病较特异性改变，发生在背部、足底、足跟、胸壁和下肢软组织，出现刺击样疼痛。

## 6. 炎性肠病性关节炎

炎性肠病性关节炎是由溃疡性结肠炎（UC）和克罗恩病（CD）两种炎性肠道疾病所引起的关节炎。临床表现慢性迁延、反复发作、不易根治。本病以侵犯下肢大关节为主，并有单侧、非对称性的特点，类风湿因子阴性，可被列入脊柱关节病范围。男女均可发病，青年和儿童多见。一般认为与遗传、免疫、病毒感染、肠道通透性有关。其病理表现，溃疡性结肠炎为非特异性滑膜炎，克罗恩病则是肉芽肿表现。炎性肠病不仅可以破坏外周及中轴关节，还能出现杵状指、葡萄膜炎、血管炎和皮肤损害，严重者可累及肝肾等脏器。

## 二、中医辨病诊断

（1）初起多见腰腿、腰脊、膝关节等隐隐作痛，屈伸、俯仰、转侧不利，轻微活动稍缓解，气候变化加重，反复缠绵不愈。

（2）起病隐匿，发病缓慢，多见于中老年。

（3）局部关节可轻度肿胀，活动时关节常有喀刺声或摩擦声。严重者可见肌肉萎缩，关节畸形，腰弯背驼。

## 三、审析病因病机

### 1. 年老肝肾不足

肾主骨生髓，肾精充足则骨骼强健；肝藏血主筋，肝血充足则筋脉强壮，束骨而利关节。人过半百，肝肾精血亏虚，气血不足，肾虚不能主骨，肝虚无以养筋，筋骨失养是本病的发病基础。此外，肥胖少动之人，脾虚运化失司，则痰湿内生，痰湿瘀阻经络，经脉不通，日久可致关节改变。

### 2. 长期慢性劳损

扭伤、挫伤、跌伤、撞击等外力，或超负荷工作，可引起局部气血逆乱，严重伤筋损骨，使血液不循常道溢于脉外，瘀血凝滞，经脉痹阻，则关节失于滋养。

### 3. 外感风寒湿邪

久居潮湿之地或冒雨涉水，外感风寒邪气，经肌表客于脊柱、关节，使局部气血运行不畅，引起颈项强直，腰臀胀痛等。此外年老体弱，气血不足，卫外不固，邪气更易侵袭，闭阻经络，气不贯通，血不畅行，乃生邪瘀痹阻之证。

## 四、明确辨证要点

### 1. 辨寒热

寒证疼痛固定，肢冷恶寒，得热痛减，其痛彻骨，舌淡苔白，脉弦紧；热证关节红肿灼热，得寒痛减，汗出烦心，舌红苔黄，脉滑数或细数。

**2. 辨虚实**

骨痹早期，病多实证。骨痹日久病深，气血耗损，络脉瘀阻，正虚邪恋，病邪入深。其病位或在腰背，或在四肢。病在腰背，病机以肾虚为本；病在四肢，病机以邪实为主。

## 五、确立治疗方略

本病的治疗必须本着病初祛邪，病久扶正祛邪的治疗原则。祛邪的同时要分清寒热。久病必虚，气血耗损，痰瘀互结，治当培补气血，活血化瘀。病位在颈项腰背，治当补益肝肾，活血通络。

## 六、辨证论治

**1. 肝肾亏虚证**

（1）抓主症：关节疼痛，如膝、手、髋等关节。关节肿胀僵硬，压之痛甚，屈伸不利或伴关节弹响。

（2）察次症：腰膝酸软疼痛，劳累尤甚，形疲神衰。

（3）审舌脉：舌淡，或有瘀点、瘀斑，苔白或白腻，脉沉细或沉细涩。

（4）择治法：补益肝肾，强筋健骨。

（5）选方用药思路：肾虚为本病的最基本病机，补肾则为最基本治疗大法。肝主筋，肾主骨，肝肾同源。肾虚髓亏，肝血不足，故应肝肾同治，强筋壮骨，才能相得益彰。本证型应选用独活寄生汤加减，独活15g，秦艽15g，防风10g，细辛3g，杜仲15g，牛膝15g，桑寄生15g，当归15g，熟地黄15g，白芍15g，川芎15g，人参15g，茯苓15g。

（6）据兼症化裁：如有骨蒸潮热、自汗、盗汗、腰髋灼痛者，加金银花15g，牡丹皮10g，知母15g；如恶寒肢冷、得热痛减，加桂枝15g，川椒10g，熟附子（先煎）5g。

**2. 寒湿痹阻证**

（1）抓主症：关节冷痛，如膝、手、髋等关节。关节屈伸不利，皮色不红，皮温不热，畏寒恶风，得热则舒，夜间痛甚。

（2）察次症：纳食欠佳，大便稀溏，小便清长。

（3）审舌脉：舌苔薄白或白滑，脉弦紧或弦缓。

（4）择治法：散寒除湿，温经活络。

（5）选方用药思路：寒性凝滞收引，经脉气血为邪所闭，故关节冷痛，筋腱拘挛则屈伸不利。寒湿为阴邪，同气相求，故昼轻夜重，阴冷天气病势易增。本证型应选用乌头汤合桂枝附子汤加减。川乌（先煎）5g，桂枝15g，附子（先煎）5g，芍药15g，黄芪20g。

（6）据兼症化裁：如关节肿胀或积液，加茯苓10g，泽泻15g，车前草15g；如上肢痛甚加细辛3g，片姜黄10g；下肢痛甚加松节5g，钻地风5g。

**3. 湿热阻络证**

（1）抓主症：关节红肿疼痛，如膝、手、髋等关节。关节屈伸不利，痛处拒按，痛有定处，夜间尤甚。

（2）察次症：口黏不爽，口干不欲饮，脘闷，纳食欠佳，大便不爽，小便涩黄。

（3）审舌脉：舌暗红，苔黄腻，脉弦滑或弦细滑。

（4）择治法：清热除湿，通络止痛。

（5）选方用药思路：外感暑湿热毒或内有蕴热，风寒湿郁而化热。湿热毒邪灼伤筋脉关节，故关节红肿焮痛，屈伸不利；湿热熏蒸，故口黏不爽，口干不欲饮；湿热流注，故大便不爽，小便涩黄。本证型应选用四妙汤加减。牛膝 15g，黄柏 15g，苍术 15g，薏苡仁 20g，萆薢 10g。

（6）据兼症化裁：如发热、关节红肿明显者加板蓝根 20g；如有关节积液或有浮肿者加车前草 15g，泽泻 15g，防己 15g；如关节僵硬、疼痛剧烈者加炮山甲 5g，全蝎 5g，白花蛇舌草 15g。

**4. 痰瘀互结证**

（1）抓主症：关节刺痛、掣痛，如膝、手、髋等关节。关节疼痛较剧，痛有定处，夜间尤甚。

（2）察次症：关节肿大，难以屈伸，动则痛剧。

（3）审舌脉：舌质紫暗或有瘀点、瘀斑，苔白腻或黄腻，脉细涩。

（4）择治法：活血化瘀，化痰通络。

（5）选方用药思路：风湿日久，气血耗损，气虚则血行迟缓，瘀血乃生；湿聚生痰，痰瘀互相搏结，凝聚关节，故见关节肿大，难以屈伸，动则痛剧；日久病深，内伤于肾，肾虚则骨髓空虚，骨质疏松，关节腐蚀，故骨节变形。本证型应选用身痛逐瘀汤合二陈汤加减。秦艽 15g，川芎 15g，桃仁 10g，红花 10g，羌活 10g，没药 10g，当归 15g，香附 15g，牛膝 15g，地龙 15g，陈皮 20g。

（6）据兼症化裁：关节红肿疼痛或有低热者加金银花 15g，板蓝根 15g，虎杖 10g；关节冷痛，得热痛减者加桂枝 15g，川椒 10g。

**5. 气血两虚证**

（1）抓主症：关节酸痛，如膝、手、髋等关节。关节疼痛隐隐，屈伸不利。

（2）察次症：形体虚弱，面色无华，汗出畏寒，纳呆，尿多便溏。

（3）审舌脉：舌淡，苔薄白，脉沉细或沉虚而缓。

（4）择治法：益气养血，舒筋和络。

（5）选方用药思路：人过半百，肝肾精血亏虚，气血不足，肾虚不能主骨，肝虚无以养筋，故筋骨失养是本病的发病基础，以益气养血为本，舒筋和络为标。本证型应选用补中益气汤加减。黄芪 20g，白术 15g，陈皮 20g，党参 15g，柴胡 15g，当归 15g。

（6）据兼症化裁：头颈部疼痛加葛根 15g，羌活 10g；上肢关节疼痛加桑枝 15g，桂枝 5g，姜黄 10g；指端关节疼痛加豨莶草 15g，透骨草 15g；腰痛加狗脊 6g。

## 七、中成药选用

（1）金乌骨通胶囊：肝肾不足，风寒湿痹证，组成：金毛狗脊、淫羊藿、威灵仙、乌梢蛇、土牛膝、木瓜、葛根、姜黄、补骨脂、土党参；每次 3 粒，每日 3 次口服。

（2）尪痹片：肝肾不足证，组成：生地黄、熟地黄、续断、附子、独活、骨碎补、桂枝、淫羊藿、防风、威灵仙、白芍、狗脊、知母、伸筋草、红花；每次 6g，每日 3 次口服。

（3）小活络丸：寒湿痹阻证，组成：天南星、制川乌、制草乌、地龙、乳香、没药；每次 1 丸，每日 2 次口服。

（4）寒湿痹颗粒：寒湿痹阻证，组成：附子、制川乌、黄芪、桂枝、麻黄、白术、当归、白芍、威灵仙、木瓜；每次 5g，每日 3 次口服。

（5）痹祺胶囊：气血不足，风湿瘀阻证，组成：马钱子（调制粉）、地龙、党参、茯苓、白术、甘草、川芎、丹参、三七、牛膝；每次 4 粒，每日 2～3 次口服。

## 八、单方验方

（1）猪蹄子方：猪蹄子 2 只，金银花 20g，松罗茶 24g，川椒 24g，陈皮 10g，生姜 10g。加水煮至猪蹄子烂熟，吃猪蹄，并服汤药，隔日 1 剂。适于骨痹肝肾亏虚证。

（2）冬瓜薏苡仁汤：冬瓜 500g（连皮切片），薏苡仁 50g。适量水共煮，小火煮至冬瓜烂熟，食时加食盐调味。每日 1 剂，随意食之。适于湿热内蕴而湿邪偏盛的膝关节炎者。

（3）防风粥：取防风 10～15g，葱白 2 根，适量清水，小火煎药汁，备用。再取粳米 60g 煮粥，待粥将熟时加入药汁熬成稀粥。作为早餐食用，每日 1 剂。适于风湿痹阻的膝关节炎者。

（4）三七丹参粥：取三七 10～15g，丹参 15～20g，鸡血藤 30g 洗净，加适量清水，煎煮取浓汁。再加粳米 300g 煮粥，待粥将熟时加入药汁熬成稀粥。随意食用，每日 1 剂。适于瘀血内阻、经脉不利的关节疼痛者。

（5）白芍木瓜汤：白芍 30～60g，鸡血藤 15g，威灵仙 15g，木瓜 12g，甘草 12g，水煎服适于肝肾亏虚、经脉不利的关节疼痛者。

（6）金雀根汤：金雀根 30g，虎杖根 30g，桑树根 30g，大枣 10 枚，水煎服适用于风寒湿痹证。

（7）四神煎加味：黄芪 30g，金银花 30g，猫眼草 10g，威灵仙 20g，川牛膝 20g，远志 15g，羌活 15g，水煎服，每日 1 剂，半个月为 1 个疗程。适用于骨痹之湿热蕴结的轻证者。

## 九、中医特色技术

### 1. 药浴疗法

炒艾叶、木瓜、五加皮、当归、生川乌、防风、地龙、伸筋草、羌活各 30g，用纱布包裹后煎煮，沸腾 5min 后，趁热洗浴熏蒸患处，并轻轻按揉。每日 1～2 次，每次约 1h，一剂连用 5～7 日。2 个月为 1 个疗程。或艾叶 9g，透骨草 30g，花椒 6g，水煎，利用其热气熏洗患处，每日 1～2 次。或进行矿泉浴。

### 2. 膏药外贴

追风膏、狗皮王药膏、麝香止痛膏等贴患处。

### 3. 乳剂或擦剂

骨质宁擦剂、辣椒膏、双柏散乳剂、麝香风湿油等，外擦。

### 4. 针灸

（1）体针治疗：①肘部疼痛取合谷、天井、手三里、曲池；②腕部疼痛取合谷、阳溪、阳池、外关；③指掌部疼痛取合谷、中渚；④髋部疼痛取髀关、环跳、秩边；⑤膝部疼痛取双膝眼、梁丘、阳陵泉、伏兔、血海；⑥踝部疼痛取三阴交、解溪、昆仑、中封；⑦脊柱疼痛取肾俞、华佗夹脊穴、大椎、风门、风池。根据疼痛部位选穴，采用平补平泻法，留针 15～20min，每日或隔日 1 次，15 次为 1 个疗程。对于寒湿者，用温针法留针 10min，加艾灸，每日或隔日 1 次，15 次为 1 个疗程。

（2）电针治疗：①主穴：鹤顶、梁丘、血海、内膝眼、外膝眼；②配穴：阳陵泉、委中、足三里、阿是穴。用平补平泻法，留针后接电针仪，脉冲频率为 30 次/分，每次治疗 20min，15 次为 1 个疗程，每个疗程间休息 2 周，再进行下一疗程。

**5. 按摩**

（1）骨痹肝肾亏虚证：俯卧位。取穴：承山、阳陵泉、夹脊、大肠俞、气海俞、腰阳关、命门。手法：按、揉、擦、点、踩、跷。操作：医者立于患者一旁，用擦法施于腰背部及腰椎两侧，并配合指按关元俞、气海俞、腰阳关、命门、夹脊或自上而下用掌根压脊椎两旁，再用擦法施于脊旁两侧肌肉。也可用肘尖按压每个椎体关节两旁的软组织，或用脚尖在脊柱两侧点压即踩跷法。最后拿阳陵泉、承山、委中。时间：20～30min。

（2）骨痹风寒湿痹证和痰瘀互结证：①上肢关节：医者立于患者一侧，一脚踏凳上，将患者患肢放在医者大腿上，在患肢手臂内外侧用擦法施治，从腕到肩部，上下往返，然后按揉大陵、阳池、合谷、手三里、曲池、肩髎、肩贞、肩髃诸穴，并配合各关节被动活动。指间、掌指、腕关节用揉法及捻法；肿胀关节用轻揉法；指根至指尖用轻捻法。②下肢关节：医者立于患者一旁，患者取仰卧位。医者在患病大腿前部及内外侧施捏法，并沿足三里、阳陵泉至踝部，向下至小腿外侧。膝关节周围施以捏法，配合按揉膝眼；踝关节周围施以揉法；臀部施以擦法，取俯卧位，臀部向下至小腿后侧，按承山、委中、居髎、环跳等穴。

## 十、预防调护

（1）控制体重：肥胖是 OA 发病的危险因素之一，有研究结果表明，减肥可使膝骨关节炎的发病率降低 25.1%～48.3%，故减轻体重是有效预防 OA 的策略之一。

（2）合理锻炼：运动疗法被认为是治疗 OA 的一种重要的非药物治疗手段，目的是为了减少疼痛和改善运动能力。被动的活动可促进软骨厚度缺陷处的修复；也可促进关节连接点滑液的循环，增加营养物质的供给。

## 十一、各家发挥

**1. 寒热辨证论**

阎小萍提出的"寒热为纲"辨治体系及"五连环"和"综合强化序贯"疗法治疗强直性脊柱炎疗效显著，已经被若干临床试验证明，借鉴此理论和治疗方法，亦可运用于 OA 的治疗。"寒热辨证"为纲指导下的中医外治法以"寒热为纲"辨证为主，辅之以循经辨治，根据在经络循行部位上出现的肌肉、关节、筋脉等局部症状，推断疾病的寒热性质及经脉和病位所在，应用"寒痹外用方""热痹外用方"，结合 10 余种外治仪器进行治疗，力图在最短的时间内，最大限度地缓解病情。偏于寒证者可选用中药热敷、中药离子导入、中药蒸汽治疗、药罐疗法、超声药物透入、中药穴位贴敷、半导体激光治疗等，配合外用中成药辣椒碱软膏外涂，麝香壮骨膏外贴等，寒痹外用方可选用具有补肾散寒、祛风通络、活瘀除痹功效的中药，如独活、桑寄生、川续断、杜仲等；偏于热证者可选用中药湿包裹、超声药物穴位导入、中药穴位贴敷、半导体激光治疗、拔罐和走罐，配合外用中成药冰硼散、如意金黄散醋调湿敷患处，或新癀片研末外敷等，热痹外用方可选用具有补肾清热、祛风通络、活瘀除痹功效的中药，如桑枝、牛膝、豨莶草、知母等。

**2. 从虚论治**

江蓉星等认为OA的发病机制主要有：①因虚致病：患者禀赋虚弱或年老后致精气亏损，肾气不足，骨骼失充，腠理空虚，骨节失密，风寒湿邪入侵而致气滞血瘀，寒凝筋脉失和，关节痹痛；②因病致虚：跌仆闪挫或风寒湿邪外侵皆致气滞血瘀，经络不通，瘀血归肝，肝阴暗耗，肝肾同源，久则肝肾同虚，不荣筋骨，筋骨痿挛，虚实夹杂，痹阻筋脉为病。

**3. 本虚标实论**

郭建刚等认为OA的发生发展，根本因素源于内在老龄化所致的肝肾亏虚、气血不足和外来寒湿之邪的入侵，由此而引发脾虚、瘀血、痰湿等一系列病理现象，这些病理现象反之又加重肝肾亏虚或相互促进而加速OA的进展。胡永东认为本病是肝肾亏虚，营血不足，卫外不固，风寒湿邪乘虚侵袭，日久使筋骨失养，痰瘀内着，经络闭阻。林俊宏认为本病与年老体弱，积劳成疾，肝肾亏虚，房劳伤精，风寒湿邪侵袭，跌打损伤，气血久瘀有关。邓伟认为膝关节OA的发生除以上两因素之外，还有两个重要的因素，它们是脾胃虚和伤络。病理机制是脾肾亏虚，瘀血内阻，兼风寒湿等外邪入侵。治疗当以补脾益肾祛瘀为大法，佐以祛风除湿之品。众多医家对本病的病因病机认识基本一致，认为本病与年老体衰，长期劳损，外感风寒湿邪有关。年老肝肾亏虚，筋骨失养；长期劳损，血瘀气滞；风寒湿邪，痹阻经络三种因素杂至是本病发生发展的根本原因。故本病的病机特点是"本虚标实"，以肝肾亏虚、气血不足为本，以风寒湿邪内蕴、瘀血阻络为标。

**4. 虚实夹杂论**

刘仕昌提出祛风除湿、补肾活血的治法。他从人群体质、岭南气候及骨痹的临床表现入手，强调骨痹发生的主要外因是风淫湿滞，病机演变与体质之偏阴偏阳，肝肾之盈亏，气血之盛衰有着密切关系，并创立骨痹基本方：秦艽、独活、防风、牛膝、木瓜、威灵仙、薏苡仁、茯苓、桑寄生、丹参、鸡血藤、淫羊藿。本方性平偏温，质润而不燥，尤其适合岭南地区的人体体质、地域和气候特点。

李国衡治疗OA重在益气活血、化瘀利湿。他认为本病病机是肝肾渐衰、气血不足而致风寒湿邪浸淫留滞、瘀血阻滞。临床多见虚实夹杂之证。常用方主要由生黄芪、当归、生白术、川芎、白芍、川牛膝、炙土鳖虫、王不留行、徐长卿、平地木、延胡索、茯苓、生甘草等组成。张鸣鹤提出软坚散结、活血益气并举的治则治法，认为本病病因病机为肾精亏虚，骨疣压迫经络，阻滞血脉所致，病程较久，多发于年老体弱之人，治疗上重用穿山甲、威灵仙、夏枯草、皂角刺软坚散结，并用红花、桃仁、鸡血藤、赤芍活血通络止痛，酌加楮实子、黄芪、当归益气生血。上肢、颈部、肩背病变者，加天麻、葛根、桂枝；下肢剧痛者，加大白芍用量，加土鳖虫；膝痛者，加全蝎；伴膝肿积液者，加土茯苓、薏苡仁。

**5. 分期论治**

娄多峰主张对本病进行分期辨证论治，瘀血阻络型（初期）治宜活血化瘀、祛风散寒、理气止痛，用身痛逐瘀汤加减；肝肾亏虚型（中期）治宜补益肝肾、祛风通络、除湿止痛，用独活寄生汤加减；气阴两虚型（后期）治宜培补肝肾、益气活血，佐以通络，用十全大补汤加减。他认为本病以肾精亏虚为本，与邪侵、损伤等有关。①年老肾虚：中年以后，肝血肾精渐亏，气血不足，致筋骨失养，形体疲极而易发本病。②外邪侵袭：肾虚者，易受外邪侵袭，致经络、筋骨、关节痹阻不通，造成关节周围组织疼痛；而肥人关节疼痛则多为风湿与痰饮流注经络，致局部气血凝滞，络脉受阻，不通则痛，久痛入络、入骨，骨失濡养，日久则骨痿渐生，且与风、寒、湿、痰并存。③劳损过度：因长期姿势不良，过度负重用力，劳损日久，致气血不和，经脉受阻，筋脉失养而诱发本病。

### 6. 中药熏蒸法

姜益常应用蠲痹抗生丸联合中药熏蒸治疗膝骨关节炎，其熏蒸所选方：川乌、草乌、乳香、没药、肉苁蓉、淫羊藿、牛膝、延胡索、秦艽、独活、红花、甘草。他认为中药熏蒸疗法是利用药物的有效成分，以离子状态渗入皮肤，直接作用于膝关节，其温热作用有利于中药有效成分的吸收，有利于膝关节局部血液循环，加快新陈代谢，使药效直达病所，有效缓解肌肉痉挛，促进炎症水肿的吸收，使粘连僵硬组织变软，进而达到治疗目的。

（高丽娟）

# 第二节　骨质疏松症

骨质疏松症是由多种因素引起的以人体骨组织细微结构的破坏、全身骨量的减少、骨脆性的增加及骨易发生骨折为特征的一种全身代谢性骨骼疾病。

骨质疏松症被认为与中医学"骨枯""骨痿""骨痹"等病相似，并根据其病因病机和临床表现，将其归属于"骨痿"的范畴。

## 一、临床诊断要点与鉴别诊断

（一）诊断标准

### 1. 骨密度诊断标准

参照世界卫生组织（WHO）的骨密度诊断标准：

基于骨密度测定：骨密度值[通常用 T 值（T-Seore）表示]与同种族、同性别健康成年人的骨峰值相比，降低少于 1 个标准差属正常；降低 1～2.5 个标准差为低骨量（骨量减少）；降低 2.5 个及以上标准差为骨质疏松；骨密度值降低程度符合骨质疏松症的诊断标准并同时伴有一处或多处骨折时为严重骨质疏松。

对于预测某部位的骨折风险，测定其部位的骨密度值有最大价值，例如，预测髋部骨折危险时，测量髋部骨密度值最有意义。临床上推荐的常用测量部位为股骨颈和腰椎 1～4 节段，诊断时还需结合临床状况进行具体分析。

### 2. X 线摄片诊断

X 线摄片有较高的清晰度、细致度、对比度，对软组织、骨组织的层次结构显示较清楚，有助于观察骨组织的结构形态。对于骨质疏松所导致的各种骨折，X 线是进行定位和定性诊断的一种较好的方法，同时 X 线也可将骨质疏松症与其他疾病进行鉴别。但 X 线摄片对诊断骨质疏松症有较低的敏感性和准确性，通常只有在骨量下降 30% 时，X 线摄片才会显现，所以对骨质疏松症早期诊断的意义不大。

### 3. 临床常见症状辅助诊断

（1）疼痛：骨质疏松症患者最常见的症状是腰背部疼痛。早期可表现为活动时出现腰背部疼痛，之后逐渐发展为持续性疼痛。疼痛多在长时间久坐、久立等固定姿势时加重，日常活动中如扭转身体、持物等情况均可诱发或加重疼痛。此外，还可出现全身骨骼或腕、膝、髋关节的疼痛，或四肢伴有麻木感。

（2）身长缩短、驼背：身高变矮通常是早期隐匿起病的一个重要特征，只有在连续测量身高时才能做出正确判断。除此之外，一部分患者还可出现鸡胸、脊柱后侧凸等胸廓畸形体征。

（3）骨折：遇到轻微的损伤就可引发骨折是骨质疏松症的临床主要表现，其骨折发生有以下特点：①骨折的发生与年龄及绝经（女性）情况有一定关系。②在日常活动中如持物、扭转身体、开窗等，即使没有较大的外力作用，也可发生骨折。③骨折好发的部位较固定，多发生于胸腰椎椎体、桡骨远端、股骨颈和肱骨外髁颈等部位，其中骨折发生率最高的是脊椎压缩性骨折。

（4）循环与呼吸障碍：当胸椎发生严重变形时，可压迫心脏，阻碍胸廓扩张，出现心悸和呼吸困难的症状。由骨质疏松症所致的胸椎、腰椎压缩性骨折可导致胸廓畸形、脊柱后弯，并能引起多个脏器的功能变化，其中最为突出的是呼吸系统的表现，同时腰椎前凸还会影响心脏的血液循环功能。

（5）其他：糖尿病、动脉硬化、肌力低下等疾病多与老年骨质疏松同时发生。

## （二）鉴别诊断

### 1. 骨软化症

骨软化症指新近形成的骨基质不能以正常方式矿化而出现矿化障碍。若骨基质未发生改变而出现骨化障碍称之为骨矿化不足，并以新形成的类骨基质钙化障碍为特点，儿童期发病称之为佝偻病，成年期发病称为软骨病。此病发生原因最常见的为维生素 D 缺乏、代谢障碍、低磷酸血症和慢性肾衰竭等。症状多为全身性骨软化或者全身性的骨痛。实验室检查血清磷、血清钙可正常或降低，碱性磷酸酶可升高。

### 2. 骨硬化症

骨硬化症是一种少见的全身骨结构发育异常的先天性疾病，又称大理石骨病。以骨密度增高，破骨细胞吸收功能障碍为主要特点，根据致病基因可分为常染色体显性遗传骨化症（ADO）、常染色体隐性遗传骨硬化症（ARO）和罕见 X 连锁遗传骨硬化症（XLO）。骨硬化症的临床特点主要为具有广泛的异质性：部分患者可表现致命性临床特征，如贫血、全血细胞减少、脓毒血症、继发性肝脾肿大等；部分患者亦可无症状或症状较轻微，仅能通过骨骼影像学检查才可以发现。

该疾病的影像学特征通常表现为中心性骨硬化和弥漫性骨硬化 2 种类型。中心性骨硬化仅表现为颅底、骨盆、椎体终板的典型的高密度影，椎体呈特征性的"三明治样"改变，常见于病变较轻微的成人发病型 ADO；弥漫性骨硬化表现为全身大部分骨骼均匀一致的高密度影，包括颅骨、骨盆、脊柱和四肢骨。表现为四肢骨的干骺端增宽，呈典型的"酒瓶征"，并可见一浓淡交替的横带影及骨中骨现象，即在密度较高的钙化区域可见一密度较低的区域，而在该密度较低钙化区内又可见高密度影。常见于病变较严重的婴幼儿发病型 ARO 或较轻微的成人发病型 ADO。这 2 种类型的骨硬化症均由于骨脆性增加而导致骨折风险增加。骨硬化症的特异性表现多发生在长骨或脊柱，多呈半透明带状。大约 20% 的骨硬化症患者为肾性骨营养不良。用骨矿物质含量定量 CT 可清晰地鉴别骨硬化症，而二维双能 X 线骨密度仪则不容易区分。

### 3. 多发性骨髓瘤

多发性骨髓瘤是骨髓中浆细胞异常增生的一种恶性肿瘤，呈进行性发展。如果不进行治疗，进展期多发性骨髓瘤患者的中位生存期仅为 6 个月，接受传统化疗，中位生存期也不超过 3 年，仅有 25%的患者可以生存 5 年以上，其特征为骨髓浆细胞异常增生，并伴有单克隆免疫球蛋白（IgG、IgA、IgD 或 IgE）或 Benee-Jones 蛋白过度增生。

多发性骨髓瘤通常伴有多发性溶骨损害，以全身骨痛、骨骼变形、严重的骨量丢失，甚至病理性骨折为主要临床表现，并可伴有贫血、高钙血症、肾脏损害等。临床大多数患者免疫学测定 IgG 和 IgA 有异常，骨髓穿刺时浆细胞数目增多大于 20%即可确诊。近几年来，随着对多发性骨髓瘤发病机制的深入研究，人们研制出一些新的靶向治疗药物，如蛋白酶体抑制剂、免疫调节剂等，对多发性骨髓瘤患者从分子水平上进行治疗。另外，新的联合化疗方案及二次移植治疗措施提高了多发性骨髓瘤患者的缓解率。

### 4. 肾性骨营养不良症

肾性骨营养不良是由于慢性肾脏病引起的矿物质代谢紊乱和内分泌失调导致的骨病，包括骨转化异常、骨密度疏松、骨结构异常，其核心为骨转化异常。这些代谢紊乱和失调常发生于慢性肾脏病 3 期。

肾性骨营养不良症是一种常见的由慢性肾病导致的骨代谢病，也是导致骨软化的常见因素之一，与佝偻病和骨软化相似，多数患者在临床上伴有剧烈的肌痛和肌无力症状，骨痛、骨骼、变形、骨折，甚至会出现病理性骨折。早期干预常可以阻止或延缓发生。

### 5. 甲状旁腺功能亢进症

甲状旁腺功能亢进症指甲状旁腺分泌甲状旁腺素过多而导致的钙、磷代谢异常。其可分为原发性、继发性和三发性 3 种类型。原发性甲状旁腺功能亢进症系甲状旁腺组织原发病变致甲状旁腺激素分泌过多，导致的一组临床症候群，包括高钙血症、肾钙重吸收和尿磷排泄增加、肾结石、肾钙质沉着症和以皮质骨为主骨吸收增加等。病理以单个甲状旁腺腺瘤最常见，少数为甲状旁腺增生或甲状旁腺癌。继发性甲状旁腺功能亢进症常为各种原因导致的低钙血症刺激甲状旁腺增生肥大、分泌过多 PTH 所致，见于慢性肾病、骨软化症、肠吸收不良综合征、维生素 D 缺乏与羟化障碍等疾病。三发性甲状旁腺功能亢进症是在继发性甲状旁腺功能亢进基础上，由于腺体受到持久刺激，发展为功能自主的增生或肿瘤，自主分泌过多 PTH 所致，常见于慢性肾病和肾脏移植后。临床上以骨痛、骨畸形改变，甚至病理性骨折为主要表现，可伴有低血磷、高钙血症和泌尿系结石等。磁共振、头部和手部 X 线检查有助于甲状旁腺功能亢进症的诊断，而高钙血症、低血磷和血清 pH 升高则可确诊甲状旁腺功能亢进症。

### 6. 变形性骨炎

变形性骨炎又称作 Paget 骨病，是一种多见于成人的慢性骨病，是骨重建异常所致的临床综合征。其特征性表现为骨局部代谢旺盛，骨吸收增加，导致代偿性新骨形成增加，骨组织被软化和增大的骨性结构所取代。其病变特点为破骨细胞过多而引起快速骨溶解，成骨细胞增多和骨形成过多导致骨组织结构脆弱，骨重建失调和骨转化增加导致病变部位编织骨和板层骨镶嵌（马赛克样结构），易发生畸形和骨折。变形性骨炎的病变范围广，可侵蚀全身骨骼，以颅骨、脊椎的腰骶部、骨盆、股骨和胫骨为好发部位。X 线检查有助于鉴别本病，骨增大是变形性骨炎的独有特征。变形性骨炎在欧美国家是仅次于骨质疏松症的第二大代谢性骨病，我国少见。双膦酸盐是目前治疗变形性骨炎的主要药物，唑来膦酸盐是第三代双膦酸盐，能有效缓解症状，具有很好的安全性和高效性。

## 二、中医辨病诊断

（1）肢体筋骨疼痛、筋脉弛缓不收，上肢或下肢、一侧或双侧肢体软弱无力、麻木不仁，甚则瘫痪，部分患者可伴有肌肉萎缩。

（2）由于肌肉痿软无力，可有睑废、抬头无力、视物模糊、声音嘶哑等症状，更甚者可影响吞咽及呼吸。

（3）部分患者发病前多有感冒、腹泻等病史，少数患者可有神经毒性药物接触史或家族遗传史。

## 三、审析病因病机

### 1. 本虚为主

本病多因先天素体虚弱，饮食不节，情志失调，年老衰变，用药不当引发，基本病机是肾精亏虚，髓少骨枯。《素问·痿论》曰："五脏使人痿……肾气热，则腰脊不举，骨枯而髓减，发为骨痿……""有所远行劳倦，逢大热而渴，渴则阳气内伐，内伐则热舍于肾，肾者，水藏也，今水不胜火，则骨枯而髓虚，故足不任身，发为骨痿"。《下经》曰："骨痿者，生于大热也。"其中明确指出"骨痿"的病机为"骨枯而髓虚"。肾藏精，肾主骨生髓，只有肾精充足，骨髓才能生化有源，骨骼才能受到滋养而坚固有力；如果肾精亏虚，骨髓的生化乏源，则不能濡养骨骼，骨骼失养而脆弱无力，则可引发骨质疏松。

脾胃为后天之本，脾主运化，为气血生化之源。气为血之帅，血为气之母，脾气盛则血行流畅，脾气虚则无力推动血液运行，而致血流缓慢，运行阻滞，脉络瘀阻，而形成瘀血。瘀血一旦形成，经脉运行不畅，导致不通则痛，从而产生疼痛的症状。而且脾虚则水谷精微得不到布散，骨骼失去水谷精微的濡养，骨脆弱无力，而发生骨痿。若再进一步发展，致使瘀血不去，新血不生，血不化精，肾精亏虚，则可反过来加重已形成的骨痿。骨质疏松症的血瘀是在脾虚和肾虚的基础上产生的病理性产物，血瘀阻滞经络，反过来又会加重病情。

### 2. 标实为辅

本病外感实邪主要为寒湿热邪。外感温热、湿热之邪致使热邪内盛，耗伤五脏精气，致使精血津液受损，五脏亏损而功能失调，生化乏源，又加重精血津液的不足，久而久之，筋脉肌肉失养而弛缓，不能约束筋骨和通利关节，以致肌肉软弱无力，发为痿证，引发骨质疏松。另外，久处湿地或涉水冒雨，感受外来湿邪，湿邪浸淫骨骼经络，营卫运行受阻，或郁遏生热，导致湿热相争，浸淫筋脉，日久致气血运行不畅，筋脉失于滋养而发为痿，如《素问·痿论》中言："有渐于湿，以水为事，若有所留，居处相湿，肌肉濡渍，痹而不仁，发为肉痿。"

总之本病病位在筋骨，与肝、脾、肾相关，病理性质为本虚标实，本虚为主。标实为气滞血瘀，本虚为肝脾肾气血阴阳不足。

## 四、明确辨证要点

### 1. 辨脏腑

痿证初起，若症见发热，咳嗽，流涕，咽痛或热病之后出现肢体软弱不用者，病位多在肺；若症见四肢痿软，面浮，食少便溏，腹胀纳呆，下肢微肿，病位多在脾胃；若症见下肢软弱无力明显，甚至不能站立，腰背酸软，妇女月经不调，男子阳痿遗精，病位多在肝肾。

### 2. 审虚实

因感受湿热毒邪或温热毒邪者，多急性起病，病程发展较快，属实证。热邪易耗气伤津而致虚，故虚实错杂在早期多为常见。内伤积损日久，久病不愈，主要为脾胃虚弱和肝肾阴虚，多属虚证，但又常夹杂湿热、郁热、瘀血、痰浊，而虚中有实。除此之外，跌打损伤，瘀阻脉络或痿证日久，气虚血瘀也常见。

故痿证辨证重在辨脏腑病位，审标本虚实。

## 五、确立治疗方略

### 1. 扶正补虚

（1）脾胃虚弱者，宜补气健脾：脾胃为后天之本，气血生化之源，若脾胃虚弱，生化乏源，气血不足无以充养骨骼筋脉，出现不荣而痛，故以补气健脾法，脾胃得健则气血、水谷精微得运，骨髓充盈，筋脉得养。

（2）肝肾亏虚者，宜滋养肝肾：肾藏精，肾主骨生髓，肝肾同源，若肝肾亏虚，筋骨化源不足，骨骼失养而脆弱，故以滋养肝肾法，肝肾得补则骨髓充养，筋骨强壮，骨痿得复。

### 2. 祛邪和络

（1）湿热浸淫者，宜清热利湿：外感湿热之邪，入里化热，耗伤精气与津液，筋脉肌肉失养而弛纵，不能约束骨骼利关节而发消瘦枯萎，故治以清热利湿法。

（2）肺热伤津者，宜清热润燥：肺为华盖，主一身之皮毛，肺为娇脏，不耐寒热燥湿诸邪侵袭，外邪侵袭，肺失宣发肃降，精津失于宣布，久则脏腑失濡而致痿。

（3）瘀阻脉络者，宜活血化瘀：久病者，耗伤气血，使气血瘀滞筋脉，不通则痛，故以活血化瘀法，血瘀得散则新血得生，精气得化而骨髓得养。

### 3. 治痿独取阳明

"治痿独取阳明"强调了治疗脾胃在骨痿发病中具有重要的意义。足阳明胃经为多气多血之经，肺之津液、肝之精血均来自于脾胃的化生，故取阳明经之穴位来调理脾胃。脾胃得健则气血津液充足，脏腑功能旺盛，筋脉得以濡养，骨痿才能得以恢复。《局方发挥》"风有外因痿病内热"条下云："肺热则不能管摄一身，脾伤则四肢不能为用，而诸痿之病作矣，泻南方则肺金清，而东方不实，何脾伤之有？补北方则心火降，而西方不虚，何肺热之有？故阳明实则宗筋润，能束骨而利机关矣。治痿之法，无出于此"，提出了清肺热、健脾胃、补肝肾之法。肺热得清，则皮毛不枯；脾胃得健，则水谷精微得运，筋脉骨髓得养；肝肾得补，则骨壮髓充，骨痿得复。故痿证的治疗，虚证宜扶正补虚为主，实证宜祛邪和络为主。"治痿独取阳明"是补脾胃、清胃火、祛湿热以滋养五脏的一种重要措施，是治疗痿证的一个重要原则。

## 六、辨证论治

### 1. 湿热浸淫证

（1）抓主症：起病缓慢，逐渐出现肢体困重，腰背部痛，筋骨痿软无力，尤以下肢或两足为甚，扪及微热，喜凉恶热，手足麻木感。

（2）察次症：发热，胸脘痞闷，小便灼热疼痛。

（3）审舌脉：舌质红，苔黄腻，脉濡数或滑数。

（4）择治法：治宜清热利湿，通利经脉。

（5）选方用药思路：此型多见于本病的中后期，起病缓慢，湿热下注，流于下肢或湿热痹阻筋脉或下注于带脉与前阴，小便短赤，选用加味四妙散加减。苍术 15g，黄柏 10g，萆薢 15~30g，防己 15g，生薏苡仁 15~30g，蚕沙 15g，牛膝 15~30g，龟甲 15g。

（6）据兼症化裁：热邪偏胜，兼见小便赤涩热痛者加连翘 15g，忍冬藤 15g，蒲公英 15g，赤小豆 15g；湿邪偏重，脘痞呕闷者加枳壳 15g，厚朴 10g；湿热伤阴兼见心烦口渴，口干，脉细数者加龟板 20g，生地黄 15g，山药 15g；久病体虚兼有瘀血，肌肉麻木不仁，关节疼痛，活动不利，舌质紫暗，脉涩者加鸡血藤 15g，当归 15g，丹参 15g，赤芍 15g，桃仁 15g；湿热浸淫日久，迫血妄行致血溢脉外者加水牛角 15g，地黄 15g。

### 2. 肺热伤津证

（1）抓主症：起病急，发热或热后突然出现筋脉弛纵，肢体软弱无力，继而肌肉瘦削，咳嗽咽痛，呛咳少痰，咽干等。

（2）察次症：小便赤涩热痛，大便干结。

（3）审舌脉：舌质红，苔黄，脉细数。

（4）择治法：治宜清热润燥，养阴生津。

（5）选方用药思路：此型多见于本病的前期，起病急剧秋令气候干燥，燥热伤肺，气阴两伤，失其清肃润降，选用清燥救肺汤加减。北沙参 15g，西洋参 15g，麦冬 30g，甘草 10g，阿胶 10g，麻仁 20g，苦杏仁 10g，枇杷叶 15g，石膏 20g，桑叶 15g。

（6）据兼症化裁：高热不退，口渴汗出者重用生石膏 30~50g，金银花 15g，连翘 15g，知母 10~20g；咳嗽痰多者加桑白皮 15g，瓜蒌 15~30g；咳呛少痰、口咽干燥者加天花粉 15g，芦苇 15g；高热已退，并见食欲减退、口咽干燥较重者重用麦冬 40g，生地黄 20g，山药 30g，麦芽 30g，薏苡仁 30~50g。

### 3. 肝肾亏损证

（1）抓主症：起病缓慢，肢体逐渐痿软无力，尤以下肢明显，甚至出现步履不稳，不能久站。

（2）察次症：眩晕耳鸣，口咽干燥，男子遗精或遗尿，女子月经不调。

（3）审舌脉：舌红少苔，脉细数。

（4）择治法：治宜补益肝肾，滋阴清热。

（5）选方用药思路：此型多见于本病的后期，肝肾有所不足，选用虎潜丸加减。牛膝 15g，虎骨 5g，知母 10g，黄柏 10g，熟地黄 10~20g，龟板 15g，锁阳 15g，白芍 10~30g，陈皮 15g，干姜 15g。

（6）据兼症化裁：面色萎黄或无华，头晕心悸者加党参 15g，黄芪 15~30g，龙眼肉 15g，当归 10~20g；腰膝酸软者加狗脊 15~30g，补骨脂 15g，续断 15g；病久阴损及阳，阴阳两虚，并伴乏力，畏寒怕冷，尿频清长，男子阳痿早泄，妇女月经不调，脉沉细无力者去知母、黄柏，加淫羊藿 15g、鹿角霜 15g、附子 5～15g、肉桂 5～10g；热甚者去干姜、锁阳，加生地黄 15g、山茱萸 15g、生山药 10～30g、茯苓 15g、泽泻 15g、牡丹皮 15g；阳虚畏寒，脉沉弱者加附子 5g、桂枝 10～20g。

**4. 阴虚火旺证**

（1）抓主症：腰背部疼痛，或足跟痛，或骨折，腰膝酸软无力，五心烦热，潮热盗汗。

（2）察次症：急躁易怒，心烦少寐，面烘热而汗出，或眩晕。

（3）审舌脉：舌质红或绛，少苔或无苔，脉细数。

（4）择治法：治宜滋阴清热，补肾强骨。

（5）选方用药思路：此型多见于本病的后期，肝肾有所不足，阴虚导致内热，选用知柏地黄丸加减。知母 15g、黄柏 15g、山药 15～30g、山萸肉 15g、牡丹皮 10～20g、泽泻 15～30g、茯苓 15～30g、熟地黄 15g、龟甲 15g、鹿茸 15g。

（6）据兼症化裁：气虚者加党参 15g、玉竹 15g；腰背痛者加杜仲 15～30g、续断 15g、桑寄生 15g、补骨脂 15g；潮热盗汗者加生龙骨 15～40g、生牡蛎 15～40g；少寐者加阿胶 15g、酸枣仁 15g；阴虚火旺日久、迫血妄行致血溢脉外者加犀角（水牛角代替）15g、地黄 15g。

**5. 脉络瘀阻证**

（1）抓主症：久病体虚，四肢痿弱，手足麻木不仁，伴有局部青紫肿痛，筋脉凝滞、强直抽筋。

（2）察次症：肌肉瘦削，指甲晦暗。

（3）审舌脉：舌质紫暗，苔白，脉细涩。

（4）择治法：治宜益气养营，活血化瘀。

（5）选方用药思路：此型多见于本病的后期，久病必瘀，瘀血阻滞兼有气血运行不畅且兼有气虚之候，选用补阳还五汤合圣愈汤加减。黄芪 15～30g、人参 15g、当归 15g、生地黄 15g、白芍 15～30g、川芎 15g、桃仁 15g、牛膝 15～30g、鸡血藤 30g、地龙 15g。

（6）据兼症化裁：腰痛剧烈、痛处固定者加乳香 15g、没药 15g、土鳖虫 15g；周身疼痛者加羌活 5～15g、独活 15～30g、秦艽 15g；腰膝酸软无力者加狗脊 15～30g、杜仲 15g；若下肢痿软无力加杜仲 15g、桑寄生 15g；瘀血留滞见肌肤甲错、瘦削、手足软弱者加大黄 15g、䗪虫 10g。

**6. 脾胃虚弱证**

（1）抓主症：起病缓慢，逐渐肢体软弱无力加重，肢倦乏力，肌肉萎缩，少气懒言。

（2）察次症：面色㿠白无华，纳呆便溏，面浮。

（3）审舌脉：舌淡苔薄白，脉细弱。

（4）择治法：治宜补中益气，健脾升清。

（5）选方用药思路：此型患者平素体质偏弱，饮食欠佳，气虚症状较重且兼有湿阻气机症候，选用补中益气汤合参苓白术散加减。山药 15～30g、扁豆 15g、白术 15g、大枣 15g、黄芪 15～30g、当归 15g、薏苡仁 15～30g、砂仁 15g、茯苓 15g、升麻 5g、柴胡 5g、神曲 15g、党参 15g。

（6）据兼症化裁：脾胃虚弱易食积不运者加山楂 15g、麦芽 15g；气血虚甚者重用当归 30g、黄芪 30～50g；血瘀者加川芎 15g、丹参 15g、川牛膝 15～30g；肥人多痰或脾虚湿盛者重用茯苓 15～30g，加炙甘草 15g、陈皮 15g、半夏 15g；肢体软弱无力加重，肢倦乏力，肌肉萎缩日久致肾阳虚损者加生地黄 15g、山茱萸 15g、生山药 15～30g、泽泻 15g、牡丹皮 20g、附子 5～15g、桂枝 15～30g。

## 七、中成药选用

（1）生髓健骨胶囊（黑龙江中医药大学附属第一医院院内制剂）：肝肾亏损证，组成：三七、乳香、儿茶、苏木、红花、香附、白芍、当归、土虫等；每次5粒，每日3次口服。

（2）骨疏康胶囊：肾虚兼气血不足证，组成：淫羊藿、熟地黄、骨碎补、黄芪、丹参、木耳、黄瓜子；每次4粒，每日2次口服。

（3）壮骨关节胶囊：肝肾亏虚证，组成：熟地黄、淫羊藿、补骨脂、骨碎补、续断、桑寄生、狗脊、乳香（醋制）、没药（醋制）、鸡血藤、独活、木香；每次2粒，每日3次口服。

（4）壮腰健肾丸：肝肾亏损证，组成：狗脊、黑老虎、千斤拔、桑寄生（蒸）、女贞子（蒸）、鸡血藤、金樱子、牛大力、菟丝子（盐水制）；每次1丸，每日3次口服。

（5）仙灵骨葆胶囊：肝肾亏损证，组成：淫羊藿、续断、丹参、知母、补骨脂、地黄；每次3粒，每日2次口服。

（6）左归丸：真阴不足证，组成：熟地黄、山药、枸杞子、山茱萸肉、川牛膝、菟丝子、鹿胶、龟胶；每次3丸，每日2次口服。

（7）右归丸：命门火衰、肾阳不足证，组成：熟地黄、附子（炮附片）、肉桂、山药、山茱萸（酒炙）、菟丝子、鹿角胶、枸杞子、当归、杜仲（盐炒）；每次1丸，每日3次口服。

（8）金匮肾气丸：阳虚津凝证，组成：生地黄、茯苓、山药、山茱萸（酒炙）、牡丹皮、泽泻、桂枝、牛膝、车前子、附子（炙）；每次1丸，每日2次口服。

（9）知柏地黄丸：阴虚内热证，组成：知母、黄柏、熟地黄、山药、山茱萸（制）、牡丹皮、茯苓、泽泻；每次1丸，每日2次口服。

（10）金天格胶囊：肝肾亏虚证，组成：人工虎骨粉；每次3粒，每日3次口服。

（11）金乌骨通胶囊：肝肾不足，风寒湿痹证，组成：金毛狗脊、淫羊藿、威灵仙、乌梢蛇、土牛膝、木瓜、葛根、姜黄、补骨脂、土党参；每次2粒，每日3次口服。

（12）骨松宝胶囊：肝肾亏虚证，组成：淫羊藿、续断、知母、生地黄、三棱、莪术、川芎、赤芍、牡蛎（煅）；每次2粒，每日2次口服。

## 八、单方验方

（1）黑芝麻、胡桃肉、鸡骨粉、阿胶、冰糖各等份，蒸熟，每日早晚各服2汤匙。

（2）宽筋藤30g，桂枝20g，透骨草30g，海桐皮30g，王不留行30g，半枫荷30g，大黄20g，生草乌30g，生川乌30g。将药加水约2000ml煎煮，并煎取出1000ml，至药液温度稍凉时，用毛巾浸泡药液中后拿出稍拧干，置于腰背部热敷，反复多次，直至药液变凉。每日2次，10日为1个疗程。

（3）黑芝麻5g，黄豆粉10g，胡桃肉5g，黄芪10g，山药10g，粳米5g，大枣5个，煮粥。每日2次，早晚各服2碗。

（4）防己100g，透骨草100g，草乌100g，川乌100g，威灵仙100g，红花60g，川椒60g，续断100g，狗脊100g，将以上药物研为细末，每次60~100g，用醋调后装入纱布袋，并放置于皮肤上热敷，每次热敷30min。

## 九、中医特色技术

### 1. 针灸

根据病情状况，选取具有滋补肝肾、健脾益气作用的穴位，常用穴位如肾俞、肝俞、脾俞、胃俞、气海、血海、三阴交、足三里、上巨虚、下巨虚等扶正补肾，以缓解临床症状。

（1）针刺疗法：针刺多选肝俞、脾俞、肾俞等穴，针刺手法多用补法。①补肾调肝法：取穴：肝俞、肾俞、膈俞、大杼、行间、关元、至阴、足三里、三阴交、阳陵泉，同时选用耳穴肝、肾、内分泌和甲状腺。采用电针治疗，5次为1个疗程。②补肾健脾法：肾俞、脾俞、太溪、太白、三阴交等，针刺手法用补法，每日1次，10日为1个疗程，隔5日行下一个疗程，3个疗程后复查。此法可以缓解骨质疏松症患者的肾虚衰老症状，改善腰背痛和骨痛等临床症状。

（2）灸法：多取关元、中脘、足三里、神阙等穴。用直接灸或隔药饼灸。隔药饼灸法：每穴放1个药饼，饼上放置艾灸炷。每日灸1组穴位，每穴5壮，15日为1个疗程。药饼制作方法：将当归、熟地黄、生地黄、穿山甲、仙茅、肉苁蓉、蛇床子、丁香等分研制成细末，灸前用乙醇及助渗剂调匀，压制成直径1.0cm、厚0.5cm的药饼。

### 2. 中药熏蒸

采用祛风散寒、补肾通络功效的中药，熏蒸疼痛部位，如杜仲、牛膝、伸筋草、透骨草、生川乌、乳香、没药、威灵仙等，按等份粉碎研细末，每次取药粉500g，加水10倍熏蒸，每次30～45min，每日1次。中药熏蒸能够有效地缓解骨质疏松症引起的骨骼疼痛。

### 3. 中药热敷

原发性骨质疏松症患者以虚寒证表现为主者，临床上除了内服药物外，还可配合中药热敷作为辅助治疗。治疗药物可选用：桂枝10g，川乌15g，透骨草20g，乳香10g，没药10g，延胡索10g，将上述药物混合研末，制成穴位贴，贴敷于痛处，每日1～2次。通过热敷可以从一定程度上改善虚寒症状。

### 4. 推拿及拔罐

推拿及拔罐作为辅助治疗，可以很有效地缓解骨质疏松引起的疼痛。推拿按摩有对腰椎进行调整的作用，能够恢复其一定的力学结构，提高背部肌肉的力量，起到减缓患者腰痛感的作用。

## 十、预防调护

（1）骨质疏松症患者因为本身骨含量少，骨质脆弱，易发生骨折风险，所以要禁忌过度锻炼，走路活动要注意安全，避免骨折。

（2）注意治疗调护，如发生骨折时，应采取恰当的治疗，治疗的同时还要避免发生压疮、肺部感染及其他继发性疾病等。要注意把握补钙时机，最佳时间为晚上临睡前，服用钙剂时不应与植物性或油脂类食物同服，因为植物性食物中的草酸盐、碳酸盐、磷酸盐及油脂类食物中脂肪酸与钙结合，会影响钙的吸收。

## 十一、各家发挥

### （一）病因病机多与肾、肝、脾及瘀相关

#### 1. 肾虚

诸多学者基于中医基础理论对肾虚与骨质疏松症的关系展开一系列临床或实验研究，他

们认为肾虚是骨质疏松症的根本病机，肾虚在骨质疏松症的发生、发展中起主导作用。因肾精匮乏，骨失充养，骨骼脆弱无力可引起骨质疏松症，因而本病多好发于老年人。

赵瑜等通过动物实验证明补肾活血法比单纯滋阴补肾法治疗骨质疏松症疗效好。补肾活血法不仅能促进骨的形成，还能抑制骨吸收，对骨质疏松症有较好的作用。

赵刚等采用不同补肾法对骨质疏松症模型大鼠进行研究比较，结果发现采用补肾阴法治疗骨质疏松症效果优于传统的温补肾阳法，故认为骨质疏松症的病机以肾阴虚为主。

**2. 肝虚**

肝主藏血，肾主藏精，肝肾同源，精血互生互化。近些年有不少学者注意到肝虚、肝郁与骨质疏松症密切相关。

魏之玉等认为骨的生长发育除了与肾脏有密切关系外，还与肝、脾两脏有关。脾为气血生化之源，脾胃虚损，则生化乏源，无以濡养筋骨。肝藏血，主疏泄，若肝气郁结则疏泄失常，会影响血液运行，进而影响全身肌肉、筋骨的营养。因此将骨质疏松症分为4型进行辨证论治：肾虚型、脾虚型、肝郁型、其他型。

王爱坚等对中老年早期骨质疏松症中肝肾两虚证与骨密度的关系进行了研究，结果认为肝肾两虚证与骨密度下降有一定关系，骨密度下降不但与肾虚有关，也与肝虚有密切关系。

**3. 脾虚**

脾胃为后天之本，若脾失健运，水谷精微不足，则使肾精匮乏或肾精亏虚，骨骼失养，骨骼脆弱无力而发生骨质疏松症，故脾虚也是骨质疏松症的重要病机。近年来中医药在治疗骨质疏松症方面，逐渐开始重视在补肾基础上兼以健脾养胃、补益气血之法，且大多肾脾俱补，与他法合用疗效更高。

李涅松等以右归饮和补中益气汤分别代表补肾法和健脾法，通过动物实验研究得出结论，从骨代谢与骨强度关系看，补肾方药优于健脾方药，同时认为补肾方药与健脾方药具有相互协同的作用，两者合用在防治老年性骨质疏松症中效果更好。

邬恒夫等采用补肾健脾活血法自拟中药"密骨煎"，对妇女绝经后骨质疏松症进行临床研究，研究证明自拟中药方在防治绝经后骨质疏松症方面有较好的疗效。

**4. 血瘀**

近年来医学界学者认为血瘀与骨质疏松症的发生发展密切相关。中年以后天癸竭，五脏六腑亏虚，精血亏损，气血运行缓慢滞留为瘀血，瘀血一旦形成，经脉运行不畅，不通则痛，产生疼痛症状，水谷精微得不到布散，使骨骼失养，脆性增加，易发生骨质疏松症。如果进一步发展，则瘀血不去，新血不生，血不化精，肾精亏虚，加重已形成的骨痿，血瘀是老年阶段多种疾病发生的重要因素。

李顺成等经过临床实验研究提出正虚夹瘀是衰老的主要病机，而延缓衰老的理想途径是扶正祛瘀法。通过采用补肾健脾化瘀法可明显延长小鼠的平均寿命及最大寿命，由此说明补肾健脾化瘀法具有延缓衰老的作用，据此自拟康寿饮等多个抗衰老复方，并研究其作用机制，发现补肾健脾化瘀法能够增强老化骨的强度，延缓骨的衰老。

所以，虽然骨质疏松症的发生与肾虚密切相关，但肝虚、脾虚、瘀血等其他方面因素也与其相关。中医药治疗骨质疏松症的独特优势在于从全身调理，因此，对骨质疏松症的治疗应充分发挥中医的特色，更好地提高临床疗效。

## （二）据病因病机辨证分型

现在多认为骨质疏松症的病因病机关键在于肾虚，肾精虚少，骨髓化源不足，不能滋养骨骼致骨髓空虚，则必然会发生骨质疏松症。也有人认为肝肾阴虚是骨质疏松症的根本原因，气血不足，加上年老体衰，脏腑功能失调，尤其是脾胃功能的衰弱，更易致本病。骨质疏松症的发病以肾虚为根本，同时还兼脾虚和血瘀，是以脾肾虚衰为本、血瘀阻络为标的虚实夹杂证候。曹亚飞等将骨质疏松症分为脾气虚、肾阳虚、肾阴虚、气滞血瘀等型，并认为上述各型可单独出现，也可同时兼见。刘忠厚将骨质疏松症分为6型进行辨证论治：外寒内热型，方用越婢加术汤加减；肝肾阴虚型，方用六味地黄丸加减；肾虚寒湿型，方用真武汤加味；髓虚脉痹型，方用右归饮加减；血虚水盛型，方用当归芍药散加味；表虚里饮型，方用防己黄芪汤加减。龙攀等将原发性骨质疏松症分为脾肾阳虚型、肾阳虚型、肾阴虚型、气滞血瘀型，并提出相应的治疗代表方剂。张洪等对骨质疏松症患者进行辨证分型为肝郁型、脾虚型、肾虚型等。齐振熙根据中医理论结合临床将骨质疏松症分为肾阴亏损型、肾阳衰微型、脾胃气虚型、气血两虚4型。冯新送等根据骨质疏松症的病机及临床实验结果，将原发性骨质疏松症分为脾肾阳虚型：以金匮肾气丸或右归丸合附子理中丸加减治疗；肾精不足型：以虎潜丸加减治疗；肾阳虚型：以右归丸或金匮肾气丸加减治疗；肾阴虚型：以左归丸或知柏地黄丸加减治疗；肝肾阴虚型：以六味地黄丸或左归丸合一贯煎加减治疗；气血亏虚型：以八珍汤或十全大补汤加减治疗；瘀血阻络型：以桃红四物汤、身痛逐瘀汤、血府逐瘀汤、活络效灵丹加减治疗。陈维静等将原发性骨质疏松症辨证分型为肾虚瘀滞型、肝肾阴虚型、脾肾阳虚型、平人骨痿型（患者无明显临床症状，只是骨密度低于正常者）。

## （三）据辨证分型论治

一些医家认为本病病变主要在肾，兼及肝，以肾虚，精、气、血不足为主，亦有脾虚为患，实邪有气滞、血瘀等。在治法上多从肝肾、脾胃、瘀血方面论治。

### 1. 从肝肾阴虚论治

本病发病主要责之于虚，虚主要表现在肝与肾两者之阴虚与阳虚。肾中寄有元阴与元阳，为五脏阴阳之根本，其虚则脏腑功能失调。肾主骨生髓，藏精气，肝主筋骨肌肉，藏血，筋伤常累及骨。肝肾精血同源，肝虚则阴血不足，不能及时濡养筋脉，则肢体筋脉屈伸不利。若肝肾两虚，则筋脉骨髓失其濡养和充盈，致使骨脆而不健；若肝肾阴虚，则气血不足，从而导致骨质疏松症的发生。左归丸与六味地黄丸历来被医家所推崇，为目前治疗骨质疏松症肝肾两虚之证的常用方。

王和鸣治疗肝肾阴虚型骨质疏松症，以养肝滋肾、健骨止痛法为主，症见腰膝酸痛，膝软无力，下肢时抽筋，驼背，形体消瘦，头晕目眩，或五心烦热，失眠多梦，男子遗精，女子月经不调，舌红少津，少苔，脉沉细数。方用六味地黄汤加减。选药为当归、熟地黄、淫羊藿、山药、泽泻、牡丹皮、山茱萸、杜仲、木瓜、续断、茯苓、白芍、甘草等。辨证加减：疼痛症状显著者加桑寄生、骨碎补以滋补肝肾、健骨止痛；阴虚火旺证明显者可加知母、黄柏以滋阴降火、壮骨止痛。

### 2. 从脾胃虚弱论治

脾胃为后天之本，为气血生化之源，是后天之主，脾主统血与运化，能控制血液在脉中运行，并把水谷精微输散至全身各处"以灌四傍"，濡养脏腑形体官窍。脾气虚则无力推动血流运行，而致血流迟缓，运行涩滞，经脉不畅，产生疼痛的症状，而且脾虚使水谷精微得不到布散，使骨骼失养，骨脆性增加，而发生骨痿。而脾虚日久又会累及肾阳致使脾肾两虚而肢体疼痛，畏寒肢冷，脘腹疼痛，因此在补脾的同时还要补肾。近年来中医药在防治骨质疏松症方面，更多的是重视在补肾的基础上健脾、补益气血。所以本病虽属先天之肾虚，其本在先天，但日久必会影响后天之脾胃，导致脾胃运化功能失职。在治疗本病采取补肾之法的同时亦当为其调补脾胃，扶助正气。

李冬冬等采用中药与手法相结合的方法治疗老年性骨质疏松症，早期以健脾化湿法为主，选用温胆汤加减；中期以益气健脾、活血行滞为主，方选二陈汤加减；后期以补肝肾、益气血为主，方选青娥汤加减黄芪、淫羊藿、茯苓等。经治疗后患者腰背痛明显缓解。其明确提出了根据病程发展采用不同治疗方法的临床路径，但益气健脾是贯穿骨质疏松症早、中、晚各期的主要治疗法则。

**3. 从瘀血论治**

脏腑气血生化乏源，气血生成不足导致无以推动血液运行，久而久之必致血瘀，正如王清任《医林改错》有云："元气既虚，必不能达于血管，血管元气必停留而瘀。"瘀血滞留体内，必会阻碍新血生成，瘀血阻滞经脉，脏腑经络失养，则会加重脾肾之亏损。脾肾亏虚，元气不足，无力推动气血运行而致气滞血瘀；反过来，气血瘀滞，新血不生，脏腑失于濡养而致脏腑虚损，如此反复恶性循环。因气血瘀滞，脉络不通，则疼痛多明显；对于骨质本身而言，因气血不足失去营养，使骨骼失于濡养，骨脆性增加，也可致骨质疏松症。所以气血生化乏源、瘀血内阻是本病起病之关键。在临床上治疗骨质疏松症，应当补虚泻实，攻补兼施，在运用补肾壮骨、健脾益气的同时，亦须佐以活血化瘀之药，所以治疗气滞血瘀型骨痿，以黄芪桂枝五物汤加减为主。

（韩其茂）

# 第三节 复发性多软骨炎

复发性多软骨炎（relapsing polychondritis，RP）是一种以软骨复发性炎症和进行性破坏为特点的自身免疫性疾病，主要累及耳、鼻、喉、气管、眼、关节软骨、心脏瓣膜等器官组织，表现为软骨和结缔组织的反复非感染性炎症。

复发性多软骨炎在中医学中无相似的病名记载，有人认为以耳部症状为主要临床表现者可归属于"断耳疮"的范畴；又因其表现为局部皮肤的红肿、疼痛，似属中医"丹毒"的范畴；如其累及软骨，宜归属"骨痹"的范畴。因此可参考上述病证进行辨证论治。

## 一、临床诊断要点与鉴别诊断

（一）诊断标准

1976 年 McAdam 等提出复发性多软骨炎诊断标准，具有下述临床表现者可诊断为复发性多软骨炎。

（1）双侧耳软骨炎。

（2）非侵蚀性血清阴性的炎性多关节炎。

（3）鼻软骨炎。

（4）眼部炎症（包括结膜炎、角膜炎、巩膜炎、浅层巩膜炎及葡萄膜炎等）。

（5）喉和（或）气管软骨炎。

（6）耳蜗或前庭功能障碍，感觉神经性听力丧失，耳鸣和（或）眩晕。

1979 年 Damiani 等对上述标准作如下修改：①如果具备其中 3 条或 3 条以上者；②至少具备 1 条并经组织学检查证实者；③2 个以上不同解剖部位的软骨炎，对治疗有效（如激素、氨苯砜）者。符合①～③中 1 条者可确诊为复发性多软骨炎。

（二）鉴别诊断

**1. 耳郭病变及外耳炎**

本病应与局部外伤、冻疮、丹毒、慢性感染、系统性红斑狼疮、痛风、霉菌性疾病、梅毒、麻风病相鉴别。系统性血管炎或其他结缔组织病也可引起耳软骨炎，但双侧耳软骨炎者不多见。

**2. 鼻软骨炎**

本病需要与韦格纳肉芽肿、淋巴样肉芽肿、致死性中线肉芽肿、先天性梅毒、麻风、淋巴瘤、结核等引起的肉芽肿及癌肿和淋巴肉瘤相鉴别。反复多次活检、病原菌的培养及血清学检查可有助于鉴别。

**3. 眼炎**

本病应注意与韦格纳肉芽肿、结节性多动脉炎、Cogan 综合征、白塞病、原发性或继发性干燥综合征、血清阴性脊柱关节病等累及眼部的全身性疾病相鉴别。根据这些疾病的全身表现和实验室检查特征不难与之区别。

**4. 气管支气管狭窄变形**

本病应与感染性疾病、结节病、非感染性肉芽肿、肿瘤、慢性阻塞性肺疾病、淀粉样变性等疾病相鉴别，一般上述疾病经活组织检查即可明确诊断。复发性多软骨炎患者同时还有耳、鼻等软骨病变，可资与之鉴别。

**5. 主动脉炎和主动脉病变**

本病应与梅毒、马方综合征、Ehlers-Danlos 综合征、特发性纵隔囊肿坏死、血清阴性脊柱关节病并发的主动脉病变相鉴别。

**6. 肋软骨炎**

本病需与良性胸廓综合征（如特发性、外伤性肋软骨炎，Tietze 综合征，肋胸软骨炎，剑突软骨综合征等）相鉴别。上述这些疾病均无系统性临床表现，可与本病鉴别。

## 二、中医辨证诊断

（1）本病一般病程长久，反复发作；或发病前有身体虚弱。

（2）双侧耳软骨炎，鼻软骨炎，眼炎，喉和（或）气管软骨炎。

（3）皮肤红肿、疼痛，疼痛有酸痛、烦痛、凉痛等，夜间及劳累后痛甚，时作时止，对劳倦、气候等因素敏感；麻木、乏力等症状休息后可减轻。

（4）虚证症状如神倦乏力，腰膝酸软，自汗，盗汗，面白或潮红，心悸，头晕，五心烦热，畏寒肢冷等较明显。

（5）实验室及影像学检查有助于诊断。如 RF、抗 CCP 抗体阴性，ESR、CRP 增高。

## 三、审析病因病机

### 1. 外毒内侵、内有湿热

本病初起多由感受风热疫毒之邪，时毒炽盛，加之体内有湿热之邪，外邪与湿热之邪相搏，蕴蒸软骨，窜于眼、耳、鼻、咽喉诸窍，影响营卫气血运行，经络被阻隔，瘀血凝滞而成。

### 2. 脾胃虚弱、痰湿内生

平素脾胃虚弱，或劳倦过度，痰湿内生，加之风邪外犯，夹痰湿上窜于清窍，痰湿凝滞而为肿。

### 3. 血热内蕴、发于软骨

素体血热内蕴，或过食辛辣肥甘厚味，血热内生，加之再感受外来的湿邪，湿热相合，阻塞脉络，气血循行阻滞，痰湿瘀热结而为肿，故局部发红、灼热、疼痛等。

### 4. 肝肾阴虚、清窍失养

痹久伤阴，导致肝肾阴虚，精血不足，眼、耳、鼻、咽喉等清窍失于濡养，而致听力减退，视力障碍，关节疼痛，肢体麻木。

### 5. 气血虚弱、寒湿阻络

外感风热毒邪久恋不去，耗气伤阴；或素体内热久蕴，气血内耗；或久病致气血两伤，而致寒湿侵袭，客于肌肤，阻塞清窍，则气血运行不畅，郁积而发生本病。

本病主要因外毒内侵，内有湿热或脾胃虚弱，痰湿内生；或血热内蕴，发于软骨；或肝肾阴虚，清窍失养；或气血虚弱，寒湿阻络，进而导致痰瘀阻络，血脉不通，累及软骨、关节、脏腑而成。其性质属于本虚标实，以标实为主，毒热、痰湿、瘀阻为标，肝肾阴虚或气血虚弱为本。基本病机是外感热毒，或素体痰湿壅盛，瘀血、痰热凝滞于经络，逆于肉里，流注关节，久则流连筋骨，损及内脏。本病与一般痹证不同，发病表现以头面诸窍肿痛、充血为主，可同时侵犯多个脏腑，或更深更重。疾病往往虚实夹杂，且易于反复发作。本病病位在软骨，亦可累及全身，与耳、鼻、眼等清窍密切相关，甚可累及肺、肾、心、皮肤黏膜、肌肉关节。

## 四、明确辨证要点

### 1. 辨病邪性质

热毒证多见于疾病初期，多伴有口渴引饮，烦躁，便秘溲黄，舌质红绛，苔黄，脉滑数或弦数不难辨别。湿热证多由平素脾胃虚弱，或劳倦过度，痰湿内生，加之风热之邪外犯，或因素体血热内蕴，或过食辛辣肥甘厚味，血热内生，加之再感受外来的湿邪，湿热相合有关，临床可见胃脘痞满，不思饮食，周身倦怠，口渴不欲饮，小便黄赤，或有低热，舌苔黄腻，脉濡数或滑数。

### 2. 辨虚实

本病属本虚标实之证，辨证首辨虚实。虚者多为气血虚弱，肝脾肾亏虚；实者多为风、热、湿、瘀。凡病程较长者，常反复发作，遇劳即发，伴腰膝酸软，神疲乏力，脉细弱者，多属虚证；凡病程短，突然发作，伴发热，耳郭、鼻梁红肿、灼热、疼痛，痛不可触，局部皮色鲜红，或瘙痒，或伴有渗出，或表皮剥脱；或咽喉疼痛、嘶哑；或双眼充血发红；或见关节红肿、疼痛者，多属实证。

## 五、确立治疗方略

本病在早期治疗尚容易，如病症反复，后期出现正虚邪恋、脏气亏损时，治疗则需扶助正气、祛除病邪，以图缓治。

## 六、辨证论治

### 1. 热毒炽盛证

（1）抓主症：初期多见发热，耳郭、鼻梁红肿、灼热、疼痛，痛不可触，局部皮色鲜红，或瘙痒，或伴有渗出，或表皮剥脱；或咽喉疼痛、嘶哑；或双眼充血发红；或见关节红肿、疼痛。

（2）察次症：口渴引饮，烦躁，便秘溲黄。

（3）审舌脉：舌质红绛，苔黄，脉滑数或弦数。

（4）择治法：清热解毒，祛风胜湿。

（5）选方用药思路：本证主要由素体阳盛或阴虚有热，感受风、寒、湿邪留滞经络，郁于肌肤而化热，或感受热毒所致。方选四妙勇安汤合仙方活命饮加减。金银花 30g，玄参 15g，当归 10g，甘草 6g，生黄芪 15g，茯苓 10g，赤芍 10g，忍冬藤 30g，苍术 10g，赤小豆 15g。

（6）据兼症化裁：热盛加蒲公英、紫花地丁各 20g；湿盛宜加土茯苓 20g，车前子 15g；瘀滞明显加丹参、泽兰各 15g；咽喉疼痛加牛蒡子、马勃各 10g；目赤加菊花 10g，石决明（先煎）30g；便秘加大黄 10g，芒硝 5g。

### 2. 湿热蕴结证

（1）抓主症：关节红肿，局部扪之有热感，不能屈伸，耳郭、鼻梁红肿、疼痛，或局部有结节，甚者溃烂渗出，或伴见听力减退，或目赤眼红，或皮肤结节红斑。

（2）察次症：胃脘痞满，不思饮食，周身倦怠，口渴不欲饮，小便黄赤，或有低热。

（3）审舌脉：舌红舌苔黄腻，脉濡数或滑数。

（4）择治法：清热利湿，宣痹止痛。

（5）选方用药思路：多因素体阳气偏盛，内有蕴热，感受风寒湿热之邪，或风寒湿痹，经久不愈，邪留经络，蕴化为热所致。方选四妙散加减。黄柏 10g，苍术 10g，牛膝 15g，汉防己 10g，土茯苓 30g，忍冬藤 30g，车前子（包）10g，白术 10g，当归 10g，玄参 10g，赤小豆 15g。

（6）据兼症化裁：热甚加栀子、连翘各 10g；湿盛加茵陈 10g，薏苡仁 15g 以胜湿；痛甚加郁金、延胡索各 10g；如出现红斑结节加生地黄 15g，牡丹皮 6g，夏枯草 10g 以凉血解毒散结；胃脘满胀者加枳实、佛手各 10g。

### 3. 痰瘀阻络证

（1）抓主症：耳郭、鼻梁红肿，色暗，疼痛，有结节或瘀斑，关节疼痛，屈伸不利，一般昼轻夜重。

（2）察次症：胸闷咳嗽，或肌肤甲错，或吞咽不利，或心悸怔忡，或目赤。

（3）审舌脉：舌暗苔腻，脉沉涩或沉滑。

（4）择治法：祛痰活血通络。

（5）选方用药思路：痰瘀是指瘀血和痰湿两种病理产物而言。津液不行，水湿内停，则聚而生痰；痰湿内阻，血流不畅则血瘀；痰水与瘀血互结则为痰瘀。痰饮、瘀血为有形之邪，留阻于经络、关节、肌肉，瘀阻脉络，留于肌肤，而致本病。方选导痰汤合桃红四物汤加减。制半夏15g，陈皮10g，茯苓10g，枳实10g，白术10g，鸡血藤30g，穿山甲15g，皂角刺10g，当归10g，红花10g，桃仁10g，桂枝10g，莪术15g。

（6）据兼症化裁：痰浊盛加白芥子6g，僵蚕10g；气虚者加黄芪15g；血瘀甚加川芎、三棱各10g，土鳖虫6g；心悸、怔忡加薤白10g，瓜蒌30g；关节疼痛加穿山龙、徐长卿各15g；胸闷咳嗽加浙贝母6g，紫菀10g。

### 4. 肝肾阴虚证

（1）抓主症：耳郭、鼻梁萎缩、变形，眩晕耳鸣，口干目涩，声音嘶哑，视物模糊。

（2）察次症：失眠盗汗，腰膝酸软，五心烦热，咳嗽少痰，肢体麻木，筋脉拘急。

（3）审舌脉：舌红少苔或无苔，脉沉弦或细数。

（4）择治法：滋补肝肾，养阴生津。

（5）选方用药思路：肾在体主骨，藏真阴而寓元阳，为先天之本。肝在体为筋，体阴而用阳，司全身筋骨关节之屈伸。痹久伤阴，导致肾水亏虚，水不涵木，木火消灼阴津，筋骨关节脉络失养，血脉不通，气血凝聚，而致本病。方选杞菊地黄丸加减。枸杞子15g，菊花10g，生地黄10g，牡丹皮10g，山药10g，土茯苓15g，泽泻10g，蒲公英20g，生甘草10g，旱莲草10g，女贞子10g。

（6）据兼症化裁：虚火内盛加知母、黄柏各10g；眼干涩，视物模糊，加石斛15g，茺蔚子10g；烦热少痰加竹沥10g，胆南星6g；失眠不安加酸枣仁10g，夜交藤20g。

### 5. 气血两虚证

（1）抓主症：耳郭、鼻梁萎缩、变形，或局部溃烂久不愈合，或局部皮肤干燥、脱屑。

（2）察次症：听力减退，视物模糊，四肢酸楚疼痛，倦怠无力，畏寒肢冷，心悸气短，头晕目眩，咳嗽无力。

（3）审舌脉：舌质淡苔白，脉微细或沉。

（4）择治法：益气养血，荣筋通络。

（5）选方用药思路：多由素体气血不足，腠理空虚，或大病之后风寒湿热之邪乘虚入侵，流注于筋骨血脉，搏结于关节而成。方选八珍汤加减。生黄芪15g，炒白术10g，茯苓10g，当归10g，赤芍、白芍各10g，熟地黄15g，川芎10g，首乌10g，桂枝10g，鹿角胶10g。

（6）据兼症化裁：形寒肢冷加淡附片6g，细辛3g；关节疼痛加穿山龙、徐长卿各15g。

## 七、中成药

（1）四妙丸：湿热痹阻证，组成：苍术、牛膝、薏苡仁、黄柏；每次6g，每日2次口服。

（2）湿热痹颗粒：湿热痹阻证，组成：苍术、牛膝、地龙、防风、防己、萆薢、黄柏、连翘、忍冬藤、桑枝、威灵仙、薏苡仁；每次5g，每日3次口服。

## 八、单方验方

（1）淡豆豉 2000g，地黄 8000g。上二味，两度蒸曝干为散，食后以酒 1000ml，送服 2g，每日 2 次。治骨节疼痛无力，亦治虚劳、虚热（《备急千金要方·肾脏》）。

（2）天冬为散。酒服 1g，每日 3 次。治骨节疼痛无力（《备急千金要方·肾脏》）。

（3）鲜生地黄 100kg 取汁，酒 20L。相搅重煎，温服，每日 3 次。补髓，治体疼。忌芜荑（《外台秘要·骨极虚方》）。

（4）鹿角片 300g（酒浸 1 夜），熟地黄 120g，附片 45g。用大麦和米蒸熟，焙干为末，大麦粥和丸，每次 2 丸，每日 3 次，米饭送服。用于病久脾肾阳虚兼有寒邪者。

（5）金黄如意膏或玉露膏外敷，每日 1 次。

（6）鲜大蓟、鲜小蓟适量，杵烂外用，水调外敷，每日 1 次。

## 九、中医特色技术

### 1. 针灸疗法

（1）毫针：①用近部取穴法，多用泻法。肩部取肩髃、肩贞、巨骨、曲池；肘臂部取曲池、外关、阳溪、腕骨；髋部取秩边、环跳、居髎、阳陵泉；膝部取犊鼻、梁丘、血海、阳陵泉、曲泉；踝部取昆仑、太溪、照海、悬钟、解溪；手指、足趾取八邪、八风。若伴有全身发热、口干者，选大椎、陶道、照海、外关等穴。②关节红肿取穴：太溪、丘墟、八风，均用泻法。又方：肩髃、肩髎、曲池、外关、合谷，均用泻法（《针灸治验录》）。③关节肿痛甚选取大椎（凉泻法）、曲池、合谷、阴陵泉、三阴交。合谷、曲池、太冲清热降火，大椎、曲池清热解肌、泻热疏风。

（2）三棱针：病灶局部用围刺放血法，邻近穴位用点刺放血法。均用三棱针围刺和点刺 1～2 个穴位放血。针后，在邻近穴位针孔处拔火罐，以出血为度。主治关节肿痛灼热。

### 2. 刮痧疗法

刮拭顺序：先刮拭颈部大椎，然后刮前臂曲池，最后重刮合谷。刮拭方法：泻法，大椎刮痧。

### 3. 推拿疗法

推拿手法用泻法，可酌情选用推抚肢体疏经法，揉拨患部活血法、压放腧穴通脉法等。手法治疗时宜轻快而柔和，局部配合轻快的拿法。

## 十、预防调护

危重护理。按时给患者洗漱、擦浴、喂食。喂食时把床头摇高 15°～30°，尤其是患者自己进食的要嘱其慢吞细咽，防止呛咳和食物反流，引起吸入性肺炎或加重肺部感染。对于呼吸困难的患者，给患者采取半坐卧位、吸氧，鼓励其做有效咳嗽排痰外，密切观察患者的呼吸、咳嗽、排痰及血氧饱和度等情况，并在其床旁准备好气管插管或切开等抢救用物。

## 十一、各家发挥

### 1. 从"热毒"论治

房定亚认为 RP 病位在肝（胆）、脾（胃）、心经，病机为先天禀赋不足，加之后天调护不足，脏腑功能失调，内生之热毒、痰湿，腐而生热，循肝胆经上行于耳。本病发作时耳郭红肿热痛，严重者渗液、溃脓、坏死，符合热毒的发病特点。因此"热毒伤络"是本病的病机关键，故以清热解毒为治疗大法。他喜用四妙勇安汤、四神煎加减治疗。方中以金银花清热解毒、祛风通络；当归活血养血；玄参清热滋阴；黄芪、石斛、川牛膝益气养阴，补其本之虚；远志可搜剔络脉、骨骱之痰浊。两方虽配伍简单，但清热、滋阴、解毒、活血、化痰，用药虽少而多面顾及，可谓思虑周全。

胡陟等认为本病以耳部症状为主要临床表现者可归属于中医"断耳疮"的范畴，其病位与肝（胆）、脾（胃）、心经有关，病理因素为风邪、热毒、痰湿、血瘀，其病机为平素脾失健运，痰湿内生，或胃经湿热，循肝胆经上行于耳，加之风邪外犯，夹痰湿上窜耳郭，痰浊凝滞而为肿；热毒壅盛，血脉瘀阻，热腐肉败则肤色异常改变、渗液、溃脓、坏死。治法以清热解毒、祛风渗湿为主，佐以活血凉血。故常用龙胆泻肝汤或五味消毒饮或仙方活命饮或四妙勇安汤加减治疗。

### 2. 从"正虚"论治

张镜人认为，本病属中医的骨痹范畴，病变部位在软骨，与肝、脾、肾有关。由于病证反复，正气虚弱，肝脾肾亏损，加之邪气久留不去，故以扶正为治疗大法，兼以祛邪、健脾益肾柔肝治疗，取得较满意疗效。

（黄吉峰）

# 第七章 椎间盘病

## 第一节 颈 椎 病

颈椎病是一种常见的颈椎、脊柱退行性疾病,又称颈椎退行性关节炎、颈椎综合征等。它是指由于颈椎间盘发生退行性改变,颈椎骨质增生和颈部受损伤等因素引起脊柱平衡失调,刺激或压迫神经根、椎动脉、交感神经或脊髓等邻近组织引起的一组与病变部位相应临床症状和体征的临床综合征。

中医学关于颈椎病的论述,多认为其应归属于"眩晕""头痛""痿证""痹证"和"项痹"等范畴。

### 一、临床诊断要点与鉴别诊断

（一）诊断标准

本病常与长期从事低头伏案工作、枕头高低不适、卧姿不当、颈部外伤、反复出现落枕等因素有关。

**1. 颈型颈椎病**

（1）颈部肌肉痉挛,颈项强直,颈部活动受限,肌张力增高。

（2）颈部肌肉有广泛的压痛,压痛点多在冈上肌、斜方肌、菱形肌等部位,并可触及棘上韧带肿胀和棘突的移位。

（3）臂丛神经牵拉试验和颈椎间孔挤压试验多为阳性。

（4）颈椎 X 线检查可见颈椎生理曲度变直、反弓或成角,并伴有轻度的骨质增生。

**2. 椎动脉型颈椎病**

（1）做颈部较大幅度的旋转、后伸活动时,会因突然眩晕、四肢麻木、软弱无力而猝倒。

（2）后枕部触诊检查,患者棘突多有病理性的移位,相应关节囊部位有肿胀、压痛。

（3）旋颈试验呈阳性。

（4）颈颅多普勒超声（TCD）检查,多显示椎-基底动脉血流速度减低,脑血流量减少。

（5）颈椎 X 线检查,正位片可见颈椎侧弯、棘突偏歪、钩椎关节侧方增生;侧位片可见颈椎生理曲度变直、反弓,椎体增生,椎间隙变窄等;斜位片可见椎间孔变小,钩椎关节增生。

### 3. 神经根型颈椎病

（1）颈部肌肉痉挛，颈项活动受限，肌张力可增高。

（2）颈部病变棘突偏歪，椎间隙不等宽。在患侧肩胛骨内缘有压痛点，并具有典型的上肢放射痛和麻木感。一部分患者在颈部还可触及条索状结节。

（3）手和前臂部位的感觉减退，或有感觉过敏，病变者肌力减退，手和上肢发冷及肌肉萎缩。

（4）臂丛神经牵拉试验阳性和椎间孔挤压试验阳性。

（5）颈部 X 线正位片可见颈椎侧弯、钩椎关节增生、棘突偏歪等；侧位片可见颈椎生理曲度变直、成角、反弓，椎间隙变狭窄，椎体后缘增生，项韧带钙化；斜位片可见钩椎关节增生，椎间孔变小。

### 4. 脊髓型颈椎病

（1）肌张力增高，肌力减退，浅反射（腹壁反射、提睾反射）减弱或消失，腱反射（肱二、三头肌腱反射，跟、膝腱反射）亢进。

（2）病理反射如霍夫曼征、巴宾斯基征等阳性。

（3）颈椎 X 线检查，颈椎生理曲度变直，或反弓，颈椎椎体后缘骨质增生，椎间隙狭窄，椎间孔变小。

（4）颈部 CT 可准确测量椎管狭窄的程度，检查可见椎管变窄，椎体后缘骨质增生或椎间盘突出压迫脊髓。

（5）颈椎 MRI 检查可看到椎间盘髓核及增生骨赘、黄韧带突入椎管内，压迫硬膜囊及脊髓。另外还可看到硬膜外脂肪受压或中断，后纵韧带移位，椎间隙变窄，并可见神经根受压。

### 5. 交感神经型颈椎病

（1）颈部肌肉痉挛，功能活动障碍，棘突旁有压痛，棘突间隙变窄，棘突或横突偏移，项韧带增厚。

（2）颈椎 X 线检查，正位片可见钩椎关节增生；侧位片可见颈椎生理曲度变直，椎体前缘或后缘骨质增生，椎间隙变窄，项韧带钙化；斜位片可见椎间孔变小。

## （二）鉴别诊断

### 1. 颈肩背部肌筋膜炎

本病多由于长期保持伏案工作姿势，使得项背部肌肉常常处于紧张状态而没有适当休息引起局部缺血，引起患者项背部区域广泛性压痛，肌肉僵硬板滞，软组织痉挛甚至导致局部软组织粘连或无菌性炎症，严重影响患者日常生活工作本病可有颈肩部疼痛感、僵硬感、沉重感、颈部活动功能受限等表现。在临床称之为项背部肌筋膜炎，其主要累及项背部肌群。近年来本病就诊率逐渐升高，且发病年龄有明显低龄化趋势。遇阴雨、潮湿、风寒、疲劳等因素可诱发或加重。晨起较重，活动后可好转。病变部位肌肉可有僵硬感，压之酸痛感，触诊时颈部可触到条索状结节。项背肌筋膜炎的治疗方法多样，现代医学主要采用物理疗法、运动疗法和药物治疗等方法；中医对本病的治疗主要运用中药内服、推拿治疗、针灸治疗等。

### 2. 肩关节周围炎

肩关节周围炎是以肩部疼痛，肩关节活动障碍为主要临床表现的一种慢性损伤性或退行性无菌性炎症，常继发冈上肌腱炎，肱二头肌长头腱炎或肩峰下滑囊炎。本病属祖国医学的痹症范畴。肩关节周围炎以肩局部疼痛为主，可累及上肢活动受限和被动运动受限，但无上肢放射性疼痛及麻木感。早期肩关节周围炎与年龄的增长和慢性劳损，肩关节囊结缔组织退化有关。其表现为充血、水肿或痉挛及炎症反应导致纤维变性、疤痕形成，此阶段属炎症凝滞期以疼痛为主。后期出现关节滑膜及邻近组织缺血、坏死、炎症粘连和进行性肌萎缩、肌痉挛、关节滑膜囊变性或局部组织肌化和瘢痕化，属冻结僵硬期，以肩关节活动受限为主。

本病属中医四十肩、漏肩风、肩凝症范畴。中医认为人过四十，气血始衰，随着年龄的增长，脏腑、气血、精血、津液渐衰退，肝肾两亏，气血两虚。劳累后外感风寒湿邪阻滞经络或劳伤经脉，气血闭塞，经脉不通，筋脉失养则可导致疼痛和活动障碍。

### 3. 脊髓空洞症

脊髓空洞症的发现率越来越高。本病起病隐匿，进展缓慢，预后不佳，严重者可因顽固性疼痛、肢体活动障碍而丧失工作能力或生活不能自理，给患者带来了极大的痛苦。它是一种好发于颈胸段的慢性脊髓疾病，病变可累及颈肩部、上肢和上胸部，有疼痛、麻木或刺痒感、冷感等感觉，疼痛多较剧烈，性质多呈灼痛或钻痛。还可见鹰爪状手表现。磁共振检查有助于诊断。

### 4. 臂丛神经痛

臂丛神经痛是一系列的综合征，其中包括炎症、肿瘤、粘连、外伤等因素刺激或压迫了臂丛神经而引起的臂丛神经疼痛的症状。本病多见于成年人，受寒或感染后急性或亚急性起病。疼痛首先出现于颈根部、锁骨上部，迅速扩展到肩后部、臂部和手。疼痛很快从开始的间歇性转为持续性。患者采用屈肘的减痛姿势，不能病侧卧位，上肢外展或上举的动作即可诱发疼痛。臂丛神经干所在部位（锁骨上、下窝及腋窝处）有明显压痛。上肢肌力减退，腱反射减弱或消失，可有手的浅感觉减退，肌肉萎缩不明显，严重者有上肢皮肤菲薄及手指肿胀。常见的原因有炎症、感染、压迫（肿瘤或结核等）、损伤（颈椎损伤、脱位和骨折等）及其后遗症等。临床上主要表现为颈根部、肩部、上肢和手的疼痛，但各种原因引起的臂丛神经痛，其临床特点有所不同。

对臂丛神经炎的患者应给肢体适当的休息，予以肾上腺皮质激素、止痛药和镇静药等，并辅以物理治疗。对肋骨锁骨综合征的患者，将肩部保持上举和适当休息可缓解症状，严重病例可行手术治疗。

### 5. 胸廓出口综合征

胸廓出口综合征是指臂丛神经和锁骨下血管在锁骨与第一肋骨间隙中，由于胸廓上口发生异常改变而受到压迫引起的一组临床症候群。临床表现有手及上肢酸痛、麻木感、乏力及肌萎缩等症状。无颈椎旁压痛，无颈部活动受限，椎动脉扭转试验阴性，Adson等试验阳性。治疗上对于没有显著神经受压的客观体征也无血管受压而引起指端缺血或肢体明显肿胀的TOS患者，都应首选保守治疗。局部痛点封闭注射，湿热敷和经皮电刺激，非类固醇类药物治疗，可用于临时性镇痛和解痉，消除肌肉及筋膜的疼痛扳机点，增加患者对锻炼的依从性，而不能作为主要的治疗手段，其他治疗手段还有手术治疗。

### 6. 脊髓肿瘤

脊髓肿瘤多为脊髓外硬膜下肿瘤、硬膜外肿瘤，同时可伴有颈、肩、枕、臂、手部的疼痛和麻木感，疼痛较为剧烈，多呈刀割样或针刺样剧痛，并伴有进行性加重，尤其在夜间为著。X线片显示压迫面以下椎间孔增大，椎体破坏。磁共振检查可确定肿瘤的大小与位置。髓内肿瘤多发生在颈段脊髓，感觉障碍为主。转移瘤好发于胸椎管内，多以突发疼痛起病。哑铃型脊髓肿瘤如未根治，则在1～7年内复发。腰椎段哑铃型脊髓肿瘤有一组与腰大肌相关的症状，我们暂称它为腰大肌综合征。椎管阻塞平面在背部皮肤上的投影定位，是避免手术探查错位的有效措施。术中恰当地使用咬骨钳，可避免加重脊髓的损伤。

## 二、中医辨病诊断

（1）发病多与年高体虚、跌仆损伤、感受外邪、饮食不当、情志不遂、劳累过度等有关。

（2）以颈肩部疼痛、麻木、酸胀为主，以颈部僵直、活动受限为临床表现。

（3）发作时可伴有头晕、头痛，严重者可有恶心呕吐，耳聋耳鸣，汗出，面色苍白，甚则猝然昏倒等表现。

## 三、审析病因病机

### 1. 标实

（1）风寒湿邪侵袭：风为百病之长，寒主收引、凝滞，湿性重着黏滞。风寒湿三邪夹杂而侵袭颈项肌肉，因致病特点不同致使颈部气血筋脉凝滞、经络闭阻、筋脉不通而发生颈肩部疼痛，本病多在睡眠时或颈肩外露时，遭受风寒湿邪侵袭而发生。

（2）痰浊中阻：素体肾阳亏虚，阳虚则水停于内而生内痰，又复感风邪侵袭，风痰相搏、阻滞经络，或风痰上扰头窍清空，而见头痛、眩晕，或痰湿阻于中焦见胸脘痞闷。

（3）肝阳上亢：肝为刚脏，主升发，肾主水，肝与肾为肝肾同源、精血同源，如果素体肝肾亏虚，水不涵木，不能制约肝阳，以至肝阳亢逆于上，肝风内动，上扰清空头目，或肝气郁结、失于调达，气郁化火，引动风阳，上扰头目清窍，以致头胀痛、眩晕、失眠等。

### 2. 本虚

（1）气血亏弱：年老体虚或久病体弱导致气血虚损，不能濡养全身筋骨经脉，营血不足，肌肉、筋脉失于濡养则可使肩臂疼痛、麻木不仁，血虚不能上荣于头面，则可见头晕头痛，面色不华。

（2）脾肾虚寒：脾主运化，为气血生化之源，肾主藏精，脾肾虚寒，则脾肾之阳气失于温煦，阳虚阴寒内生，气血生化不足，精血亏虚，不能濡养筋骨，又遭受风寒湿邪侵袭而使经络闭阻，不通则痛。

（3）肝肾亏虚：年老体衰或素体虚弱，气血不足，肝肾亏虚，筋骨失充，筋弛骨痿，或因过度劳累，或外感风寒湿邪侵袭，闭阻经络，气血运行不畅，筋骨肌肉僵直疼痛而发病。

（4）气滞血瘀：由于颈部筋肉急性损伤或慢性劳损，而使颈筋损伤或撕裂，血不循经，溢于脉外，瘀阻不通，不通则痛，而发为本病。

颈椎病在中医学上多为本虚标实之证。颈椎病的发生多以肝肾不足，肾精亏虚，气血亏损，骨体失养为本；以风寒湿邪侵袭，痹阻经络，气血瘀滞为标。"风者，百病之始也"（《素问·骨空论》），风为阳邪，易袭阳位，常兼夹寒邪侵袭人体，留滞于颈项经络，使颈项气血瘀滞，筋骨失养而致诸症。

总之，本病基本病理变化不外乎虚实两端，属本虚标实之证，病变与脾、肾、肝三脏相关。

## 四、明确辨证要点

### 1. 辨虚实

本病属本虚标实之证，辨证首辨虚实。虚者多为气血虚弱，肝脾肾亏虚，气滞血瘀；实者多为风、寒、湿、痰之邪侵袭。凡病程较长者，常反复发作，遇劳即发，伴腰膝酸软，神疲乏力，脉细弱者，多属虚证；凡病程短，突然发作，伴头痛头晕，视物旋转，痰涎者，多属实证。

### 2. 辨脏腑

本病多与肝、脾、肾三脏有关。肝为木，肝性主动，主升发，若肝肾亏虚，气血不足，筋骨失于濡养则可发病；脾胃为后天之本，气血生化之源，若脾胃虚弱，气血化源不足，或脾失健运，痰湿中阻，上扰清空，则可引发头晕、头痛；肾主骨生髓，肾精亏虚，无以濡养筋骨筋脉，致经络阻滞而疼痛。

## 五、确立治疗方略

颈椎病的治疗主要有药物内治，推拿、针灸、牵引、手术和物理治疗等外治。中药主要以补肝肾、祛风寒、活络止痛的内服药为主，也可以中药贴敷外治，西药主要以消炎镇痛类药物为主。推拿手法主要为理筋疗法，包括点压、拿捏、弹拨、滚法等；针灸治疗以通经活络为大法，以局部阿是穴和手足三阳经为主；牵引通常以枕颌带牵引法为主；物理治疗可采用超短波、红外线、低或中频脉冲电刺激疗法、磁疗等。颈椎病的治疗要根据疾病类型、病情的轻重、病期的长短及患者的健康状况来进行综合选择。

## 六、辨证论治

### 1. 风寒湿痹证

（1）抓主症：颈肩臂部疼痛、麻木，头痛伴有收紧感，颈部僵硬、活动不利，恶风寒，无汗等。

（2）察次症：全身发紧，身体困重，胸闷纳呆，口不渴。

（3）审舌脉：舌质淡，苔薄白，脉弦紧。

（4）择治法：治宜祛风散寒除湿，通络蠲痹止痛。

（5）选方用药思路：风寒湿邪痹阻经络，肌肉经络受邪阻滞，风行善行而数变，寒主收引，湿性重着黏滞，痹阻于肌肉关节，方用蠲痹汤加减。独活 20～30g，羌活 5～15g，防风 15g，黄芪 15g，甘草 15g，当归 15g，姜黄 15～30g。

（6）据兼症化裁：寒湿较盛者加附子 5～15g；上肢疼痛、麻木较重者加蜈蚣 1 条，全蝎 5g；风寒湿痹日久致肝肾两亏、气血不足者加独活 20～30g，桑寄生 15g，秦艽 15g，细辛 5g，川芎 15g。

### 2. 痰浊中阻证

（1）抓主症：头重头晕，恶心，泛泛欲呕等。

（2）察次症：肢倦乏力，胸脘痞闷，纳呆。

（3）审舌脉：舌淡，苔白腻，脉濡滑。

（4）择治法：治宜燥湿化痰，通络止痛。

（5）选方用药思路：痰饮阻于中焦，上下之气机不利，而致咳嗽痰多，色白易咯，恶心呕吐，胸膈痞闷，肢体困重，或头眩心悸，方用二陈汤加减。半夏15g，茯苓15～30g，陈皮15g，生姜15g。

（6）据兼症化裁：恶心重者加代赭石5～15g；郁久化热而出现痰热者加郁金15g，黄芩15g，浙贝母15g；失眠多梦者，可莲子肉15g，夜交藤15～20g；痰浊较重，阻碍气机运行，日久可致痰瘀互结者加桃仁15g，红花15g，当归15g，生地黄15g，白芍15g，川芎15g。

### 3. 肝阳上亢证

（1）抓主症：颈部疼痛，眩晕，耳鸣，头痛，面红，目赤，性情急躁易怒等。

（2）察次症：失眠多梦，腰膝酸软，肢麻震颤。

（3）审舌脉：舌红少津，脉弦细。

（4）择治法：治宜平肝潜阳，活血通络。

（5）选方用药思路：患者平素急躁易怒，肝郁化火，上冲头面，方用天麻钩藤饮加减。天麻15g，钩藤15～30g，石决明15g，川牛膝15～30g，杜仲15g，桑寄生15g，栀子15g，黄芩15g，益母草15g，夜交藤15g，茯神15g。

（6）据兼症化裁：肝火旺，口苦、咽干者加川楝子5g，麦冬15～30g，菊花15g；若、肾阴虚明显者加黄柏15g，知母15g，玄参15g；眩晕、耳鸣较重者加牡蛎15～50g，代赭石5～15g；阳亢日久，迫血妄行出现热伤血络之候，如衄血者加犀角（水牛角代替）15g，生地黄15g，白芍15g，牡丹皮15g。

### 4. 气血两虚证

（1）抓主症：头晕，目眩，面色苍白，神疲乏力，四肢倦怠等。

（2）察次症：心悸气短。

（3）审舌脉：舌质淡，苔薄白，脉细无力。

（4）择治法：治宜益气养血，通络止痛。

（5）选方用药思路：心藏神而主血，脾主思而统血。思虑过度，劳伤心脾，脾气亏虚，心血暗耗，心失所养，而见气血不足之象，方用归脾汤加减。黄芪15～30g，龙眼肉15g，人参15g，白术15g，当归15g，酸枣仁15g，远志15g，茯神15～30g，木香5g，炙甘草15g。

（6）据兼症化裁：兼有寒者加附子5～15g，肉桂5g；心悸明显者加五味子15g，麦冬15～30g；气虚血瘀者加桃仁15g，红花15g，丹参15g；气血两虚日久，肾之阴阳不足者加生地黄15g，山茱萸15g，生山药15～30g，茯苓15g，牡丹皮15g，泽泻15g，桂枝15g，附子5～10g。

### 5. 脾肾虚寒证

（1）抓主症：颈部怕冷、疼痛，肩臂麻木，颈部僵硬发板。

（2）察次症：四肢不温，畏寒喜暖，疲乏无力。

（3）审舌脉：舌淡胖，苔薄白，脉弦细弱。

（4）择治法：治宜温阳益气，舒筋活络，行气止痛。

（5）选方用药思路：形体肥胖之人，活动后易出现汗出，感风寒之后，易出现颈部疼痛的症状，方用黄芪桂枝五物汤加减。黄芪15～50g，桂枝15g，芍药15～30g，生姜15～30g，大枣15g。

（6）据兼症化裁：头晕、气虚明显者加天麻15g；肾阳不足明显者可加狗脊15～30g，鹿角胶 15g；麻木、疼痛明显者加制草乌 5g，全蝎 5g。

**6. 肝肾亏虚证**

（1）抓主症：颈肩臂疼痛、麻木，可向臂、手部放射。颈部活动不利，可因劳累或寒冷而诱发加重。

（2）察次症：腰酸膝软，头晕眼花，耳鸣、耳聋，倦怠乏力。

（3）审舌脉：舌质暗红，苔少，脉沉细弱。

（4）择治法：治宜补肝益肾，宣痹止痛。

（5）选方用药思路：肾主骨生髓，患者平素体质偏弱，肝肾不足，易引起颈肩臂疼痛，方用芍药甘草汤加减。芍药 15～30g，甘草 15g。

（6）据兼症化裁：寒湿盛者加附子 5～15g，肉桂 5g；气虚明显者加黄芪 15～50g，党参 15～30g。

**7. 气滞血瘀证**

（1）抓主症：头颈、肩背、上肢麻木、疼痛，多为刺痛，痛有定处，夜间加重。

（2）察次症：面色不华，倦怠少气。

（3）审舌脉：舌质紫暗，有瘀点瘀斑，脉弦涩或细涩。

（4）择治法：治宜活血行气，通络止痛。

（5）选方用药思路：血为气之帅，气为血之母，气行则血行，痹证日久，肝肾不足，气滞则血阴，易引起气滞血瘀之证，方用身痛逐瘀汤加减。桃仁 15g，红花 15g，川芎 15g，牛膝 15g，秦艽 15g，地龙 15g，羌活 5～15g。

（6）据兼症化裁：面色无华、倦怠乏力者可加党参 15～30g，黄芪 15～50g，白术 15g，茯苓 15～30g；久病不愈，肢麻较重者加全蝎 5g，蜈蚣 1 条。

## 七、中成药选用

（1）脊痛消胶囊（黑龙江中医药大学附属第一医院院内制剂）：瘀血阻络证，组成：当归、川芎、白芍、杜仲、地龙、三棱、莪术、防己、五灵脂、车前子；每次 5～8 粒，每日 3 次口服。

（2）骨痛活血胶囊（黑龙江中医药大学附属第一医院院内制剂）：瘀血阻络证，组成：当归、川芎、延胡索、丹参、杜仲、地龙、红花、白芍；每次 5～8 粒，每日 3 次口服。

（3）骨痛化瘀胶囊（黑龙江中医药大学附属第一医院院内制剂）：瘀血阻络证，组成：杜仲、三七、蒲黄、黄芩、大黄等；每次 4～5 粒，每日 3 次口服。

（4）小活络丸：寒湿痹阻证，组成：天南星、制川乌、制草乌、地龙、乳香、没药；每次 1 丸，每日 2 次口服。

## 八、单方验方

（1）骨蛇桂葛丸：金钱蛇 3 条，桂枝 60g，干葛 120g，羌活 60g，当归 60g，制乳香 30g，制没药 30g，骨碎补 120g，白芍 90g，炮山甲 30g，鸡血藤 80g，巴戟天 80g，甘草 30g，上述药物共研为细末，制成水丸，每次 6 粒，每日 3 次。用于肝肾不足证。

（2）独活 30g，桑寄生 20g，防风 10g，当归 10g，白芍 20g，杜仲 30g，牛膝 10g，桂枝 15g，茯苓 30g 等，800ml 水煎服，每日 2 次。用于肝肾亏虚、气血不足导致的颈椎病。

（3）半夏 10g，天麻 10g，僵蚕 10g，全蝎 10g，白芍 15g，钩藤 20g，丹参 20g，茯苓 15g，水煎 500ml，每日 2～3 次，口服。用于痰瘀阻滞证。

（4）骨碎补 100g，羌活 60g，桂枝 60g，葛根 100g，白芍 90g，当归 60g，乳香 30g，没药 30g，甘草 30g，鸡血藤 80g，共研细末制成丸，每次 6 粒，每日 3 次。用于肝肾亏虚证。

## 九、中医特色治法

### 1. 贴法

（1）膏药贴敷：具有活血化瘀、通络止痛、祛风散寒的作用，将膏药外贴患处对治疗颈椎病可起到很好的辅助治疗作用。膏药贴敷可改善局部的肌肉痉挛，改善血液循环，缓解局部疼痛症状。常用的膏药有风湿止痛膏、狗皮膏、颈痛贴膏、麝香壮骨膏、伸筋活络膏等。

（2）穴位贴敷：将中药汤剂熬成膏，或将药末散于膏药上，直接贴于身体相应穴位处，刺激体表与腧穴相应皮肤，促进经络气血的运行，起到驱邪和扶正强身的作用。

### 2. 针灸疗法

（1）针法。

1）毫针：取穴风池、颈部夹脊穴、阿是穴、天柱、肩井、曲池、手三里、外关。操作：急性期若疼痛较重，可采用泻法进行针刺，症状缓解后用中等量刺激。针刺时可留针20min，每日 1 次，10 日为 1 个疗程。

2）梅花针：取穴风池、风府、大椎、阿是穴、颈夹脊穴等。操作：从上到下进行叩刺，阿是穴重叩，以局部微出血为宜。每日治疗 1 次。

3）耳针：取穴颈、颈椎、肝、肾等相应部位。操作：以强刺激并捻转数秒后，留针20min 左右，每日治疗 1 次。

4）电针：取穴同毫针治疗。操作：选其中几对穴位，用疏密波，电流输出量应从小到大，或以患者能忍受为宜，每日治疗 1 次，每次 20min 左右。

（2）灸法取穴：可同毫针法的取穴相同。操作：可用艾条灸、艾炷灸。每次选穴 3～5个，灸 30min，每日 1 次，10 日为 1 个疗程，2 个疗程间隔 3 日。

### 3. 推拿

推拿法治疗颈椎病，可以调整颈椎内外平衡状态，恢复颈椎正常生理曲度，扩大椎间隙，消除神经根炎性水肿，缓解肌肉痉挛，改善局部血液循环状态。多采用理筋整复，理气活血的手法。部位及取穴：枕后部、颈肩背部、肩胛骨内缘；风池、风府、颈夹脊、大椎、肩井等穴。手法：㨰、一指禅推、拿、揉、按、拔伸、扳等法。作用：舒筋活血、解痉止痛、理筋整复。

## 十、预防调护

预防颈椎病的发生，应避免和消除能够导致本病发生的内、外因素。

（1）要适当锻炼以增强体质，可鼓励患者进行适当的锻炼，如散步、太极拳、慢跑等；保持情绪稳定，防止七情内伤。

（2）避免长期伏案工作、不良的睡眠姿势，枕头避免过高或过低，注意休息与锻炼，避免颈部着凉，避免过度劳累。注意劳逸结合，避免过度劳累；饮食有节，不宜暴饮暴食。

（3）饮食宜清淡，避免辛辣刺激物，勿食肥甘厚味，以防助湿生痰，多食新鲜水果与蔬菜、豆类、海带、紫菜、木耳，以及蛋白质丰富的牛奶、鸡蛋、瘦肉等食品。

（4）戒烟戒酒；注意保暖，防止风寒湿邪侵袭人体，损伤正气；病情严重者，应卧床休息。

## 十一、各家发挥

### 1. 从血瘀论治

部分医家认为神经根型颈椎病多为气滞血瘀导致，部分年老体弱患者还可有肝肾阴虚或脾肾阳虚等影响因素。所以在治疗上主要从肝肾论治，以温通行气，补血祛瘀，注重气血双补，滋养肝肾。刘军在治疗颈椎病的用药中重视阴阳互补，如地龙与当归相配，行气、补血兼施，气行则血行；当归与熟地黄相配，肝肾同源双补，滋水养木而增益气补血之效。同时刘军还重视应用引经药，他认为引经药在中药方中具有重要的作用，也是治疗效果的关键。常用的引经药有头面：川芎、白芷；上肢：姜黄、桂枝、威灵仙、桑枝、葛根、伸筋草、徐长卿；腰背部：杜仲、川续断、狗脊；下肢：木瓜、牛膝、鸡血藤、防己等。而吴发以中医辨证论治为基础，方用血府逐瘀汤加减，用于治疗气滞血瘀型的脊髓型颈椎病，并根据临床随症加减：咽喉肿痛者，加金银花、板蓝根；便溏者，去生地黄，加大血藤、木香；便秘者，加生大黄、肉苁蓉。在临床上取得了显著的疗效。

### 2. 从虚论治

多数医家认为椎动脉型颈椎病病变在脑及颈部，与肝、脾、肾密切相关。由于肝、脾、肾不足，气血亏虚，脉络失养，或者因生活工作中长期低头伏案劳累，导致颈部经络受损，血脉瘀滞，脑失充养而髓海空虚，加之情志、痰凝血瘀、外邪内侵和局部劳损，椎动脉型颈椎病多为本虚标实之证。宋敏在治疗上遵循扶正祛邪的治疗原则，以补益肝肾、补益气血为法，治疗时应用益气药多为生黄芪、当归等；活血药多为泽兰、三棱、莪术、丹参、赤芍等；补肝肾药多为川牛膝、淫羊藿、肉苁蓉等；通络药多为鸡血藤、忍冬藤、海风藤、络石藤等。临床方药多用虎潜丸、六味地黄丸、一贯煎、右归丸等加减。

### 3. 从痰论治

大多医家对于椎动脉型颈椎病所致的眩晕，认为治疗应从痰论治，正如元代朱丹溪创立的"无痰不作眩"学说。现代医家多根据此学说为基础治疗椎动脉型颈椎病，认为椎动脉型颈椎病所致的眩晕病位在清窍，痰上扰清窍，致清窍失养而眩晕，病变与肝、脾、肾三脏关系密切。脾为后天之本，肾为先天之本，脾肾两脏既主人体气血的生成，又统领人体水液的代谢。脾肾两虚在导致人体气血不足的同时必然也会导致水液代谢的异常而使痰湿停滞于人体内，痰浊的停滞必然会反过来阻碍脾肾的功能活动，因此对于此型颈椎病在治疗上以祛风化痰为主。

# 第二节　腰椎间盘突出症

腰椎间盘突出症是指髓核变性，腰椎间盘纤维环部分或全部破裂，连同髓核向外膨出，压迫和刺激相应的神经根、马尾神经或脊髓，产生腰痛、下肢放射痛、麻木等一系列临床症状，其主要症状为腰痛及下肢痛，腰椎间盘突出症为腰腿痛的常见原因之一。

中医学诸多论述中多将腰椎间盘突出症归属于"痹证""腰痛""腰腿痛""腰尻痛"等的范畴。

## 一、临床诊断要点与鉴别诊断

（一）诊断标准

（1）大多数腰椎间盘突出症患者的诊断，主要是根据临床症状或体征做出的。主要的症状和体征为：

1）腰痛多有坐骨神经痛，放射至小腿或足部，直腿抬高试验阳性。

2）在腰4～5或腰5骶1棘间韧带侧方有明显的压痛点，并伴有放射性疼痛（小腿或足部）。

3）小腿前外侧或后外侧皮肤感觉减退、踇肌力减退，患侧跟腱反射减退或消失。

4）X线片可见脊柱侧弯，腰生理前凸可消失，相邻边缘有骨赘增生。CT、磁共振检查可显示椎间盘突出的部位及程度。

（2）定位诊断：椎间盘突出部位为腰3～4、腰4～5、腰5骶1。

1）受累神经分别为腰4、腰5神经根和骶1神经根。

2）疼痛部位分别累及骶髂部、髋部、大腿前外侧、小腿前侧，骶髂部、髋部、大腿和小腿后外侧，骶髂部、髋部、大腿及足跟外侧。

3）麻木的部位相应出现在小腿前内侧、小腿外侧或足背，包括踇趾、小腿及足外侧、外侧三足趾，偶有足跖屈及屈踇无力，伸膝无力、肌力改变，踇趾背伸无力。

4）反射改变：膝反射减弱、消失或无改变，踝反射减弱或消失。

（二）鉴别诊断

**1. 腰椎管狭窄症**

本病包括椎管、神经根管或神经孔的狭窄。其可由脊柱的骨或软组织形成，或两者同时存在。狭窄可发生在多节段、多水平的椎管区域，也可以是单发的。椎管或神经出口的直径缩小多是由于骨质增生、韧带肥厚、间盘突出、脊椎滑脱等因素中的一种或几种因素共同引发此病。腰椎管狭窄的临床表现：尽管腰椎管狭窄可发生在任何年龄，但退变性椎管狭窄出现症状，一般在60～70岁，女性多于男性。约5%的腰椎管狭窄患者同时患有颈椎管窄。患者常伴有慢性腰背部、臀部、大腿、小腿疼痛病史，下肢疼痛的分布取决于狭窄的部位。双侧疼痛较单侧疼痛常见。下肢疼痛更常见，约80%的患者有下肢痛，约65%的患者表现为背痛。在躯体前倾时，行走能力增加。体检时常见腰椎前凸变平、疼痛加重、活动范围减少（尤其是伸展活动）。直腿抬高试验常阴性。副交感神经系统障碍较少见。本病发生最突出的症状是间歇性跛行，以患者主诉多而体征少为特点。脊髓碘油造影、CT、磁共振等特殊检查可进行进一步确诊。

**2. 骨盆出口综合征**

骨盆出口综合征是指坐骨神经经过盆腔出口时受到刺激或压迫所产生的症状群，其临床表现为患者出现坐骨神经干刺激症状，疼痛始于臀部，沿坐骨神经行走的放射性疼痛，并伴有其支配区的运动、感觉或反射障碍。发病前多有外伤、劳累、着凉或受潮史。病程长时可呈间隙性起伏发作。多为单侧发病，初为臀钝痛、酸胀或沉重感，有时也可表现剧烈锐痛。疼痛向大腿后方、小腿后外侧放射，但很少到达跟部及足底部，而且多没有明确的根性界限。走路可加剧疼痛，或出现间歇性跛行。

### 3. 第三腰椎横突综合征

第三腰椎横突综合征作为一类骨科常见病，有其复杂的病因学、病理生理学及生物力学机制。起病或缓或急，可有外伤史。其中骨骼-肌肉系统解剖学及力学改变对于其发病有重要影响。本病主要表现为腰部疼痛，检查可见骶棘肌痉挛，腰 3 横突尖压痛，没有坐骨神经损害征象。目前临床对于本病多采取针灸、理疗等非药物性治疗方法。局部封闭治疗可有很好的近期效果。

### 4. 梨状肌综合征

本病是以髋关节和臀部疼痛为特征的神经肌肉病变。该综合征在临床上经常被忽视，因为可能会出现相似的腰部神经根病、原发性骶骨功能障碍或无名的功能障碍。最常见的症状为：患者坐姿超过 15~20min 后疼痛加重。许多患者表现为梨状肌的疼痛，尤其是肌肉在骶骨附着点和股骨大转子的内侧，这可能是突然或逐渐发病，与梨状肌痉挛或坐骨神经受压迫有关。体检可见臀部肌肉萎缩，臀部深压痛及直腿抬高试验阳性，神经的定位体征多不太明确。在做髋关节外展、外旋时可诱发加重，而腰椎间盘突出症较少见这种情况。

### 5. 臀上皮神经卡压综合征

臀上皮神经卡压综合征是臀上皮神经在经过深筋膜孔处受到刺激或卡压产生的一系列症状。临床表现为腰痛及臀部疼痛，甚至可累及大腿及腘窝，但极少涉及小腿，在髂后上棘外上方髂嵴缘下有明显压痛点，有时可扣及条索结节或小脂肪瘤，可伴有臀肌痉挛。局部封闭治疗可立即消除疼痛。中医可以通过针灸、推拿、长圆针、铍针、针刀、注射疗法进行治疗。也可通过综合疗法进行治疗，如封闭配合推拿手法、针刀配合其他疗法、手法配合理疗（如 TDP 照射、中频电刺激等），疗效显著。

### 6. 臀肌劳损

本病是伤骨科门诊中的常见病，好发于中年人群，症状顽固难愈，易复发。急性臀肌损伤可引起肌肉痉挛，在髂后上棘外侧有压痛点，局部封闭治疗可立即消除症状。

### 7. 腰椎滑脱

腰椎滑脱既是多种腰椎病变的综合结果，又是其他许多继发性疾病的原因，因而引起严重的腰椎失稳；又可因脊神经根受压迫、刺激而引起腰以外器官的功能障碍和增加患者痛苦。腰椎滑脱和腰椎间盘突出均可能出现下腰的疼痛，脊椎滑脱程度较重时还可有神经根症状，通常会诱发椎间盘退变。腰部 X 线斜位片可显示椎弓根骨折；侧位片可了解有无椎体滑脱，严重者可进行手术治疗。

### 8. 椎体转移瘤

椎体转移瘤最常见的原发肿瘤是肺癌、乳腺癌和前列腺癌。男性的发病率高于女性。恶性肿瘤细胞可通过不同的机制扩散到脊柱，如动脉系统、静脉系统、脑脊液和直接扩散等方式。由于椎体血供丰富，因此血源性转移是脊柱转移瘤最常见的转移方式。恶性肿瘤细胞经动脉系统种植首先发生在椎体的边缘，然后逐渐向髓腔扩散，进一步可扩散至椎管。疼痛是最常见的并发症，发生于 95% 的脊柱转移瘤患者，且通常出现于脊柱转移瘤神经损害之前。通常，疼痛发生于颈部和背部，且常有夜间疼痛的特点。疼痛的发生是由于肿瘤突破了痛觉感受器较少的骨髓，而侵及骨膜及其周围。由力学不稳定而诱发的疼痛多是由于脊髓压迫、椎体塌陷和病理性骨折引起。疼痛也可表现为根性疼痛，表现为皮节分布区放射样疼痛。疼痛通常在神经损害前平均 7 个月发生。运动功能障碍也是本病的常见症状。治疗上可用双磷酸盐类药物治疗、镇痛药物治疗、化疗（包括激素治疗）、放射治疗、经皮椎体成形术、经皮射频消融治疗、减压手术治疗、核素治疗等。治疗目的在于减少骨破坏，尽量消除病灶，并使骨结构修复到正常；防止骨破坏导致的进一步损伤，如骨折、截瘫等；缓解骨转移导致的疼痛及消除骨相关事件和提高患者的生存质量。

**9. 腰椎结核**

腰椎结核患者常有结核病的全身反应，腰痛较为剧烈，X 线片可显示椎体或椎弓根的破坏。平时需保持充足的睡眠、补充营养、局部制动、药物化疗及外科手术治疗等。使用抗结核药化疗是其中重要的治疗方法，应贯穿于整个治疗过程中，其手术成功的前提是早期、规律、全程、联合、适量抗结核化疗，该化疗原则是保证术后疗效的重要前提。中医药治疗本病亦有较好疗效。

## 二、中医辨病诊断

（1）常有居处潮湿阴冷、涉水冒雨、跌仆闪挫或劳损等相关病史。

（2）急性腰痛，病程较短，轻微活动即可引起一侧或两侧腰部疼痛加重，脊柱两旁常有明显的按压痛。

（3）慢性腰痛，病程较长，缠绵难愈，腰部多隐痛或酸痛。常因体位不当、劳累过度、天气变化等因素而加重。

## 三、审析病因病机

**1. 标实为辅**

本病系感受外邪、跌仆损伤而致经脉受阻，气血运行不畅，不通则痛而发病。腰为肾之府，腰部病变首先当责之于肾，因素体虚弱，肝肾不足，气血亏损，病情迁延日久之后，可造成下肢痿废不用。如《灵枢·经脉》中有"项似拔，脊痛，腰似折，髀不可曲，腘如结，踹如裂，是为踝厥"，《素问·刺腰痛论》中有"肉里之脉令人腰痛，不可以咳，咳则筋缩急"，《医学心悟》中亦有"腰痛拘急，牵引腿足"的论述。《诸病源候论·腰痛候》认为："凡腰痛病有五：一曰少阴，少阴肾也，七月万物阳气所伤；二曰风痹，风寒着腰，是以痛；三曰肾虚，役用伤肾，是以痛；四曰昏腰，坠堕伤腰，是以痛；五曰寝卧湿地，是以痛。"《丹溪心法·腰痛》指出："腰痛主湿热，肾虚，瘀血，挫伤，有痰积。"

**2. 本虚为主**

从经络学方面讲，督脉为诸阳脉之海，阳气不振，气血亏虚；风寒之邪，极易损伤阳气，故督脉易虚不易实；足少阳胆经、足太阳膀胱经归于十二经脉，为经气循行之江河，外邪滞留或跌仆闪挫易损伤经脉，气血运行不畅，故而易实不易虚。本病因经脉失养，加之腰部跌仆闪挫，损伤经络，或反复感受风寒湿邪，邪滞经络所致。督脉循行于身后正中，"挟脊抵达腰中，入循膂属肾"，与肾、腰的关系密切。同时，督脉统帅一身阳气，"实则脊强，虚则头重"，因此周身阳气亏虚或受损受邪皆首先累及督脉，而督脉的亏虚也会累及全身阳脉。在六阳脉中，足三阳经脉发于上，行于下，通行腰腹。其中胆经行于身侧，膀胱经行于腰部，两者既为阳脉又与腰部的关系密切，故极易受累。又因胆、膀胱与肝、肾互为表里，肝肾不足，两经病变必然累及胆经和膀胱经。胆经"机关不利，不利者，腰不可以行"，膀胱经"足太阳之疟，令人腰痛"。若以督脉阳气亏虚为主，则见全身乏力，腰部无力，畏寒喜暖，下肢怕凉，酸胀拘急，麻木不仁等症；若以胆经、膀胱经受邪，气血运行不畅为主，则见腰部凝滞，疼痛拒按，下肢疼痛或屈伸不利等症。因此本病与督脉、胆经、膀胱经三者关系最为密切。

总之，感受外邪、跌仆损伤而致经脉受阻，气血运行不畅，不通则痛而发病；素体亏虚，肝肾不足，气血虚衰，迁延日久，静脉失养致下肢痿废不用均可导致本病的发生。

## 四、明确辨证要点

### 1. 辨虚实

外感腰痛，多起病较急，腰痛明显，多伴有表证，多属邪实；内伤腰痛，多起病隐袭，腰部有酸痛感，病程缠绵，常伴有脏腑虚损症状，多属肾虚；跌仆闪挫所致者，起病急，疼痛部位固定，多属瘀血为患，亦以实证为主。

### 2. 辨病性

腰重痛，难以转侧，行时无力者，为湿；腰冷痛，得热则舒，遇寒痛甚，四肢倦怠，足寒肢冷者，为寒；腰部热痛，身热汗出，小便热赤，苔黄腻者，为湿热。

## 五、确立治疗方略

腰痛治疗当分标本虚实。感受外邪属实，宜祛风通络，并根据寒湿、湿热的侧重不同，分别予以温散或清利；外伤腰痛属实，宜活血祛瘀、通络止痛；内伤致病多属虚，宜补肾固本为主；虚实兼见者，宜辨主次轻重，标本兼顾。

## 六、辨证论治

### 1. 风寒痹阻证

（1）抓主症：腰腿冷痛，肢体发凉，喜暖怕冷。

（2）察次症：畏风寒，阴雨天或受寒可加重。

（3）审舌脉：舌质淡，苔白滑或腻，脉沉紧或濡缓。

（4）择治法：治以祛风除湿，补益肝肾。

（5）选方用药思路：风寒痹阻脉络，阻滞气血运行，日久则致肝肾两虚，选用独活寄生汤。独活 20～30g，秦艽 15g，细辛 3～5g，防风 15g，杜仲 15～30g，桑寄生 15g，牛膝 15～30g，地黄 15g，芍药 15g，当归 15g，川芎 15g。

（6）据兼症化裁：寒痛较甚者加干姜 15g，炮附子 5～15g。

### 2. 湿热痹阻证

（1）抓主症：腰腿疼痛重着，皮肤灼热而痛，活动后或可减轻。

（2）察次症：遇热或雨天痛增，口舌干，小便短赤，大便不畅。

（3）审舌脉：舌红苔黄腻，脉濡数或弦数。

（4）择治法：治以清热利湿，舒筋止痛。

（5）选方用药思路：湿热壅遏经络，使经气不畅，经脉不舒，方选四妙散。苍术 15g，黄柏 10g，薏苡仁 15～50g，川牛膝 15～30g。

（6）据兼症化裁：湿重者加车前子 15g，茵陈 15g；热重者加大黄 15g，知母 15～30g。

### 3. 气滞血瘀证

（1）抓主症：腰腿部自觉刺痛，痛处固定，疼痛拒按。

（2）察次症：疼痛多白昼轻夜晚重，腰部板硬，难以转侧，多数有腰部外伤史。

（3）审舌脉：舌质暗红，或有瘀斑，脉紧弦或涩。

（4）择治法：治以活血祛瘀，通络止痛。

（5）选方用药思路：瘀血阻滞体内，闭阻经脉，不通则痛，选用身痛逐瘀汤。秦艽 15g，羌活 5～10g，红花 15g，桃仁 15g，当归 15g，川芎 15g，没药 15g，香附 15g，五灵脂 15g，牛膝 15g，地龙 15g。

（6）据兼症化裁：瘀重而痛甚者加三七 10g，乳香 15g，没药 15g，延胡索 15～30g；气滞重而痛甚者加郁金 15g；患者久病见肾虚者加狗脊 15～30g，杜仲 15～30g。

### 4. 肝肾亏虚证

（1）抓主症：腰腿痛缠绵不愈，劳累加重，肢体麻木，沉重乏力，肌肉萎缩。

（2）察次症：偏阳虚者面色苍白，手足不温或腰腿发凉，男子有阳痿、早泄，妇女带下清稀，舌淡苔白滑，脉细；偏阴虚者面色潮红，咽干口渴，心烦失眠，多梦或有遗精。

（3）审舌脉：舌红少苔，脉弦细数。

（4）择治法：偏阳虚者治疗以温肾壮阳为主，偏阴虚者治疗以养阴通络为主。

（5）选方用药思路：先天禀赋不足，以致命门火衰，不能生土，为成脾胃虚寒，偏阳虚者，方药以右归丸加减。熟地黄 15g，山药 15～30g，山茱萸 15g，杜仲 15～30g，枸杞子 15g，菟丝子 15g，当归 15g，附子 10g，桂枝 15g，鹿角胶 15g。也可以选用肾气丸加减。生地黄 15g，山茱萸 15g，生山药 15g，茯苓 15～30g，泽泻 15～30g，牡丹皮 15g，桂枝 15g，附子 10g。偏阴虚者，选用左归丸加减。熟地黄 15g，山药 15g，枸杞子 15g，山茱萸 15g，川牛膝 15～30g，菟丝子 15g，鹿胶 15g。或选用六味地黄丸。生地黄 15g，山茱萸 15g，生山药 15g，茯苓 15～30g，泽泻 15～30g，牡丹皮 15g。

（6）据兼症化裁：腰部湿冷感，身体沉重感明显者加干姜 15～30g，甘草 15g，茯苓 15～30g，白术 15～30g。

## 七、中成药选用

（1）脊痛消胶囊（黑龙江中医药大学附属第一医院院内制剂）：瘀血阻络证，组成：当归、川芎、白芍、杜仲、地龙、三棱、莪术、防己、五灵脂、车前子；每次 5～8 粒，每日 3 次口服。

（2）骨痛活血胶囊（黑龙江中医药大学附属第一医院院内制剂）：瘀血阻络证，组成：当归、川芎、延胡索、丹参、杜仲、地龙、红花、白芍；每次 5～8 粒，每日 3 次口服。

（3）骨痛化瘀胶囊（黑龙江中医药大学附属第一医院院内制剂）：瘀血阻络证，组成：杜仲、三七、蒲黄、黄芩、大黄等；每次 4～5 粒，每日 3 次口服。

（4）筋骨通胶囊（黑龙江中医药大学附属第一医院院内制剂）：瘀血阻络证，组成：木瓜、延胡索、地龙、威灵仙、秦艽；每次 5 粒，每日 3 次口服。

（5）四妙丸：湿热痹阻证，组成：苍术、牛膝、薏苡仁、黄柏；每次 6g，每日 2 次口服。

（6）瘀血痹片：瘀血阻络证，组成：乳香、威灵仙、红花、丹参、没药、牛膝、川芎、当归、姜黄、香附、黄芪；每次 5 片，每日 3 次口服。

（7）金匮肾气丸：阳虚津凝证，组成：地黄、茯苓、山药、山茱萸（酒炙）、牡丹皮、泽泻、桂枝、牛膝、车前子、附子（炙）；每次 1 丸，每日 2 次口服。

（8）知柏地黄丸：阴虚内热证，组成：知母、黄柏、熟地黄、山药、山茱萸（制）、牡丹皮、茯苓、泽泻；每次 1 丸，每日 2 次口服。

## 八、单方验方

（1）忻氏劳伤腰痛汤：杜仲 12g，补骨脂 12g，枸杞子 9g，熟地黄 30g，鹿角霜 9g，龟甲 12g，当归 10g，羌活、独活各 10g，广木香 9g，核桃肉 9g。上述药物煎煮 800ml，早晚分 2 次服。此方具有活血化瘀，补益肝肾的功效。

（2）核归丸：核桃仁、黑芝麻各 21g，杜仲、菟丝子、当归各 60g，川续断、木瓜、延胡索各 30g，骨碎补 45g，香附 15g。将药物研末制成丸剂，早中晚分 3 次服。此方具有活血祛瘀、除湿散寒、舒筋止痛的功效。

（3）地龙舒腰汤：麻黄 3g，秦艽 9g，赤芍 9g，当归 9g，川芎 9g，地龙 9g，威灵仙 9g，川牛膝 9g，三七末 4g，陈皮 6g。此方具有活血通经、祛风除湿的功效。若下肢疼痛剧烈者，加制川乌 6g，独活 9g；兼有游走窜痛者，加木瓜 6g，防己 9g；下肢麻木者，加土鳖虫 9g，蜈蚣 2 条；胃脘胀闷、纳呆者，加生山楂 9g，鸡内金 9g，佛手 9g；夜寐不安者，加合欢皮 9g，远志 9g，茯苓 9g。

## 九、中医特色技术

**1. 针灸**

（1）体针：取穴人中、肾俞、腰阳关、次髎、环跳、委中。治疗：先针人中或点刺放血，针刺后不留针，然后针刺腰阳关、次髎、环跳、委中、肾俞，留针 20min。

（2）循经通络法：取穴大肠俞、秩边、环跳、阳陵泉、悬钟、殷门、承山。治疗：常规消毒后快速进针行捻转泻法，留针 20～30min，每日 1 次。同时加用推拿手法解除臀部肌肉痉挛，增加椎间盘外压力，对重型患者可用骨盆牵引等辅助方法，以降低椎间盘内压力。

（3）夹脊电针法：用两枚 3.5 寸毫针在椎间盘突出节段患侧华佗夹脊穴处刺入 3 寸，以直刺为主，要求下肢酸麻感为宜，予平补平泻手法，然后接通 BT-701 型电麻仪，用连续频率脉冲波刺激。电针输出大小以耐受为宜，每次 20～30min。急性期隔日 1 次，缓解期每周 2 次，10 次为 1 个疗程。

**2. 牵引疗法**

目前治疗上多采用骨盆牵引与机械牵引，可减轻椎间盘压力，促使髓核不同程度地回纳，促进炎症快速消退，解除肌肉痉挛，解除腰椎后关节负荷。适用于腰椎间盘突出症不宜推拿和其他疗法的患者，亦可作为辅助治疗，效果较好。

**3. 导引**

它是指通过脊柱导引来增加腰背肌肉力量，以此来保护椎间盘功能，常用"三点""五点"

"拱桥式""飞燕式"和"反弓式"导引方法，宜在急性期过后进行。

**4. 外治法**

贴膏药疗法是中医临床常用的外治方法之一。多味药物互相协调为用，可发挥良好的效果，贴于患处的中药渗透入皮肤，内传经络、脏腑，可起到调气血、通经络等作用，如通络骨质宁膏等。

中药熏蒸、热敷等方法常与理疗、手法等联合运用，有利于中药的吸收，更好地发挥局部作用，可温经通络，舒筋活血，缓解肌肉痉挛，减轻疼痛，促进恢复。

## 十、预防调护

减缓疼痛，减轻痛苦是急性期的主要目标；加强锻炼，尽快恢复正常的生活、工作和减少复发是缓解期的主要目标。

（1）急性期患者应绝对卧硬板床休息2~3周，减轻腰椎负担，避免久坐。家属应做好日常生活护理。

（2）患者疼痛缓解后，即开始腰背肌功能锻炼，功能锻炼包括"五点式"和"三点式"。"五点式"的方法是把头部、双肘及双足跟作为支撑点，使劲向上挺腰抬臀，腰背肌功能加强后，可改用头部及足跟三点作为支撑的"三点式"锻炼方法。锻炼应循序渐进，逐渐增加，避免疲劳。

## 十一、各家发挥

**1. 从"外邪""痰瘀""虚"论治**

腰椎间盘突出症属"痹证"范畴。国医大师张琪认为正气亏虚是痹证发生的基本条件，扶正祛邪为痹证的基本治疗大法。临床上常采用除湿通络、清热通络、活血通络、涤痰通络、虫药通络等方法治疗痹证。

段富津认为痹证以虚实为总纲，并指出久病多虚，新病多实。《内经》曰："邪气盛则实，精气夺则虚"，痹证初起多以湿热壅盛、痹阻经络为主要矛盾，久痹多以本虚标实、正虚邪恋为主要矛盾。治疗当审虚实、标本、寒热以治之，不足则补养气血，有余则发散攻邪，总以调和气血、通畅经脉为治法，务使邪去正安。

石仰山对于腰椎间盘突出症一般从风湿、痰瘀、肝肾不足、肝肾亏损来辨证，强调风寒湿邪在发病中的作用，治疗时注重温经通络。另外也佐入豁痰透剔之品，如虫类药白花蛇、地龙等，既有祛风搜剔之功，又可豁痰通络。如石氏验方黑虎丹，内有善散顽痰的五倍子，涤化痰涎的蜈蚣等，再合活血通利之药而得消散瘀结之功；亦可用威灵仙消痰涎、散癖积，"以此疏通经络，则血滞痰阻，无不立豁"（《药品化义》）。如因阳气不足，以致督脉不固，经脉营卫循环失和，则方选石氏验方地龙汤加减治之，方中加益气温阳之品黄芪、桂枝，使阳气充足，督脉气血运行通畅，风寒湿邪气自可祛之。石氏在立方用药时注重整体与局部的结合，辨证与辨病相结合，其地龙汤治腰痛，黄芪、桂枝振奋督脉阳气，便充分说明了这一点。

郭团年等将腰椎间盘突出症分3大型和6个亚型。其中气滞血瘀型又分为瘀阻偏重亚型和血瘀生热亚型，以活血祛瘀、行气止痛为总的治疗原则，方选用活络效灵丹加减。原方活血祛瘀、通经止痛，加入三七、桃仁、牛膝、延胡索、地龙，以增强祛瘀、理气、通络之效。若有化热者加生地黄、牡丹皮；若化热夹湿加二妙散；后期着重益气通阳、活血补肾，方选用黄芪桂枝五物汤加减。黄芪量宜大，原方益气、温经，再加入桃仁、丹参、姜黄活血祛瘀；熟地黄、桑寄生养血补肾；若肾阴虚可加六味地黄汤。寒凝湿滞型又分为寒凝偏重亚型和湿滞偏重亚型，以温阳化湿、舒筋活络为治疗原则，方选用附桂甘姜苓术汤加减。甘姜苓术汤温中散寒利湿，附子、肉桂温化阴寒之凝；加木瓜、细辛以舒筋止痛；桃仁、桑寄生祛瘀养血；黄芪、白芍益气存阴。若湿滞偏重去肉桂加桂枝、苍术以温化湿邪；后期温化寒湿之后可改用黄芪桂枝五物汤加减。通过上述的辨证治疗，达到消除神经根炎症、水肿、粘连，促进髓核还纳的目的。

### 2. 从肾论治

腰椎间盘突出症可归属中医"痹证"的范畴。国医大师朱良春认为治疗痹证重在温肾壮督。首先，辨"痹"首辨正虚，朱老认为风寒湿邪是导致风湿病发病的外部原因，正气不足才是风湿病发生的根本原因。其次，"正虚"以"阳虚"为本。朱良春强调辨治痹证纠正阳虚时不可偏废督脉之功用。朱老指出，治疗痹证虽倡"温壮肾督"为主，但亦不可偏颇，大热大辛之药不能长期用于慢性风湿病，必须适当，以免化燥伤阴，这是治疗痹证必须注意的原则。

（韩其茂）

# 第八章　纤维肌痛综合征

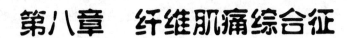

纤维肌痛综合征（fibromyalgia syndrome，FS）是一种病因不明的非关节性风湿病，以慢性广泛性肌肉骨骼疼痛、僵硬为特征，并伴有疲劳、焦虑、睡眠障碍、头痛、肠道刺激症状、关节区胀痛和麻木感，在颈、背、胸、腰、臀、膝等部位出现明显压痛。但由于对其认识不足，因此常常被误诊为神经官能症。该病过去曾被称为纤维织炎，但因其本身并无炎症存在，故1990年美国风湿病学会（ACR）将其正式命名为纤维肌痛综合征。

中医学无相似病名的记载，其临床表现与中医学"痹证"之"周痹""肌痹"相近。

## 一、临床诊断要点与鉴别诊断

### （一）诊断标准

目前采用的是美国 ACR1990 年制订的分类标准：

（1）持续 3 个月以上的全身性疼痛，身体的左右侧，腰的上下部及中轴骨骼（颈椎，或前胸，或胸椎，或下背部）等部位同时疼痛时才认为是全身性疼痛。

（2）用拇指按压（按压力约为 4kg）18 个压痛点中至少有 11 个疼痛。这 18 个（9 对）压痛点部位分别是颈肌枕部附着点、斜方肌上缘中点、第 5～7 颈椎横突间隙的前面、肩胛棘上方近内侧缘冈上肌起始部、肱骨外上髁远端 2cm 处、第 2 肋骨与软骨交界处的外上缘、臀外上象限的臀肌前皱襞处、大粗隆后方（大转子后 2cm）、膝内侧脂肪垫关节褶皱线的近侧（膝内侧鹅状滑囊区）。

同时满足上述 2 个条件者，可诊断为 FS。

### （二）鉴别诊断

#### 1. 慢性疲劳综合征

本病以持续或反复发作的慢性疲劳为主要特征，与 FS 的表现极为相似，但前者常突发起病，伴有上呼吸道感染或流感样症状，可出现反复低热、咽喉痛、颈或腋下淋巴结压痛，实验室检查常有抗 EB 病毒包膜抗原抗体阳性。值得注意的是，慢性疲劳综合征与 FS 有多项重叠症状，常同时存在，甚至有研究者认为它们实质上可能是同一种疾病的两种不同表现。

#### 2. 肌筋膜痛综合征

本病男性多见，系由肌筋膜痛性激发点受刺激所引起的局限性肌肉疼痛，常伴有远距离牵涉痛，肌肉激发点周围常可触及痛性拉紧的带状或条索状包块，可伴有受累肌肉的运动和牵张范围受限、肌力减弱等。

### 3. 风湿性多肌痛

本病为急性或亚急性起病，主要表现为颈、肩带、骨盆带肌肉对称性疼痛，无肌无力或肌萎缩。可有正色素正细胞性贫血，ESR 及 CRP 明显升高为其特征，对小剂量糖皮质激素敏感。

### 4. 神经、精神系统疾病

FS 患者出现头痛、头晕、四肢麻木、刺痛、蚁行感等症状时需与神经系统疾病相鉴别。出现情感障碍或认知障碍时需注意排除原发性精神疾病或某些器质性疾病所致的精神症状。

### 5. 其他疾病

如系统性红斑狼疮、多发性肌炎、类风湿关节炎、甲状腺功能减退等都可表现为肌痛、疲劳和全身乏力等，通过特异性的体征和实验室检查不难鉴别。

对继发性 FS 患者，除进行原发病的治疗外，对 FS 亦应给予相应处理。

此外，本病尚需与甲状腺功能减退、风湿性多肌痛、代谢性或炎性肌病、脊柱关节病等相鉴别。

## 二、中医辨病诊断

（1）发病前有物理或精神创伤史，兼有感受外邪史。

（2）以肢体关节、肌肉疼痛、重着、酸楚、麻木、怕风、怕凉、失眠等为主要表现，无关节肿胀及肌无力。

（3）实验室及影像学等检查多无异常。

## 三、审析病因病机

### 1. 肝郁脾虚

本病与过劳、精神紧张关系密切。肝藏血而主筋，为罢极之本。若肝气郁滞，疏泄不畅，则气血闭阻，不能濡养肌腠而作痛；肝失条达，则情志抑郁，焦虑难眠，精力易疲；肝气郁滞、木郁乘土或思虑伤脾均可致脾运失司，可见腹痛泄泻、泻后痛减等症。

### 2. 阴血亏虚

本病多见于女性，"女子以血为本"，经、孕、胎、产皆可致营血亏虚，冲任督带气血不足。此外大病久病之后，精血暗耗，外邪侵袭而发为本病。

### 3. 风寒湿邪为患

素体虚弱，气血不足，卫外不固，风寒湿三气杂至，侵犯肌肤，阻闭气血，脉络不通，发为本病。

综上所述，本病外因为风寒湿邪痹阻脉络、肌腠；内因为肝郁脾虚，气血不足，肌腠失养，故而发病。

## 四、明确辨证要点

### 1. 辨脏腑与六郁

本病外因为风寒湿邪痹阻脉络、肌腠，内因为肝郁脾虚，气血不足，肌腠失养，应依据临床表现，辨明其受病脏腑侧重之差异。六郁以气郁为主要病变，但在治疗时应辨清六郁。一般来说，气郁、血郁、火郁主要关系于肝；食郁、痰郁主要关系于脾；而虚证则与心的关系最为密切。

**2. 辨虚实**

实证病程较短，表现为精神抑郁，胸胁胀痛，咽中梗塞，时欲太息，脉弦或滑；虚证则病已久延，症见精神不振，心神不宁，心慌，虚烦不寐，悲忧善哭，脉细或细数等。

## 五、确立治疗方略

纤维肌痛综合征属中医痹病范畴。中医中药治疗纤维肌痛综合征总的治疗原则为安神养血，舒筋通络，活血化瘀，行气止痛，以解除患者的疼痛及睡眠障碍。

## 六、辨证论治

**1. 寒湿痹阻证**

（1）抓主症：肌肉骨骼酸胀、疼痛，躯干僵硬，四肢痿弱无力。

（2）察次症：每遇寒则肢端发凉、变色、疼痛。

（3）审舌脉：舌淡苔白腻，或舌有齿痕，脉沉细或濡缓。

（4）择治法：散寒除湿，解肌通络。

（5）选方用药思路：风寒湿邪致痹，虽是杂至而病，然常有所偏胜，寒湿痹阻证，即偏重于寒湿之邪为患。本证为人体营卫气血失调，寒湿外邪杂至而成，属痹病初期或急性发作之邪实阶段。方选独活寄生汤加减。独活 9g，桑寄生 6g，秦艽 6g，川芎 6g，当归 6g，芍药 6g，防风 6g，细辛 6g，干地黄 6g，肉桂心 6g，茯苓 6g，杜仲 6g，牛膝 6g，党参 6g，甘草 6g。

（6）据兼症化裁：关节痛甚者加威灵仙 15g，青风藤 9g；皮肤晦暗者加丹参 12g；舌苔厚腻，湿盛者加薏苡仁 30g，苍术 9g；大便溏泄者加莲子肉 10g。

**2. 湿热阻络证**

（1）抓主症：肌肉骨骼疼痛，四肢沉重，抬举无力。

（2）察次症：身热不扬，汗出黏滞，食欲不振，胸脘痞闷，困倦思睡。

（3）审舌脉：舌红苔白腻或黄腻，脉濡数或滑数。

（4）择治法：清热除湿，解肌通络。

（5）选方用药思路：多因素体阳气偏盛，内有蕴热，感受风寒湿热之邪，或风寒湿痹，经久不愈，邪留经络，蕴化为热所致。方选当归拈痛汤加减。当归 9g，防风 9g，猪苓 9g，泽泻 9g，黄芩 9g，知母 9g，羌活 15g，炙甘草 15g，升麻 6g，葛根 6g，苍术 6g，苦参 6g，党参 6g，白术 4g。

（6）据兼症化裁：久痛、大痛加附子（先煎）10g；腰痛者加续断、桑寄生各 24g；口渴加天花粉 30g，麦冬 15g；失眠加五味子 12g，夜交藤 30g；疲劳乏力加黄芪 30g；痰黏稠不易咯出，加半夏、胆南星各 9g；舌体暗红加川芎 10g，丹参 15g。

**3. 气血两虚证**

（1）抓主症：肌肉骨骼酸软、掣痛。

（2）察次症：皮色苍白无泽，肌肤干燥脱屑，面色萎黄，形体消瘦，自汗，四肢乏力，头晕，气短。

（3）审舌脉：舌淡苔薄白，脉沉细无力。

（4）择治法：益气养血，佐以通络。

（5）选方用药思路：多由素体气血不足，腠理空虚，或大病之后风寒湿热之邪乘虚入侵，流注于筋骨血脉，搏结于关节而成。方选黄芪桂枝五物汤加减。黄芪9g，桂枝9g，芍药9g，生姜18g，大枣4枚。

（6）据兼症化裁：肌肤麻木者加丝瓜络10g；肌肉瘦削明显者加山药15g；纳差加炒山楂、炒麦芽各15g；头晕目眩者加柴胡、升麻各6g。

**4. 脾肾阳虚证**

（1）抓主症：肌肉疼痛、松弛无力。

（2）察次症：四肢怠惰，手足不遂，或面色萎黄，或面色㿠白，身体消瘦，脘腹胀闷，毛发稀疏，畏寒肢冷。

（3）审舌脉：舌淡苔白，脉沉或弱。

（4）择治法：温补脾肾，益气养血通络。

（5）选方用药思路：痹病日久脾肾阳虚，内不能温化水谷，外不能温养形体而致。方选右归丸加减。熟地黄25g，山药12g，山茱萸9g，枸杞子9g，杜仲12g，菟丝子12g，鹿角胶12g，当归9g，制附子（先煎）6g，肉桂6g。

（6）据兼症化裁：皮肤颜色暗滞，或舌暗有瘀斑者，加赤芍、丹参各15g；纳差者加山楂15g；关节痛甚者加威灵仙15g，青风藤10g；腹胀甚者加厚朴、木香各10g。

**5. 肝郁气滞证**

（1）抓主症：肌肉骨骼疼痛，头痛。

（2）察次症：焦虑易怒，寐差，多梦，疲乏无力，腹痛，腹泻。

（3）审舌脉：舌质红，苔薄黄，脉弦细。

（4）择治法：疏肝解郁，理气止痛。

（5）选方用药思路：肝为藏血之脏，性喜条达而主疏泄，体阴用阳。若七情郁结，肝失条达，或阴血暗耗，或生化之源不足，肝体失养，皆可使肝气横逆而起。方选逍遥散加减。柴胡9g，当归9g，茯苓9g，白术9g，白芍9g，炙甘草4g。

（6）据兼症化裁：食滞、腹胀者加神曲12g，山楂15g；女子月事不行，或胸胁胀痛不移，加丹参、桃仁、红花各9g；嗳气频频可加旋覆花、代赭石各15g。

## 七、中成药选用

（1）金乌骨通胶囊：肝肾不足，风寒湿痹证，组成：金毛狗脊、淫羊藿、威灵仙、乌梢蛇、土牛膝、木瓜、葛根、姜黄、补骨脂、土党参；每次2粒，每日3次口服。

（2）金匮肾气丸：阳虚津凝证，组成：生地黄、茯苓、山药、山茱萸（酒炙）、牡丹皮、泽泻、桂枝、牛膝、车前子、附子（炙）；每次1丸，每日2次口服。

（3）加味逍遥丸：肝气郁结证，组成：柴胡、当归、白芍、白术（麸炒）、茯苓；每次1丸，每日2次口服。

## 八、单方验方

洋金花酒：洋金花 10g，续断 50g，淫羊藿 50g，桂枝 50g，独活 50g，赤芍 50g，红花 30g，威灵仙 50g，穿山甲 30g，地龙 20g，全蝎 20g，当归 30g，白花蛇舌草 3 条，川乌 20g，草乌 20g，制乳香 20g，制没药 20g，忍冬藤 30g，黄芪 100g，羌活 50g，防风 50g。加白酒 2000ml 泡浸 1 个月备用。用法：取适量洋金花酒加温，加适量乙醇，用消毒棉球浸湿药液，涂擦疼痛部位，并在局部轻揉按摩 15～20min，每日 3～4 次，每日用量不超过 10ml。

## 九、中医特色技术

### 1. 针灸疗法

毫针：气血亏虚取中脘、关元、足三里、合谷、脾俞、三阴交、内关、百会、心俞；脾肾阳虚取中脘、关元、合谷、足三里、大椎、命门、脾俞、肾俞、百会；肝肾阴虚取中极、血海、内关、太溪、复溜、心俞、肝俞、脾俞、三阴交；兼有外邪可酌加风池、曲池、外关、风市、阴陵泉、环跳、腰阳关等穴；肝郁气滞者酌加太冲、期门、膈俞、血海、气海等穴。

### 2. 推拿疗法

病久体质较弱，采取循经推拿为宜，且手法不宜过重，以防引起不良反应。在循经推拿中，以足太阳膀胱经为主，依经脉自上而下的循行方向及病发部位推、揉、搓、按。在疼痛明显的部位，手法可稍重，用力要均匀，让指力、掌力达到患部一定深度，方有治疗作用。在四肢、脾胃经、三焦经、大肠经、肺经及肩背处，用力皆可稍重，但在胸背部一定要力量适度，以防过重时伤及内脏。

## 十、预防调护

（1）本病病程较长，患者不容易坚持治疗，要对患者说明坚持治疗的重要性，鼓励患者自我锻炼，肢体常活动，局部多按摩。

（2）对肌无力者应常帮助其翻身和肢体活动，进食困难时要嘱患者注意体位，防止呛噎。疼痛甚者，可将每日煎服的中药渣加水再煎，以熏洗、外敷痛处或配合针灸、理疗等外治疗法。

## 十一、各家发挥

### （一）病因病机

关于病因，《素问·痹论》有专门的论述，"风寒湿三气杂至，合而为痹也。其风气胜者为行痹；寒气胜者为痛痹；湿气胜者为著痹也……所谓痹者，各以其时重感于风寒湿之气也"，明确指出，痹症之病为风寒湿三气所致，遂被后世医家引以为引发该病的主要外因。《中藏经·论痹》曰："痹者，风寒暑湿之气中于人脏腑之为也……而有风痹，有寒痹，有湿痹，有热痹，有气痹"，文中明确说明不独风寒湿邪气为痹，外感邪气皆可为痹。徐再春认为该病多由气、血、痰、火、湿、食等病理产物滞塞、郁结，致经络气血不畅，气滞血瘀，古代医家也认识到，某些痹证的发病不仅是感受外邪所致，内伤七情也是一个不容忽视的致病因素。《素问·痹论》曾提到"痹聚在肺，淫气忧思"；《中藏经·论痹》记载"气痹者，愁思喜怒过多，则气结于上……宜节忧思以养气，慎喜怒以全真，最为良矣"；罗东逸在《内经博义》中说："凡七情过用，则亦能伤脏气而为痹，不必三气入合于其合也"。多数 FS 患者有广泛压痛并伴有情绪上的烦躁不安，约 90% 的患者伴有睡眠障碍，而抑郁和焦虑等心理异常与睡眠障碍有着密切的关系，两者常可导致患者病情进一步加重，形成恶性循环。由此看来现代医学对 FS 心理因素的认识与中医内伤七情的认识不谋而合。以上说明情志亦可致痹，治疗此"痹"，可以"情"胜之。

目前对于本病的病机认识尚未趋同，基本上皆从正虚邪实认识本病。《中藏经》认为痹证即感受外邪致使脏腑真气闭而不仁，更强调邪实致病。《灵枢·周痹》也指出了周痹的病因病机："风寒湿气，客与外分肉之间……此内不在藏，而外未发于皮，独居分肉之间，真气不能周，故命曰周痹"，认为 FS 病位在外分肉之间，病机为真气不能周流。现代医家遵从经典医籍"痹证"之论，认为风寒湿三气杂致合而为痹，痹病初犯人体，多留于肌表，阻于络脉，气血运行不畅，不通则痛，故见全身多处肌肉触压痛、僵硬等症；此皆由禀赋素虚，阴阳失调，气血不足，营卫不和，或肝郁脾虚，腠理不固，卫外不密，风寒湿乘虚而入发为痹病。若成痹日久，则五脏气机紊乱，升降无常，脏腑失和，邪恋正损，病疾难除，故临床表现较为复杂。肝主疏泄、主藏血，喜条达而恶抑郁，在体合筋，其华在爪。由于肝脏的特性，不少学者据此认为，该病与肝脏有明显关系。肝脏病变，导致肝主疏泄、主藏血的功能减弱，血行运行不畅，筋脉不养，而发为本病；或肝病传脾，脾失健运，气血生化乏源，气血不足则营卫失调，腠理不固，卫外不密，风寒湿乘虚而入发为本病。

## （二）辨证论治

### 1. 从肝论治

王海申等认为肝主疏泄的重要功能，一则是对气机的调畅作用，亦是推动气血津液运行的重要环节；一则是其调畅情志作用。清代唐容川在《血证论》中说："以肝属木，木气冲和条达，不致遏郁，则血脉通畅。"肝藏血，主筋。《素问·五藏生成》曰："人卧血归于肝，肝受血而能视，足受血而能步，掌受血而能握，指受血而能摄"。《素问·痿论》曰："肝主身之筋膜"，筋膜乃联络关节、肌肉，专司运动之组织。因此，根据肝脏生理功能，以疏肝、理气、解郁、养血、柔筋、止痛等法治疗以情志致病为特征的纤维肌痛综合征取得了满意疗效。

钞建峰等根据纤维肌痛综合征的症状特点，将其归类于中医学"周痹"范畴，认为本病病因、病机不仅是风、寒、湿等外邪侵袭所致，而且与情志密切相关，七情过极则致痹；认为本病病位主要在肝，病机为情志伤肝，肝之刚柔不能相济，疏泄失调，而致气滞血瘀、痰饮湿困或气逆化火，火热伤阴，肝阴耗损，母病及子，久之出现心肝阴虚阳亢及气机升降失司等证候。本病的治疗当综合考虑，应心身同治，内外兼顾，用药以补为主，以泻为辅，采用认知行为疗法来配合治疗，药物治疗以柔肝滋阴、养心安神为法，以芍药甘草汤合天王补心丹加减。

程晓春运用经方柴胡加龙骨牡蛎汤加减治疗本病，方药组成：柴胡 24g，黄芩 9g，法半夏 12g，党参 9g，桂枝 15g，茯苓 15g，龙骨 30g，牡蛎 30g，制大黄 6g，大枣 9g，生姜 9g，甘草 9g。颈项强痛者加葛根 30g；失眠甚者加酸枣仁 30g；大便秘结者将制大黄增至 9g；大便溏者减大黄；腹胀，咽部不适、异物感者加半夏厚朴汤；舌红，心烦明显者加栀子厚朴汤；舌质暗或有瘀斑者加桂枝茯苓丸；舌苔黄腻，伴恶心欲吐者加温胆汤。亦有学者应用柴胡加龙骨牡蛎汤加减及丹栀逍遥散加减治疗本病。

周轶尘认为本病当以"通"字立法。以疏肝解郁、行气活血、通络定痛为法，用柴胡疏肝散合血府逐瘀汤加减为治。药用当归、生地黄、桃仁、红花、牡丹皮、川芎、柴胡、香附、白芍、枳壳、延胡索、丹参、葛根、甘草等。方中当归、丹参、生地黄养血柔肝；桃仁、红花、川芎、延胡索、牡丹皮活血和血；香附、柴胡、枳壳疏肝理气；葛根、白芍、甘草缓急止痛。柴胡、白芍，一散一收，既疏肝解郁，又和营敛阴；白芍、甘草则暗合芍药甘草汤意，缓急止痛；香附、川芎同用，"肝胆郁气才推得动"（蒲辅周先生语）。疲乏甚者加黄芪；失眠、烦躁者加酸枣仁、莲子心、石菖蒲；心胸憋闷者加瓜蒌、郁金；四肢痛甚加姜黄、牛膝、桑枝；食欲不振加焦白术、茯苓、焦山楂；湿甚苔厚腻者加厚朴、白豆蔻、蚕沙；大便干结可用生大黄泡沸水、兑入药中。并可随症加入秦艽、羌活、独活、伸筋草、忍冬藤、络石藤等舒筋通络类药物，同时辅以心理疏导，使其情怀舒畅，移情悦性，心胸开朗，则可收事半功倍之效。

陈钦认为患者全身肌肉酸痛迁延日久，多有抑郁之性。气机郁结，肝气不舒，津液代谢失常则易成湿阻，湿阻则痰气郁结。治疗应重在治气。徐师选用越鞠丸合丹栀逍遥散加减治疗，取其行气解郁，除湿化痰之功，方中柴胡、香附、代代花、玫瑰花可疏肝理气，行气解郁；佐以石菖蒲、竹沥半夏、苍术健脾燥湿祛痰，痰湿去、脾胃健，则痰无所生；痰湿困脾，健运失司，故以太子参、神曲、桔梗助运化；黄芩、蒲公英、焦山栀、百合清热除湿，牡丹皮、郁金清火活血理滞；甘草、大枣调和诸药。诸药合用，气行则郁消，气机通利则痛自愈矣。

刘英纯等从中医整体观念出发，将纤维肌痛综合征归属为中医郁证范畴，主要病因与情志不遂致病密切相关。《三因极一病证方论》云："七情泊乱，脏气不行，郁而生涎""五情失度，动气伤神，致阴阳不和"。可见肝郁致病为本病病因。依据患者素体偏盛的不同和病史时间长短不一，夹杂寒热虚实有别，故临床辨证各有侧重，分型治之。

### 2. 以"邪实"论治

张凤山认为，FS属郁痹证，病因多为"不通"所致，临床治疗中常以"通"字立法；以疏肝解郁，行气活血，通络定痛为治疗大法。据此可用祛风湿药、理气药、平肝熄风药、活血化瘀药、活血止痛药、补益药等；常用以理气活血，散寒通络止痛为主的方剂，如血府逐瘀汤类、柴胡桂枝汤类、疏肝散类等方剂。

高玉中对FS进行中医分型论治，气滞血瘀型基本方：柴胡、枳壳、白芍、赤芍、当归、川芎、丹参、制乳香、制没药、鸡血藤、夜交藤、木瓜、制香附、酸枣仁、全蝎等；湿痰痹阻型宜选蠲痹汤合温胆汤化裁，基本方：薏苡仁、羌活、防风、法半夏、制南星、白芥子、茯苓、陈皮、枳实、竹茹、姜黄、当归、川芎、木瓜、威灵仙、炙远志等；肝脾失和型，方选逍遥散加减，基本方：柴胡、茯苓、白术、当归、白芍、川芎、郁金、薄荷、酸枣仁、木瓜、羌活、秦艽、葛根、伸筋草等；气血亏虚型方选三痹汤加减，基本方：黄芪、党参、茯苓、熟地黄、当归、川芎、川续断、杜仲、秦艽、防风、独活、木瓜、伸筋草、鸡血藤、龙眼肉、酸枣仁等；肝肾不足型，方选景岳大造丸加减，基本方：紫河车、龟板、黄柏、生地黄、熟地黄、天冬、麦冬、五味子、百合、知母、白芍、当归、石斛、枸杞子、杜仲、牛膝等。

　　FS 的病因病理机制比较复杂，目前尚未定论。对其研究从多个角度来看免疫调节系统、神经内分泌系统、骨骼肌肉系统、中枢神经系统、亚细胞结构均能得到相关证据证明 FS 的发病机制。研究表明 FS 是一个多因素共同作用的疾病，而且相关因素之间也可能相互影响。

　　中医药治疗 FS 的研究在整体治疗上，兼症的兼顾上，不良反应的控制上有明显的优势，根据辨证的不同用药有所区别。目前以针灸治疗为主的报道较多，不同针灸处方与其他疗法相结合，其中辨证取穴法，电针疗法及针罐结合等方法体现了中医特色，取得很好的临床疗效，值得推广。中西医结合疗法在治疗 FS 过程中可避免患者因服用抗抑郁药产生的不良反应，且增强疗效，同时也能避免因使用单一治疗手段产生耐受，影响治疗效果。综上所述，中医药治疗本病体现在个体化的辨证论治，多样化的治疗方法，综合性治疗方案等方面。中医综合疗法在本病的治疗中起着主导地位，且疗效显著。

（黄吉峰）

# 第九章　坐骨神经痛

坐骨神经痛（sciatica）系指多种病变引起的沿坐骨神经通路及其分布区的疼痛综合征。疼痛性质多呈钝痛、麻痛、灼痛、窜痛，腰痛、放射性下肢痛是其特点。

本病属于中医学腰腿痛、腰股痛、腰胯痛等范畴。

## 一、临床诊断要点与鉴别诊断

### （一）诊断标准

**1. 临床症状特点**

（1）好发于青壮年，多急性、亚急性及慢性发病。

（2）多单侧下肢、腰部、臀部发病，沿坐骨神经分布区域传导放射性疼痛。

（3）常见坐骨神经通路诸压痛点阳性。

（4）因站立、行走、弯腰、咳嗽、喷嚏、排便、屏气等腹压增高的动作使疼痛加剧。

（5）常有特殊减痛姿势。

**2. 坐骨神经受损体征**

（1）臀、大腿、小腿肌肉张力下降，肌肉松弛或轻度萎缩。

（2）小腿外侧和足背痛觉、触觉减退或消失，或其他坐骨神经支配区域感觉异常。

（3）踝、趾疼痛反射减弱或消失。

**3. 坐骨神经牵拉征**

（1）直腿抬高试验（Fajersztain）和加强试验（Bragard）：患者仰卧，检查者一手握足踝，另一手缓慢抬高膝关节伸直的下肢。抬高＜70°时，出现放射性疼痛为直腿抬高试验阳性。低于直腿抬高试验高度，检查者用力背屈患侧踝关节，下肢放射性疼痛加重为加强试验阳性，因为踝关节背屈增加神经根紧张。

（2）拉塞格征：患者仰卧屈髋屈膝90°，当屈髋90°时，伸膝引起患肢疼痛或肌肉痉挛者为阳性。

（3）腘窝神经压迫试验：在拉塞格试验阳性的基础上，伸膝压迫腘窝产生疼痛为阳性。

（4）弯腰试验（Neri）：弯腰拾物引起疼痛为阳性。

（5）直腿交叉试验（Fajersatain）：抬高健侧腿时，引起患侧腿放射痛为阳性。健侧腿抬高，其神经根轴牵拉硬膜囊向下移动，同时牵拉患侧神经根引起下肢放射痛，腰椎间盘突出症中央型或突出的髓核在神经根以下时引发疼痛。

（6）颏胸试验（Lindner）：取仰卧位，将患者头颈主动或被动前屈使下颏接触胸壁，引起或加剧疼痛为阳性。

（7）坐骨神经牵拉试验：取坐位颈部屈曲位，当患侧髋关节屈曲 90°伸膝引起下肢放射痛为阳性。

（8）压颈试验（Naffziger）：压迫一侧或两侧颈静脉 1～3min 出现腰痛和患侧下肢放射痛为阳性。

（9）屈颈试验（Lindor）：患者仰卧，自动或被动屈颈；也可坐位或半坐位，下肢伸直时向前屈颈，引起下肢放射痛为阳性。由于硬脊膜被牵拉刺激神经根，引起根性坐骨神经痛。

（10）骨盆分离试验：患者仰卧，检查者两手按住两髂前上棘，推骨向外分离，如为骶髂关节病变则可引发放射性疼痛为阳性。

诊断依据：有腰腿痛的临床表现、坐骨神经受损体征和牵拉疼痛征检查阳性，可诊断为坐骨神经痛。应进一步查明原发性还是继发性、根性还是干性坐骨神经痛。X 线片和盆腔 B 超常规检查，必要时做腰穿、椎管造影、CT 或 MRI、肌电图等，以明确坐骨神经痛的病因。

**4. 病因诊断临床特点**

（1）腰椎间盘突出症：常有腰痛史，多因腰部外伤、劳损或受寒诱发，腰 4～5、腰 5 骶 1，椎间盘发病率高达 90%以上，两椎间盘同时突出约占 15%，男多于女，左侧多于右侧，病情易反复。X 线显示前凸变直或反弓、椎间隙变窄、脊柱侧弯。CT 可清楚显示腰椎间盘突出的位置及程度。

（2）腰椎管狭窄症：腰腿痛，腰痛后伸时加重。有典型的间歇性跛行，短暂休息后疼痛减轻或消失。X 线片、CT、MRI 显示腰椎管前后径小于 14mm 即可诊断。

（3）椎管内肿瘤：主要表现为脊髓压迫征进行性加重，有相应节段支配区域的感觉过于敏感或缺失、运动障碍、二便失禁，腰穿示脑脊液压力减低、蛋白含量升高，MRI 可明确诊断。

（4）骶髂关节炎：骶髂关节骨质炎性改变，出现骶部叩击痛，骨盆分离试验阳性，X 线明确显示关节模糊。

（5）坐骨神经盆腔出口狭窄：20 世纪 80 年代末被命名。长期以来，"梨状肌综合征"曾与本病相混淆。经研究查明，梨状肌病变只占本病原因的 10%。本病病因多由中深层软组织炎症纤维粘连、瘢痕、脂肪堆积或肌肉变性等导致。其出口在体表投影为股骨大粗隆与坐骨结节连线内 1/3 上方 2.5～4cm 处，有明显压痛点，压痛向大腿后下方放射。直腿抬高试验、屈颈试验、下肢内旋试验均为阳性。

（6）梨状肌综合征：多因急性损伤和慢性劳损，如下肢过度外展、外旋、蹬踏动作，或由蹲位猛然站立等导致梨状肌受损。临床特征：①直腿抬高试验：下肢抬高 60°之内，疼痛明显，但抬高超过 60°时，疼痛反而减轻。②下肢外旋试验：下肢外展、外旋，梨状肌收缩，可诱发坐骨神经痛。

**（二）鉴别诊断**

根据疼痛的部位及放射方向，加剧疼痛的因素，减痛姿势，牵引痛及压痛点等诊断不难鉴别，但确定病因十分重要。

**1. 腰椎间盘突出症**

本病患者有长期的反复腰痛史，或重体力劳动史，常在一次腰部损伤或弯腰劳动后急性发病。除典型的根性坐骨神经痛的症状和体征外，并有腰肌痉挛、腰椎活动受限和生理前屈度消失，椎间盘突出部位的椎间隙可有明显压痛和放射痛。X 线摄片可有受累的椎间隙变窄，CT 检查可确诊。

**2. 马尾肿瘤**

本病起病缓慢，逐渐加重。病初常为单侧根性坐骨神经痛，逐渐发展为双侧。夜间疼痛明显加剧，病程呈进行性加重，并出现括约肌功能障碍及鞍区感觉减退。腰椎穿刺有蛛网膜下腔梗阻及脑脊液蛋白定量明显增高，甚至出现 Froin 征（脑脊液黄色、放置后自行凝固），脊髓碘水造影或 MRI 可确诊。

**3. 腰椎管狭窄症**

本病多见于中年男性，早期常有"间歇性跛行"，行走后下肢痛加重，但弯腰行走或休息后症状减轻或消失。当神经根或马尾受压严重时，也可出现一侧或两侧坐骨神经痛症状及体征，病程呈进行性加重，卧床休息或牵引等治疗无效。腰骶椎 X 线摄片或 CT 可确诊。

**4. 腰骶神经根炎**

本病常因感染、中毒、营养代谢障碍、劳损、受寒等因素发病。一般起病较急，且受损范围常常超出坐骨神经支配区域，表现为整个下肢的无力、疼痛、轻度肌肉萎缩，除跟腱反射外，膝腱反射也常减弱或消失。

另外，还需考虑腰椎结核、椎体转移癌等。干性坐骨神经痛时，应注意有无受寒或感染史，以及骶髂关节、髋关节、盆腔和臀部的病变，必要时除行腰骶椎 X 线摄片外，还可行骶髂关节 X 线摄片、肛门指检、妇科检查及盆腔脏器 B 超等以明确病因。

## 二、中医辨病诊断

（1）在某些致病原因的基础上急性发病，也可见反复发作。

（2）临床多见起自腰、臀部、大腿后侧或大腿后侧向下放射的持续性或间歇性疼痛。

（3）站立、弯腰、咳嗽、打喷嚏时均可使疼痛加重，故患者常保持一种特殊姿势或体位。

## 三、审析病因病机

**1. 素体虚弱，腠理疏松，营卫不固**

风寒湿三邪杂至并重乘虚入里，阻滞血脉经络，引发风寒湿痹阻型腰腿痛。《太平圣惠方》指出"夫腰胯疼痛者，由气血肤腠虚疏而受风冷故也"，说明外感风寒湿邪、营卫气血亏损可引起腰髋疼痛。

**2. 寒湿痹阻**

风寒湿三邪杂至，但寒邪与湿邪偏胜，出现寒湿痹阻型腰腿痛。寒为阴邪，凝滞主收引，寒重则表现为肢体关节冷痛。湿为阴邪，重浊黏滞，表现为肢体关节肿胀、重着、痛处不移。

**3. 素体阳盛**

内有蕴热、外受风寒湿邪化热入里，或风寒湿邪蕴久化热，或湿热之邪直中入里，均致湿热交蒸阻滞气血经脉，出现湿热痹阻型腰腿痛。

**4. 跌仆损伤**

持重闪挫，腰部用力不当，致经脉损伤，气血瘀滞。《素问·刺腰痛论》曰："衡络之脉令人腰痛,不可以俯仰,仰则恐仆,得之举重伤腰。"或痹病日久不愈,邪气阻遏,致气血不畅,瘀血阻滞,肢节肿痛,局部疼痛不移,造成瘀血痹阻型腰腿痛。

**5. 痹病缠绵,病邪深入**

外邪由肌肤经络内入脏腑,则造成肝肾亏损型腰腿痛。肾虚则主骨功能减退,出现腰腿足跟酸痛,眩晕,耳鸣,遇劳加重的症状。肝虚则藏血主筋功能失调,出现筋痹疼痛、肢节屈伸不利等症状。

本病的发生是由于风寒湿热之邪,乘虚侵入人体,引起气血运行不畅,经络阻滞;或跌仆外伤,导致气血瘀滞,经络不通而病。发病部位主要在足太阳、足少阳两经循行的腰、臀及下肢部位。本虚标实,虚实夹杂是其病机特点。

## 四、明确辨证要点

本病辨证,主要辨寒热虚实。寒证以素体阳气不足,复感寒虚之邪,症见患肢抽掣疼痛,阴雨天加剧,得暖则舒为要点;湿郁化热者,则以肢体沿经脉走向掣痛、胀痛或灼痛,遇热痛甚为要点;由损伤致筋脉粘连,气血瘀阻者,则又以痛如锥刺,痛处不移,拒按为要点;而虚证筋痹,则多以日久不愈,反复发作,疼痛隐隐,屈伸不利,步履艰难为特征。本病初起属实,病位表浅,病多在气分;中期多虚实夹杂,气血俱病;晚期多虚、多瘀,病位深在。

## 五、确立治疗方略

本病的治疗,首当分清虚实。初期以寒湿痹阻、湿热痹阻为主者,以温经散寒、清热利湿为原则;瘀血阻滞以活血化瘀为原则;后期则以健脾益气,滋养肝肾为原则,如《医学衷中参西录》言:"凡遇腿疼、臂疼,历久调治不愈者,补其元气以流通之,数载沉病,亦可随手奏效也。"对于虚实夹杂者,要权衡正邪虚实的轻重,补消兼施。对于慢性肿痛,正气受损者,切忌消而不补,遗留后患。

## 六、辨证论治

**1. 风寒湿痹阻证**

(1)抓主症:肢体关节冷痛,游走不定,恶风畏寒,遇风寒痛增,得温热痛减。

(2)察次症:局部肿胀,肌肤不仁,触之不热,四肢拘急,屈伸不利。

(3)审舌脉:舌质暗淡,苔薄白,脉浮紧等。

(4)择治法:祛风散寒,除湿通络。

(5)选方用药思路:本证虽因风寒湿三气杂至合而为痹,但三气各有所偏重,临床表现有区别,须予细辨。方选蠲痹汤加减。羌活15g,独活15g,桂心10g,秦艽15g,海风藤15g,桑枝15g,当归10g,川芎15g,乳香6g,广木香10g,细辛3g,苍术15g,甘草3g。

(6)据兼症化裁:风偏胜加防风15g;寒胜加制附子10g;湿胜加防己15g,薏苡仁20g。

**2. 寒湿痹阻证**

(1)抓主症:腰腿冷痛、重着、牵扯下肢,屈伸不利,昼轻夜重,遇寒冷阴雨痛增,得温热痛减。

（2）察次症：形寒肢冷，腿足拘紧，肢体困重。

（3）审舌脉：舌淡，苔白滑，脉弦紧。

（4）择治法：散寒止痛，祛风除湿，温经通络。

（5）选方用药思路：本证为人体营卫气血失调，寒湿外邪杂至而成，属痹病初期或急性发作之邪实阶段。寒为阴邪，其性凝滞，主收引，主疼痛，气血为寒邪阻遏，经脉不通则痛，湿为阴邪，重浊黏滞，阻碍气机而致。方选《金匮要略》乌头汤。乌头（先煎）9g，麻黄9g，黄芪9g，白芍9g，炙甘草9g，蜂蜜50～200g。

（6）据兼症化裁：疼痛以膝踝为主，加牛膝、木瓜各25g，以通经活络、祛湿定痛；以腰脊痛为主，加桑寄生、骨碎补各30g，狗脊20g，以强腰壮骨；上肢痛加羌活、姜黄、桑枝各15g，以祛风通痹定痛。

**3. 湿热痹阻证**

（1）抓主症：腰腿肿痛而热，发热，肢体困重，牵扯下肢，屈伸不利，得冷则舒，遇热加重。

（2）察次症：口干不欲饮，小便短赤，便秘。

（3）审舌脉：舌红苔黄厚腻，脉滑数。

（4）择治法：清热除湿，疏风通络。

（5）选方用药思路：多因素体阳气偏盛，内有蕴热，感受风寒湿热之邪，或风寒湿痹，经久不愈，邪留经络，蕴化为热所致。方选四妙散加减。苍术15g，黄柏10g，薏苡仁30g，川牛膝15g，萆薢15g，忍冬藤30g。

（6）据兼症化裁：湿盛加防己、蚕沙各9g，地肤子15g，滑石30g，赤小豆20g；热盛加黄芩、栀子各15g，虎杖12g，鬼箭羽、苦参、知母、黄柏各12g，连翘30g；麻木加木瓜30g，穿山龙50g，地龙12g。

**4. 瘀血痹阻证**

（1）抓主症：腰腿刺痛，或腰痛如折，牵扯下肢，痛有定处，昼轻夜重，拒按。

（2）察次症：俯仰转侧困难，患肢麻木，肌肤紫暗干燥甲错或有硬结。

（3）审舌脉：舌质紫暗或有瘀斑瘀点，脉涩弦。

（4）择治法：活血化瘀，通络止痛。

（5）选方用药思路：痹病日久，肌肤、关节、经脉痹阻，气血运行不畅，而致血瘀停聚，血凝不通则痛，故痛有定处，血瘀不散，实邪聚集，故局部拒按，血行不畅，气血不能外达，故见肌肤紫暗干燥甲错或有硬结。方选身痛逐瘀汤加减。当归15g，川芎6g，桃仁10g，红花10g，乳香6g，没药6g，地龙12g，川牛膝15g。

（6）据兼症化裁：肢体关节疼痛加秦艽、羌活各15g，威灵仙、独活各12g，以宣痹定痛；少腹痞块，痛经，偏寒者加小茴香、肉桂各15g，干姜12g，以温经止痛；偏热者加牡丹皮、赤芍各15g；气滞者加延胡索、香附各15g；瘀积肿痛加三七10g，茜草30g；肢体红肿热痛，须加牡丹皮15g，丹参、忍冬藤、连翘、水牛角各30g，以祛瘀涤热；病久气血耗损，当伍黄芪30g，以益气养血；偏寒者加桂枝、肉桂、制附子各15g，以温经散寒；行气行血，可加香附、郁金各15g，以理气活血；外伤肌肤瘀肿，加活血化瘀药三七、水蛭各9g，茜草15g，化瘀血不伤新血。

**5. 肝肾亏损证**

（1）抓主症：腰腿痛或酸痛，牵扯下肢，屈伸不利或麻木不仁。

（2）察次症：遇劳加重，腰膝酸软，肌肉瘦削，眩晕耳鸣，足跟痛。偏阳虚者，面色无华，畏寒肢冷，性欲减退，神疲，尿频，心悸气短；偏阴虚者，潮热盗汗、消瘦、失眠、五心烦热。

（3）审舌脉：偏阳虚者，舌淡苔白，脉细弱；偏阴虚者，舌红少苔，脉细数。

（4）择治法：补肝益肾，祛风除湿。

（5）选方用药思路：《素问·痹论》中说："其寒者，阳气少，阴气多，与病相益，故寒也；其热者，阳气多，阴气少。病气胜，阳遭阴，故为痹热。"其次，肾主骨，肝主筋，风湿病久延不愈伤及肝肾而致。方选独活寄生汤加减。独活12g，细辛3g，防风9g，秦艽12g，桑寄生18g，杜仲12g，牛膝10g，川芎12g，当归12g，地黄15g，白芍12g，党参12g，茯苓15g，肉桂9g，甘草6g。

（6）据兼症化裁：疼痛甚者，加制川乌6g，白花蛇1条，地龙9g以助搜风通络止痛；寒邪重加制附子15g，肉桂加至15g；阴虚加熟地黄、知母各12g；湿邪重加防己、蚕沙各12g；肝肾不足加续断15g，狗脊15g，骨碎补15g，淫羊藿15g，鹿角胶10g；气血亏虚者加党参15g，黄芪30g，白芍、熟地黄各12g；腿足麻木不仁，踝跗活动受限加搜风散瘀药，如炮山甲6g，蜈蚣1~2条，乌梢蛇12g等；肢体顽麻、重着、肿胀，痰瘀互结者，加僵蚕10g，白芥子10g。

## 七、中成药选用

（1）寒湿痹颗粒：寒湿痹阻证，组成：附子、制川乌、黄芪、桂枝、麻黄、白术、当归、白芍、威灵仙、木瓜；每次5g，每日3次口服。

（2）湿热痹颗粒（片）：湿热痹阻证，组成：苍术、牛膝、地龙、防风、防己、萆薢、黄柏、连翘、忍冬藤、桑枝、威灵仙、薏苡仁；每次5g，每日3次口服。

（3）瘀血痹阻证：瘀血阻络证，组成：乳香、威灵仙、红花、丹参、没药、牛膝、川芎、当归、姜黄、香附、黄芪；每次5片，每日3次口服。

## 八、单方验方

（1）大活络丹（《圣济总录》）：每次3g，每日2次，陈酒送下。用于跌打损伤后期筋肉拘紧挛痛、痿痹痰厥之腰腿痛。

（2）小活络丹（《太平惠民和剂局方》）：每丸重3g，每次服1丸，每日2次。用于风寒湿痰瘀所致的腰腿麻木，仰俯伸屈受限。

（3）加味活络效灵丹：丹参15g，当归12g，赤芍12g，牛膝、鸡血藤、威灵仙、伸筋草各15g，乳香、没药各3~5g，水煎服，每日1剂，早晚分2次服。用于痰浊瘀血所致的腰膝肿痛、麻木，伸屈困难者。

（4）生川乌、生草乌各30g，吴茱萸10g，共为细末，放入食盐，炒至黑色，布包熨患处，反复多次使用，每次20~30min。用于风寒湿所致的关节剧痛，活动受限。

（5）白花蛇酒（《本草纲目》）：白花蛇5条，白酒500ml，泡7天。每次10ml，每日3次，口服。用于痰瘀痹阻所致的腰腿麻木疼痛，仰俯伸屈受限。

（6）草乌酒（《永乐大典》）：制草乌20g，当归70g，白芍70g，黑豆70g，忍冬藤90g，白酒 1.5L，泡 5 日。每次 10ml，每日 3 次，口服。用于寒湿痹阻所致的关节剧痛，活动受限。

（7）加味海马酒：海马、千年健、地龙、当归、川芎、参三七、海螵蛸、紫草、骨碎补、伸筋草、海风藤各 10g，鸡血藤 10g，五加皮、生姜各 90g，制川乌、草乌各 8g。上药用 60° 白酒 2500g，浸泡 1 周，每次服 15ml，每日 3 次。用于寒湿痹阻所致的关节剧痛日久不愈，下肢消瘦痿弱者。

（8）四虫蠲痹汤：全蝎 3～6g，蜈蚣 2 条，土鳖虫 6g，地龙、天麻、当归、柴胡、牛膝各 10g，薏苡仁 45～60g，葛根、鹿衔草、熟地黄各 15g，白芍 18g，共为基本方。用于寒湿痹阻所致的关节剧痛日久不愈，下肢消瘦畏寒严重者。瘀血加乳香、没药各 6g，田三七 2g；偏寒加制川乌、草乌各 15～30g；湿热重者加忍冬藤、土茯苓各 15～30g，黄柏 10g。上方每日 1 剂，水煎服，6 天为 1 个疗程。

## 九、中医特色技术

### 1. 穴位注射

取穴：承扶、环跳、殷门、委中、阳陵泉等。注射方法：正清风痛宁注射液每穴 1ml（25mg），每次注射 2 穴；复方当归注射液，或祖师麻注射液、黄瑞香注射液每穴注射 1～2ml。注射针刺入穴位，有酸麻胀重感后，回抽无血，即可注射。

### 2. 针灸

（1）运用针灸疗法疏通经络，使疼痛迅速减轻或缓解，达到止痛效果。临床上多按疼痛部位、放射径路而循经取穴：如足太阳膀胱经选肾俞、承扶、承山等；足少阳胆经选环跳、阳陵泉、昆仑等；按辨证取穴：寒湿证取命门、腰阳关、关元；瘀血证取膈俞、血海；气虚证取足三里、三阴交；血虚证取绝谷、三阴交、阴陵泉。

（2）温针灸：在针柄上加艾灸，使针尖温度约达 40℃，温经散寒、通络止痛作用明显，可收到事半功倍的疗效。

### 3. 耳针

取坐骨神经、神门、膀胱、臀等耳穴，强刺激后留针 1～2h。

### 4. 推拿

（1）牵引按压法：患者俯卧，助手双手拉住患者腋部，另一助手拉住两踝，向两端牵引 10min；或骨盆牵引 20min 后，术者用双手拇指按压椎间盘突出部位，用力由轻到重，增宽椎间隙，使突出物还纳，缓解神经根压迫症状。

（2）由腰骶始沿坐骨神经径路，用推、揉、按压等手法，以条索结节和诸压痛点为重点反复施术，达到舒经活络、缓解痉挛、消肿止痛之目的。

### 5. 针刀疗法

在坐骨神经相关区域寻找压痛点，如棘间和棘突上、臀大肌骶骨附着点、臀中肌髂骨附着点、髂嵴后缘、股骨中段、下段髂胫束覆盖区、梨状肌体表投影区、腓骨头前下方、腓骨长肌、小腿三头肌。凡有硬结和条索状物的部位用针刀松解剥离，可纵行或横行切几刀，肌肉变硬者，以松解筋膜为主。每周松解 1 次。尤须注意这些压痛点临近坐骨神经，施术部位要避开坐骨神经及血管。

## 6. 理疗

直流电中药离子导入、超短波疗法、短波透热疗法、红外线疗法、音频电流疗法等辅助治疗，具有改善局部血液循环、改善神经根炎症充血和水肿、缓解疼痛和肌肉痉挛的作用。

## 十、预防调护

（1）病初卧硬板床休息 3～7 日，屈髋屈膝以减痛。腰椎间盘突出症引起者卧床 3～7 周，尽量减少活动。病情稳定后，再逐渐增加活动。

（2）注意观察疼痛的部位、性质、程度、时间及伴随症状，以及时发现原发病。

（3）首选和重视病因治疗，如腰椎间盘突出症引发者，采用护腰带等保护措施，预防复发。

（4）康复锻炼：疾病稳定恢复期要适量增加活动，指导患者正确的锻炼方法，防止肌力下降和肌肉萎缩。

## 十一、各家发挥

### 1. 从"肾虚"论治

熊家平认为本病根于肾精亏虚，治疗以益肾通脉为主，突出滋肾养血，多选用熟地黄、枸杞子、杜仲、菟丝子、淫羊藿、怀牛膝等。临证时除肾虚为主外，常见寒湿、湿热、血瘀三证，当细辨三证轻重及其演变而后治之。寒湿证当温里散寒、除湿止痛，药用独活、威灵仙、木瓜、淫羊藿、五加皮；湿热证当清热利湿止痛，药用秦艽、伸筋草、路路通等。以上两型均重视选用独活、威灵仙。瘀血证当活血化瘀止痛，药用川芎、延胡索、当归、鸡血藤等。

### 2. 以"辨病辨证"指导治疗

曹文胜根据中医病因病机，结合经络理论和神经学的知识进行辨证取穴，采用综合疗法治疗根性坐骨神经痛，全部病例按经络辨证分型：足太阳膀胱经型、足少阳胆经型及混合型 3 种；按证分型：寒湿阻络型、瘀血阻滞型、肝肾亏虚型 3 型。取穴方法，以相应病变的夹脊穴、后溪、环跳为主。配穴：足太阳膀胱经型加殷门、委中、承山、昆仑；足少阳胆经型加风市、阳陵泉、悬钟、丘墟；混合型加两经上的有关腧穴；寒湿阻络加阳关、命门；瘀血阻滞加膈俞、委中；肝肾亏虚加肾俞、足三里；腰骶痛加秩边、大肠俞。毫针迅速刺入，行提插捻转手法为主，得气后，除命门、腰阳关宜温针灸、委中刺络出血外，其余腧穴可选接电疗仪，以快频率的连续波或疏密波刺激，留针 30min，出针后，采用走罐循受损经脉自上而下单向推拉至局部皮肤出现潮红为止。推拿疗法：首先在患者腰部、臀部的压痛点或沿足太阳膀胱经、足少阳胆经由轻到重，施行轻柔的点、按、揉、推等法，自上而下反复 3～5 次，然后根据患者的病程、体质、X 线或 CT 检查情况，选择实施斜扳等法，或胸部、骨盆牵引。辅助治疗，适当选择应用 TDP 照射、超短波，穴位注射治疗效果更佳。

张泳南等在中医辨证论治的同时，还重视西医辨病分型对针刺治疗坐骨神经痛的提示作用。①原发性坐骨神经痛：据西医病理，在急性期应避免对坐骨神经的直接刺激。针灸临床发现，此病按"周痹"辨证，循经取穴则疗程长，且恢复不完全。所以在西医辨病指导下，急性期应以整体治疗为主，以埋线疗法、耳针疗法、刺络疗法和巨刺、缪刺针法为宜。这种方法有利于炎性神经的康复，减少后遗症的发生。②根性坐骨神经痛：最常见的病因是椎间盘病变和椎关节病变。故在西医定位诊断明确后，实行辨证治疗，取穴应以发病椎体部的督脉经穴、夹脊穴及奇穴为主；针刺深度应达病变部位，用泻法，可温针灸，可用电针，针刺应直达椎间孔附近，最好出现轻微的循坐骨神经的电击样针感。这样有利于消除病变部位由于水肿、瘀血等原因所造成的对坐骨神经根的压迫，并可提高受压神经的痛阈值。③高位干性坐骨神经痛：指从椎间孔外至腰骶肌下潜行段坐骨神经受刺激所引发的坐骨神经痛。实行辨证治疗时，取穴重点可参照根性坐骨神经痛。对腰骶肌损伤所引发者应着重治疗损伤部位。可用锋钩针法、针刀疗法或水针疗法，以缓解患肌痉挛或肿胀，消除损伤对坐骨神经的刺激。

（黄吉峰）

# 参 考 书 目

胡荫奇，唐先平. 2009. 简明中西医结合风湿病学[M]. 北京：科学技术文献出版社.

黄文东. 1985. 实用中医内科学[M]. 北京：中国科学技术出版社.

焦树德. 2005. 焦树德中医内科[M]. 北京：人民卫生出版社.

李敬孝. 2012. 华廷芳学术经验集[M]. 北京：科学出版社.

李泽光. 2014. 常见风湿病中医治疗[M]. 北京：人民军医出版社.

娄玉钤. 1994. 娄多峰论治痹病精华[M]. 天津：天津科技翻译出版社.

路志正. 1989. 痹病论治学[M]. 北京：人民卫生出版社.

路志正. 1990. 路志正医林集腋[M]. 北京：人民卫生出版社.

沈丕安. 2003. 现代中医免疫病学[M]. 北京：人民卫生出版社.

石学敏. 2007. 针灸学[M]. 北京：中国中医药出版社.

王承德，沈丕安，胡荫奇. 2009. 实用中医风湿病学. 第2版[M]. 北京：人民卫生出版社.

王文安. 1996. 中国中草药配伍大全[M]. 呼和浩特：内蒙古人民出版社.

谢海洲. 2001. 谢海洲临床经验辑要[M]. 北京：中国医药科技出版社.

严隽陶. 2009. 推拿学[M]. 北京：中国中医药出版社.

阎小萍，张炟，翁习生. 2016. 常见风湿病及相关骨科疾病中西医结合诊治[M]. 北京：人民卫生出版社.

张琪. 1992. 张琪临证经验荟要[M]. 北京：中国中医药出版社.

张仲景. 2006. 金匮要略[M]. 北京：人民卫生出版社.

朱良春. 1996. 医学微言[M]. 北京：人民卫生出版社.